최신 임상사례기반

시뮬레이션 모듈

HPS/SP, QRcode 활용 자율학습

최신 임상사례기반

시뮬레이션 모듈

2018년 6월 10일 1판 1쇄 인쇄
2018년 6월 20일 1판 1쇄 발행

지은이 | 황선영 심재란 양희모
펴낸이 | 김진환
펴낸곳 | 정담미디어 · (주) 학지사
04031 서울특별시 마포구 양화로 15길 20 마인드월드빌딩
대표전화_ 02-330-5188 팩스_ 02-326-0338
등 록 | 2010년 2월 8일 제313-2010-36호
메 일 | jdmpub@jdmpub.com
홈페이지 | http://www.jdmpub.com

ISBN 978-89-6069-698-3 93510

가 격 | 25,000원

※ 정담미디어는 학지사의 자매회사입니다.

최신 임상사례기반

시뮬레이션 모듈

HPS/SP, QRcode 활용 자율학습

황선영 심재란 양희모 공저

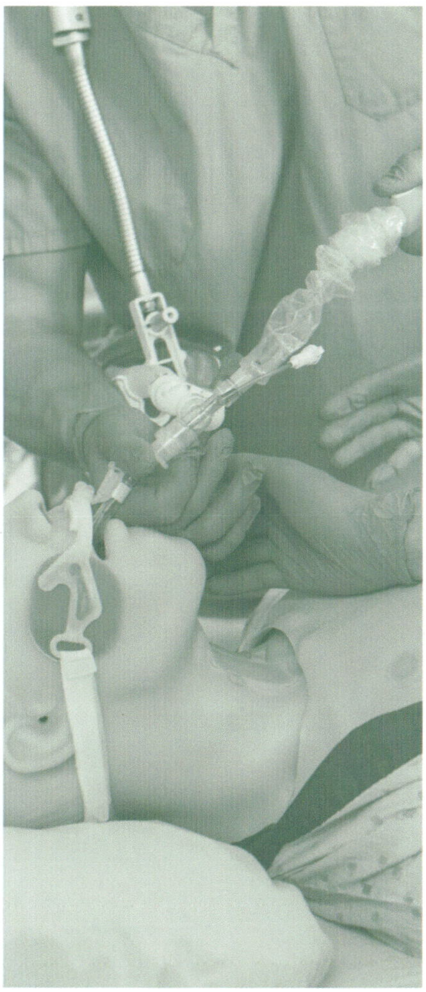

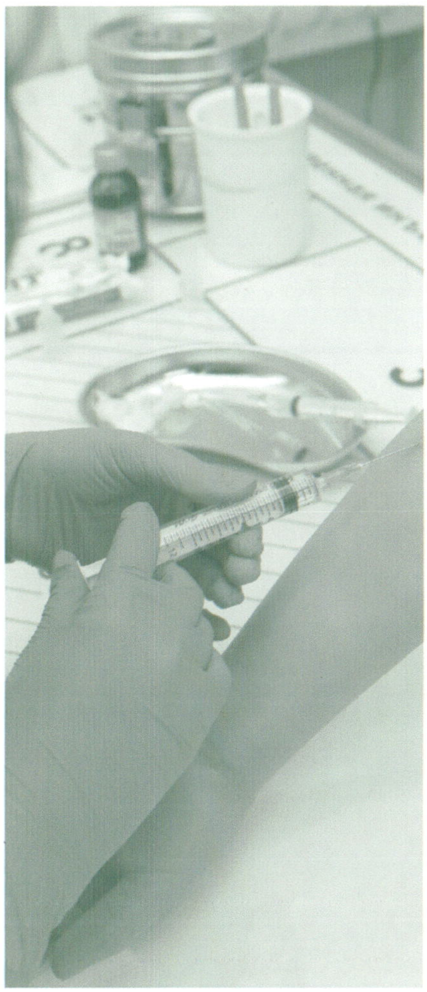

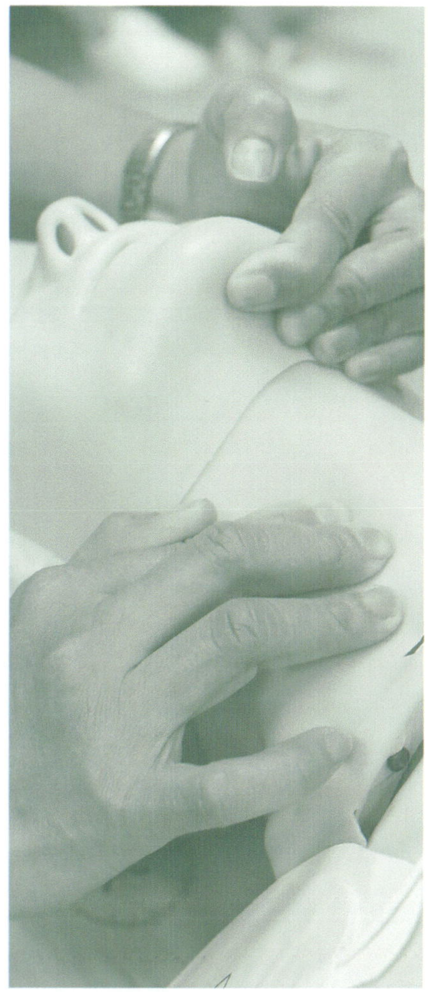

정담미디어

저자

황선영 한양대학교
심재란 동국대학교
양희모 나사렛대학교

감수

유경진 삼성서울병원 내과계 중환자실
김성숙 서울아산병원 응급의료센터
최정란 서울아산병원 응급의료센터
신우아 서울아산병원 소아응급의료센터
김현진 한양대학교병원 QI실
허필화 서울특별시 성북구 보건소

머리글

최근 임상현장의 환자 권리 및 안전 이슈의 증가에 따라 대다수의 간호대학들이 학생들의 임상실습을 보완하기 위한 교내 시뮬레이션 실습을 진행하고 있다. 간호교육인증평가에서도 점차 시뮬레이션 수업에 대한 임상실습으로의 인정 비율을 늘려가고 있는 추세이며, 시뮬레이션 실습의 적용도 병원현장의 임상교과목 실습만이 아닌 정신 및 지역사회 간호실습으로 확대되고 있다. 따라서 인적·물리적 실습환경의 조성과 함께 실제 임상현장을 반영하고 학습의 질적 제고를 유도하는 다양한 시뮬레이션 모듈의 개발이 필요해지고 있다.

시뮬레이션 수업을 안내하는 모듈은 이러한 다양한 실습 교과목의 학습목적 달성을 위해 적절한 시나리오의 구성과 함께 고충실도 환자 시뮬레이터나 표준화 환자 활용 등의 시뮬레이션 운영을 포함하여야 한다. 더불어 교수자별 학생 수의 부담이 큰 국내 상황에서는 실습수업 시 자율적 소그룹 학습을 유도하는 학습내용도 포함되어야 한다.

이 책은 성인, 여성, 아동간호뿐만 아니라 지역사회 및 정신간호 실습현장의 사례를 포함하였고 다양한 모듈운영 방법을 적용하여 시뮬레이션 수업을 진행하는 교수자와 학생에게 도움이 되고자 하였다.

성인간호실습 모듈의 경우 한국연구재단의 지원을 받아 개발한 임상시나리오를 바탕으로 구성되었다. 학생들의 임상수행능력 향상을 위해 최신 현장의 사례로 구성하였고 의사소통기술과 설명 교육역량을 향상시키기 위해 표준화 환자 시나리오 외에 역할극이 가능하도록 대본을 제공하였다. 이러한 시나리오들은 임상경험이 풍부한 현장 실무자들의 감수를 받아 수정·보완되었다. 특히 간호수행 전 소그룹학습을 통해 비판적 사고를 연습하고 그룹역동을 경험해보도록 하였고, 연관된 학습내용을 QR 코드로 연결하여 자율학습을 유도함으로써 자신감을 증대하고자 하였다. 또한 다양한 목적의 시뮬레이션 평가도구를 삽입하여 교수자와 학습자가 활용해보도록 하였다.

이 책을 통해 간호학생은 실제 환자간호의 질 향상을 위해 필요한 안전하고 근거에 기반한 간호 지식과 기술, 태도를 습득하고, 교수자는 필요한 시나리오 모듈을 임상실습 수업에서 쉽게 활용했으면 하는 바람이다. 이 책이 발간되기까지 수고해주신 정담미디어 임직원 여러분께 감사드린다.

2018년 6월

대표 저자 **황 선 영**

시뮬레이션 모듈 별 개요

영역	시뮬레이션 모듈	관련질환	시뮬레이션 유형	관련 간호술	실습환경
성인 건강 간호	1-1. 호흡곤란 대상자 간호	COPD	HPS/SP	산소요법 폐물리요법	병동
	1-2. 수술 후 대상자 간호	조기 위암	HPS/SP	수술 후 간호	병동
	1-3. 전해질불균형 대상자 간호	신부전	HPS/SP	단순도뇨, 관장	응급실
	1-4. 위장관 출혈 대상자 간호	간경화, 식도정맥류 출혈	SP/HPS	정맥주사, 수혈	응급실
	1-5. 인공기도를 가진 대상자 간호	폐렴, 천식	HPS/SP	기관내 흡인, 절개관 관리	중환자실
	1-6. 흉통 호소 대상자 간호	협심증	HPS/SP	경구투약 심전도모니터	응급실
	1-7. 심정지 대상자 간호	급성심근경색증	HPS/SP	BLS, ACLS	병동
	1-8. 뇌수술 후 경련 대상자 간호	지주막하 출혈	HPS/SP	정맥주사	병동
	1-9. 수술 후 합병증 대상자 간호	대퇴부 골절, 폐색전	HPS/SP	피하주사, EKG모니터	병동
	1-10. 흉부배액관을 가진 대상자 간호	자연 기흉	HPS/SP	흉관관리	병동
	1-11. 흉부수술 전 대상자 간호	폐암	HPS/SP	수술 전 간호	병동
아동 건강 간호	2-1. 발열 환아 간호	폐렴	HPS/SP	활력징후 정맥주사 경구투약 산소요법	병동
	2-2. 열성경련 환아 간호	고열	HPS/SP		응급실
	2-3. 급성 호흡곤란 환아 간호	소아천식	HPS/SP		응급실
	2-4. 골절 환아 간호	요골, 척골 골절	HPS/SP	통증관리	응급실
여성 건강 간호	3-1. 분만 후 출혈 산모 간호	자궁근무력증	HPS/SP	수혈간호 정맥주사	산과병동/ 분만실
	3-2. 항암화학요법 대상자 간호	난소암	HPS/SP	정맥주사	병동
	3-3. 감염성 질환 대상자 간호	골반 내 감염	HPS/SP		병동
지역 사회 건강 간호	4-1. 만성질환관리 – 보건 교육	고혈압, 대사증후군	SP	환자상담 및 교육	보건소 교육실
	4-2. 만성폐쇄성폐질환을 가진 독거노인 방문간호	COPD, 흡연	SP		가정
	4-3. 알코올 의존 대상자 상담간호	알코올 의존 및 남용	SP		보건소
정신 건강 간호	5-1. 난폭행위를 하는 조현병 환자 관리	조현병	SP	치료적 의사소통	병동
	5-2. 잔류하는 환청으로 음성증상을 보이는 조현증 환자 관리	조현병	SP		병동
	5-3. 정신증을 가지고 있는 우울증 대상자 간호	우울증	SP		병동

차례

Part 1 성인건강간호

Part 2 아동건강간호

차례

Part 3 여성건강간호

Part 4 지역사회건강간호

Part 5 정신건강간호

1 PART

성인건강간호

PART 1 성인건강간호

■ 표준화 환자(Standardized patient)/역할모델(Role play)을 이용한 모듈 1

1-1 호흡곤란 대상자 간호

I. 시뮬레이션 모듈 개요

1. 제목	호흡곤란 대상자 간호
2. 모듈 운영	Instructor:
	Operator:
	시뮬레이션 유형: 표준화 환자(SP) 활용
	교육명: 호흡곤란을 호소하는 대상자 간호
	실습환경: 호흡기내과 병동
	시나리오 수준(단순, 복합): 단순
	시뮬레이션 운영 시간: 10분
	소그룹학습 시간: 30분
	디브리핑 시간: 20분
	디브리핑 장소: 디브리핑 룸
	평가기준: 개별 교수자 수업계획서 참조
3. 사례 요약	본 사례의 대상자는 10년 전 병원에서 COPD 진단받은 대상자로 거담제, 기관지 확장제인 Ventolin 2 puff(β2-selective adrenergic agent 제제)를 복용해 왔으며 평상시에도 기침과 가래가 많은 편이었고, 일주일 전부터 호흡곤란과 thick, yellowish color의 객담 증상이 있어 내원하였다. 입술과 손톱에 청색증이 발견되며 호흡 시 보조호흡근육의 움직임을 관찰할 수 있다.
4. 대상자 추가정보	성별: 남성 나이: 60세 키: 167cm 몸무게: 49kg 종교: 무교 직업: 작은 슈퍼를 운영했으나 호흡곤란으로 인해 한달 전 그만 둠 사회력: 흡연-35년간 1갑/일, 음주-소주 1병/주 과거력: 10년 전 COPD 진단 투약: Ventolin puff ■ V/S BP: 130/70mmHg, P: 90회/분, RR: 28회/분, BT: 37.0℃ SpO_2: 87%

4. 대상자 추가정보	■ 의식: Alert, mild anxiety ABGA: PH: 7.29, PCO_2: 79mmHg, PO_2: 64mmHg, HCO_3: 30mEq/L ■ X-ray: AP diameter(전후경) ↑ ■ 신체검진: 입술과 손톱에 청색증이 발견되며 호흡 시 보조호흡근육의 움직임을 관찰할 수 있다.
5. 사전학습 내용	사전간호지식: 1. 호흡기 질환 대상자의 신체사정 2. 만성 폐질환 환자의 병리적 상태 3. 저산소증 환자 간호
6. 학습목표	1. 호흡기 질환 대상자의 신체사정을 할 수 있다 2. 만성폐쇄성 폐질환 대상자의 문제를 사정할 수 있다. 3. 저산소증(Hypoxemia) 대상자의 간호를 이해한다. 4. 만성폐쇄성폐질환 대상자의 간호진단(Nursing diagnosis)을 내릴 수 있다. 5. 만성폐쇄성폐질환 대상자의 교육을 시행할 수 있다. 6. 수집된 자료 중 의미있는 자료를 의사에게 정확히 보고한다. 7. 의사의 처방을 이해하고 올바르게 수행한다.
7. 관련 학습성과	PO1: 다양한 교양 지식과 전공지식에 근거한 간호술을 통합적으로 실무에 적용한다. PO2: 대상자의 간호상황에 따른 핵심기본간호술을 선택하여 실행한다. PO3: 언어적, 비언어적 상호작용을 통한 치료적 의사소통술을 적용한다. PO6: 비판적 사고에 근거한 간호과정을 적용하고 임상적 추론을 실행한다.
8. 관련 핵심기본간호술	1. 활력징후 측정 7. 산소포화도 측정과 심전도 모니터 적용 17. 비강 캐뉼라를 이용한 산소 요법
9. 관련 임상실습교과목	성인간호학 실습
10. 시뮬레이션 환경	□ 산소장비가 있는 호흡기내과 병실 □ 환자복을 입고 말초 IV 및 ID 밴드를 착용한 표준화 환자(Standardized Patient)
11. 준비기구 및 물품	□ 활력징후, 산소포화도 측정기구 □ 비강캐뉼라, 산소투여기구 □ 처방에 따른 약물 및 주사용품 □ 의사처방지 □ 간호기록지
12. 역할배정	그룹별 학생 수: (　)명 역할 1: 해당병실 담당 간호사(학생) 역할 2: 환자역할(교수/SP/학생)
13. 학생수행업무	1. 소그룹학습 활동 – 대상자의 우선순위별 문제 목록 작성 – 수행을 위한 사전지식 학습 2. SP 시뮬레이션 수행 – 대상자의 건강문제 사정 – 처방에 따른 투약 및 간호 중재 수행 – 수행 후 디브리핑 및 성찰

Ⅱ. 간호수행 전 소그룹학습

※ 다음의 사례를 바탕으로 간호과정을 적용하고 시뮬레이션 수행 전 학습을 하시오.

<table>
<tr><td rowspan="7">상황
소개</td><td>사례요약</td><td colspan="3">대상자는 10년 전 병원에서 만성폐쇄성폐질환을 진단받은 후 거담제, 기관지 확장제를 복용해 왔으며 평상시에도 기침과 가래가 많은 편이었고, 일주일 전부터 호흡곤란과 다량의 객담을 배출하는 증상이 있어 오늘 호흡기계 병동으로 입원하였다. 숨이 점점 더 차서 콜벨을 눌러 간호사를 부르고 관련 증상들을 호소한다.</td></tr>
<tr><td rowspan="2">대상자
정보</td><td rowspan="2">김자홍</td><td>성별</td><td>남</td></tr>
<tr><td>연령</td><td>60세</td></tr>
<tr><td>주 호소</td><td>호흡곤란</td><td>진단명</td><td>COPD</td></tr>
<tr><td>활력징후</td><td colspan="3">T: 37.0℃ P: 90회/분 R: 28회/분 BP: 130/70mmHg</td></tr>
<tr><td rowspan="2">추가 정보</td><td colspan="3">키: 167cm
몸무게: 49kg
직업: 작은 슈퍼를 운영했으나 호흡곤란으로 인해 한달 전 그만 둠
사회력: 흡연-35년간 1갑/일, 음주-소주 1병/주
과거력: 10년 전 COPD 진단
투약: Ventolin puff

■ SpO_2: 87%
■ 의식: Alert, mild anxiety
ABGA: PH: 7.29, PCO_2: 79mmHg, PO_2: 64mmHg, HCO_3: 30mEq/L
■ X-ray: AP diameter(전후경) ↑
■ 신체검진: 입술과 손톱에 청색증이 발견되며 호흡시 보조호흡근육의 움직임을 관찰할 수 있다.</td></tr>
<tr></tr>
<tr><td>소그룹
학습</td><td>우선순위별
간호문제와
근거</td><td colspan="3"></td></tr>
</table>

소그룹 학습	우선순위별 간호진단	
	수행할 간호중재	

소그룹 학습	수행을 위한 배경학습	내용

소그룹 학습 / 수행을 위한 배경학습

1. COPD의 정의 및 병태생리

정의(Definition)

; 만성폐쇄성폐질환(Chronic obstructive pulmonary disease)은 폐기종(emphysema)과 만성 기관지염(chronic bronchitis)을 포함한 lung parenchyma의 progressive airway obstruction이다. 즉, 공기흐름의 제한이 진행되는 비가역적인 기도 폐쇄 질환이다.

원인(Etiology)

; 흡연이 제일 흔함, 환경오염, 유전, α1항트립신부족증(폐기종 원인)

병태생리(Pathophysiology)

; 기도손상 → 점액과 분비, 섬모기능 장애 → 공기흐름 제한 → 폐 과팽창 → 비정상적 가스교환 → 저산소혈증, 과탄산혈증 → 폐고혈압(pul, HT) → 폐성심(cor pulmonale)

- 폐기종: 소화 단백질인 프로테아제라고 불리는 효소에 의한 elastin 파괴 결과에 의해 alveolar wall의 파괴, 말단기관지까지 공기량 증가, TLC 증가, RV 증가, 폐탄성 저하
  정의 → 폐포벽의 파괴, 종말 세기관지 하방의 기도 팽창
- 만성 기관지염: 기관지의 염증성 변화 → productive cough(점액분비 증가) → small airway narrow
  정의 → 기침, 가래가 3개월 이상, 2년 연속 가래

2. COPD의 신체검진소견

신체검진소견(Physical finding)

- Prolonged expiration: 폐기종, 만성 기관지염에서 공통으로 나타나는 증상
- 폐기종: 호흡 시 보조 근육의 이용증가, purlsed-lip breathing
  마르고 술통모양의 흉곽, 불쑥나온 배, breath sound 감소, flushed coloring, 발목 및 하지 부종(우심부전 징후)
- 만성 기관지염: stocking, obese appreance, 청진 시 wheezing, crackles, ronchi, 청색증, hemoptysis, cor pulmonale 관련 증후
- COPD 급성 악화의 원인: 감염, 알레르기, 기흉, 폐색전, 심근경색증

진단 및 검사소견(Diagnostic test/findings)

- **PFT**: FEV1/FVC 감소(70% 이하)
  FEV1 감소
  VC, Expiratory flow rate 감소
  TLC(총폐용적), RV(잔기량), FRC(기능적 잔기량), Cs(Static lung compliance) 증가
  Diffusing capacity: emphysema는 감소, chronic bronchitis는 정상
- **ABGA**: Hypoxemia(advance COPD)
  Emphysema → normocapnia,
  Chronic bronchitis → hypercapnia
- **Chest X-ray**: 폐렴, 기흉, 무기폐, 폐부종 등의 감별진단에 유용
  Bullae, blebs, hyperinflation, 편평하고 낮은 횡격막, peripheral marking 감소, AP diameter 증가, HRCT가 가장 객관적 진단에 도움
- **PPD**: TB를 rule out하기 위한 목적
- **CBC**: Hb, HCT 상승되어 있음
  Chronic bronchitis 진단에 유용
- **α1-항트립신검사**: α1항트립신결핍증에 가족력이 있는 환자 필요
  정상치의 15~20% 미만이면 결핍 암시

소그룹 학습

수행을 위한 배경학습

3. COPD 환자의 치료 및 간호관리

치료 및 관리(Management /Treatment)

■ **비약물적 요법**

1. 운동: 구조화된 운동프로그램에 참여, 호흡재활, 흉부물리요법, 체위배액
   강도: 최대 50% 최대 산소 소비~최대로 견딜 수 있는 정도
2. 영양 상담: 영양결핍은 호흡근 소모 및 약화 초래, 저 탄수화물, 고열량식이 권장
3. 환자 교육:
   금연-가장 효과적
   hydration 격려
   가습기 사용
   객담 배출
   환경의 독성 물질 제거, 노출 정도를 줄이게 함
   Pursed-lip exhalation격려■ 약물적 치료

1. 기관제 확장제: β2효능제, 항콜린제, 메틸잔틴제제
2. Steroid: 흡입, 경구용 steroid 제제
3. α1 항트립신결핍인 경우: AAT replacement
4. 예방치료: 인플루엔자 백신 투여(매년), 폐렴구균성 폐렴 1회(평생)

■ 산소요법(중증 COPD 환자, CO_2 narcosis 주의)

– 대상자 –

1. Hypercapnia 유무와 관계없이 PaO_2<55mmHg or SaO_2<88%
2. pul. HT, CHF, 다혈구혈증의 증거가 있을 때
3. 60<PaO_2<55mmHg or SaO_2<90%인 경우

■ 외과적 요법

1. 폐용량 감소수술
2. Bullectomy
3. 폐이식

■ ICU 입원 적응증 환자(COPD)

1. 지속되거나 악화되는 hypoxemia(산소투여 이후에도)
2. 심각한 respiratory acidosis(pH<7.3)
3. 인공호흡기 치료가 필요한 환자
4. 초기 응급치료에 반응이 없는 심각한 호흡곤란
5. Confusion, 기면, 호흡근 약화 상태

4.

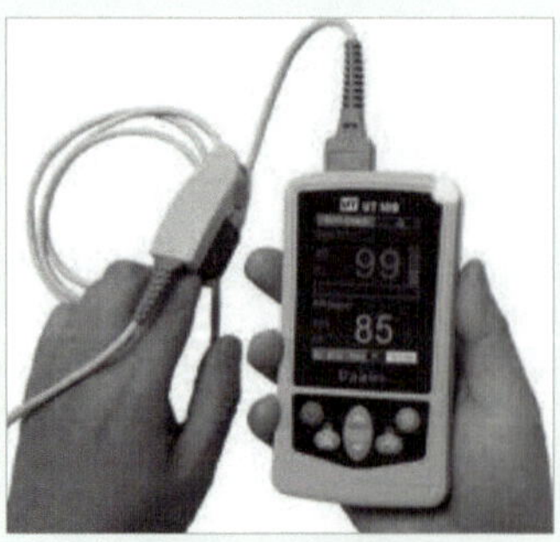

Pulse oximetry

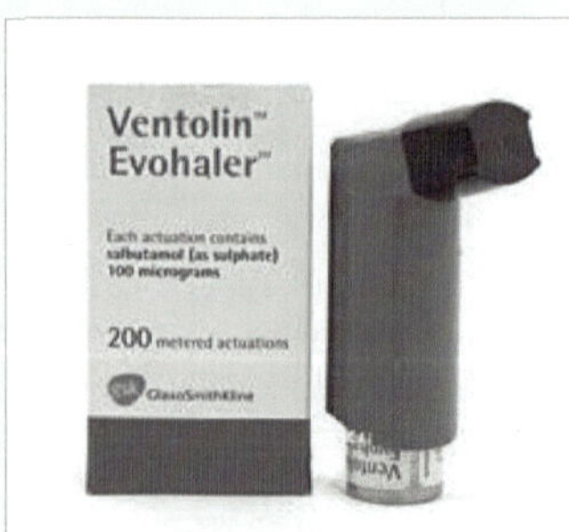

Ventolin puff

개인별 학습	QR code를 활용한 자율학습	환자교육: MDI, DPI의 사용 환자교육: 효과적인 기침과 호흡방법 논문자료– 임상간호연구

※ 기타 : 표준화 환자가 상황에 따라 시나리오 진행상 유도해야 하는 질문 내용과 답변 및 돌발상황에 대한 대처

1. 간호학생이 자기소개를 하지 않는 경우,
  : "제 담당 간호사세요?"라고 질문한다.

2. 투약 전 환자 이중확인(환자 ID band와 투약라벨 동시 확인)을 하지 않을 경우,
  : "제 약이 맞나요?"라고 묻는다.

3. 대본에서 나오지 않는 사항에 대한 대처
  : "아니오" 혹은 "모르겠어요"라고 적절하게 대답한다.

4. 여러 개의 질문을 동시에 물어볼 경우,
  : "한 번에 한 가지씩만 물어봐주세요."라고 말한다.

5. 의학용어(전문용어)를 사용하는 경우,
  : "무슨 말이에요? 이해가 안되는데 다시 설명해 주실래요?"라고 말한다.

6. 걱정하는 표정 및 불안한 감정을 파악하지 못할 경우,
  : "간호사님 저는 괜찮을까요?" "간호사님 걱정되는 점이 있어요." 라고 말한다.

7. 한꺼번에 여러 개의 설명을 복합적으로 하는 경우,
  : "너무 한꺼번에 여러 가지를 설명하셔서 이해가 안되요. 다시 하나씩 설명해 주시겠어요?"라고 말한다.

8. 학생이 묻지 않은 상황에 대해 미리 말하지 않도록 한다.

Ⅲ. 시나리오 흐름도 및 의사처방

1. 시나리오 흐름도

단계	예상되는 간호사 질문이나 설명	환자답변 또는 환자반응
1	■ 대상자에게 인사하고 간호사 자신을 소개한다. ■ 대상자의 이름, 등록번호 등을 개방형으로 질문하여 대상자를 확인한다. ■ 대상자의 문제를 확인한다.	"여기 간호사님, 너무 숨이 차요"(말을 제대로 잇지 못하며 의식: alert, mild anxiety)
2	■ 즉시 pulse oximetry를 대상자에게 적용하고, 환자의 체위를 반좌위 또는 좌위(fowler's position)으로 취해 준다. ■ 활력징후를 재측정한 후 의사에게 대상자의 문제를 notify한다.	(식은 땀을 흘리며 어깨 근육을 들썩거리며 가쁜 호흡을 하고 있다.) 후~~, 후~~, (대상자의 입술과 사지에 청색증이 관찰된다. 안절부절 못하는 모습이 관찰된다.)
3	■ 초기 ABGA 시행됨을 확인 후 처방된 산소를 투여한다. ■ 정맥로를 확보하여 약물투여에 대비한다.	■ 비강캐뉼라(Nasal prong)를 통해 O_2 2L/min를 inhalation 중이다. ■ chest retraction 관찰됨
4	■ (준비된 nebulizer를 보여주며) 의사의 처방을 확인하고 처방된 nebulizer에 목적 및 효과에 대해 설명하고 대상자에게 적용한다.	" 목과 가슴에 가래가 꽉 찬 것 같아요" (대상자는 비강캐뉼라(Nasal prong)를 통해 O_2 2L/min를 inhalation 중이다. 환자는 얕은 기침을 계속하며, 가래를 뱉어내지 못한다.)
5	■ 만성폐쇄성폐질환 대상자의 올바른 호흡법인 복식호흡(diaphragmatic breathing)과 입술 모으기 호흡(pursed lip breathing)을 교육한다.	"이제 좀 살겠네요. 간호사님."(대상자는 어깨 및 겨드랑이 등 보조 호흡근육을 사용하지 않고 호흡하며 chest retraction 관찰되지 않고 앉은 자세로 산소투여 중이다.)

2. 의사 처방내역

처방	비고
1. Check Vital sign 2. NPO(allow medication) 3. Continuous pulse oximetry monitoring 4. Check lab & ABGA(Room air) 5. O_2 2L/min via Nasal prong 6. Ventolin & Atrovent Nebulizer(Normal saline 3cc + Ventolin 1cc + Atrovent 1@) 7. Methly PD 60mg IV q 24hr 8. I/O negative balance	

Ⅳ. 간호기록 및 디브리핑

1. 간호기록지

Date	Time	Nursing & Treatment	Sign

2. 디브리핑

방법	방법: □ 개인 □ 조별 □ 전체 □ with video □ without video	수행성찰
자료	□ 학생용 시뮬레이션 work sheet □ article □ handout □ 기타(조별 간호수행기록지, 개별 성찰일지)	
서술단계	– 대상자는 어떤 상황이었는가? – 가장 잘한 점은 무엇이었나? – 가장 어려웠던 점은 무엇이었나? – 전체적으로 환자간호를 어떻게 수행했다고 평가하는지? – 이와 비슷한 임상상황을 경험해 본 적이 있는지?	
분석단계	– 이 환자의 우선적인 문제가 무엇이라고 판단했는가? – 이 문제를 해결하기 위해 우선적으로 수행할 간호활동은 무엇이라고 판단했는가? – 실제로 이 간호활동을 수행했는가? – 수행했다면 그 결과를 확인하였는가? 확인의 근거는 무엇이었는가? – 실제로 간호활동을 수행하지 못했다면 그 이유는 무엇인가? – 우선적인 간호문제 이외에 다른 간호 문제는 없었는가?	
적용단계	– 오늘 배운 것을 기반으로 실제 상황에 어떻게 적용할 수 있겠는가? – 오늘 배운 것 중에서 가장 중요한 것 한 가지를 꼽으라면 무엇인가? – 실제 활용할 수 있다고 생각되는 가장 기억에 남는 것은?	

V-1. 평가도구

1. 간호수행능력

<table>
<tr><th colspan="2" rowspan="2">영역</th><th rowspan="2">항목</th><th>충분</th><th>부족</th><th>안함</th><th rowspan="2">소계</th></tr>
<tr><th>(2점)</th><th>(1점)</th><th>(0점)</th></tr>
<tr><td colspan="2" rowspan="2">사전 준비</td><td>손을 씻는다.</td><td></td><td></td><td></td><td></td></tr>
<tr><td>사례에 따라 준비가 필요한 물품이나 기구, 교육내용책자를 제시한다.</td><td></td><td></td><td></td><td></td></tr>
<tr><td colspan="2">대상자 확인</td><td>대상자를 확인한다.</td><td></td><td></td><td></td><td></td></tr>
<tr><td colspan="2" rowspan="3">간호사정</td><td>과거력을 확인한다.</td><td></td><td></td><td></td><td></td></tr>
<tr><td>주호소와 관련된 문진을 실시한다.</td><td></td><td></td><td></td><td></td></tr>
<tr><td>주호소와 관련된 신체검진을 실시 및 확인한다.</td><td></td><td></td><td></td><td></td></tr>
<tr><td colspan="2" rowspan="7">간호중재</td><td>확인한 우선순위 간호문제 해결을 위한 간호중재를 실시한다.
(보고 및 기록, 투약간호)</td><td></td><td></td><td></td><td></td></tr>
<tr><td>대상자에게 적절한 자세(semi-fowler's & fowler's position)를 취해 준다.</td><td></td><td></td><td></td><td></td></tr>
<tr><td>대상자에게 pulse oximetry를 적용한다.</td><td></td><td></td><td></td><td></td></tr>
<tr><td>담당의사에게 대상자의 문제를 notify한다.</td><td></td><td></td><td></td><td></td></tr>
<tr><td>처방된 산소를 투여한다.</td><td></td><td></td><td></td><td></td></tr>
<tr><td>약물투여를 위해 정맥주사를 해야 함을 대상자에게 설명하고
처방된 투약을 시행한다.</td><td></td><td></td><td></td><td></td></tr>
<tr><td>처방된 nebulizer에 목적 및 효과에 대해 설명하고 대상자에게 적용한다.</td><td></td><td></td><td></td><td></td></tr>
<tr><td rowspan="3">평가</td><td rowspan="2">학습</td><td>대상자의 간호문제가 해결된 것을 평가할 수 있는 구체적인 기준을
제시하였는가?</td><td></td><td></td><td></td><td></td></tr>
<tr><td>주어진 시간 안에 문제를 확인하고 해결하였는가?</td><td></td><td></td><td></td><td></td></tr>
<tr><td>태도</td><td>체계적으로 능숙하게 수행하였는가?</td><td></td><td></td><td></td><td></td></tr>
<tr><td colspan="3">합 계</td><td colspan="4"></td></tr>
</table>

2. 의사소통능력

※ 다음의 언어적, 비언어적 행위에 대한 평가를 하시오.

[5 = 아주 그렇다 4 = 그렇다 3 = 잘 모르겠다 2 = 그렇지 않다 1 = 전혀 그렇지 않다]

간호사(학생)는			5	4	3	2	1
도 입	1	자신을 환자나 환자 가족에게 소개했다.					
	2	병실을 방문한 이유를 환자나 가족에게 쉽고 적절한 용어로 설명했다.					
관계형성	3	원활한 소통을 위해 미소를 곁들여 긍정적인 태도로 대화를 했다.					
	4	환자나 가족에게 설명을 이해했는지 확인하는 질문을 했다.					
	5	환자 혹은 환자가족과 대화를 할 때 눈을 맞추었다.					
	6	상황에서 일어나는 갈등을 인지하고 왜 그런 갈등이 일어났는지 알아보고 중재하려고 노력했다.					
	7	환자나 가족과 대화 시 의료관련 전문용어를 사용하지 않았다.					
교육/격려	8	간호행위를 하기 전 먼저 그 목적을 환자에게 설명했다.					
	9	환자나 가족에게 시술, 질병 또는 치료에 대해 이해할 수 있는 말로 설명하고 교육했다.					
	10	상황에 맞게 적절한 목소리의 어조나 크기로 대화를 했다.					
대상자 존중	11	환자의 말을 중단시키지 않고 경청했다.					
	12	상황에 대해 환자나 가족 구성원이 어떻게 느끼는지 물었다.					

만약 전문의학용어를 사용했다면 나열하시오.	총점:

양희모, & 황선영. (2016). 시뮬레이션 교육에서 간호학생의 의사소통능력 측정도구의 신뢰도와 타당도 검증. 성인간호학회지, 28(1), 95–105.

3. 학습태도 자가평가

※ 다음의 질문들을 읽고 귀하의 생각과 일치하는 해당란에 V표 하시기 바랍니다.

번호	내 용	매우 동의	동의	보통	반대	매우 반대
		5	4	3	2	1
1	표준화 환자와의 만남이 매우 현실적이었다.					
2	표준화 환자와의 만남은 학생의 지식을 측정하기 위한 좋은 방법이다.					
3	표준화 환자와의 만남은 학생의 기술을 측정하기 위해 좋은 방법이다.					
4	표준화 환자와의 만남은 유용한 학습경험이었다.					
5	표준화 환자의 피드백은 건설적이었다.					
6	실제 현장의 환자와 같이 느껴졌다.					
7	표준화 환자와의 만남을 통해 내 능력에 대한 자신감이 생겼다.					
8	표준화 환자와의 만남을 통해 간호수행에 안정감이 생겼다.					
9	표준화 환자와의 만남은 환자와의 관계 형성 능력을 측정하기 위한 좋은 방법이다.					
10	표준화 환자와의 만남은 매우 가치 있는 일이다					
합 계						
기타 의견						

4. 수행에 대한 자신감

※ 시뮬레이션 학습방법을 통해 환자 간호에 대하여 스스로 느끼는 자신감을 아래 0~10 중에서 골라 표시해 주세요.

(0 = 매우 자신 없음) (10 = 매우 자신 있음)

0	1	2	3	4	5	6	7	8	9	10

V-2. 평가도구(SP용)

학생 성명: ___________ 학번: ___________ SP 평가자: ___________

※ 간호수행태도

번호	채점항목	평가	
1	간호수행 전에 손소독제를 이용하여 손을 씻었다.	예	아니오
2	간호수행 시 필요한 부분을 제외한 신체는 노출되지 않도록 가려주었다.	예	아니오
3	간호수행을 하기 전 왜 하는지 어떤 방식으로 할 것인지에 대해 설명을 해 주었다.	예	아니오

※ 환자/간호사간 관계형성

번호	채점항목	평가	
4	친근감을 유도하였다.	예	아니오
5	개방형 질문과 폐쇄형 질문을 적절히 사용하여 질문하였다.	예	아니오
6	한 번에 한 가지씩 질문하였다.	예	아니오
7	내가 설명을 할 수 있도록 도와주었다(내 말을 가로채지 않았다).	예	아니오
8	내 질문이나 대답에 대해 학생이 이해한 것이 맞는지 확인하였다. (예: ~라는 말씀이신가요?)	예	아니오
9	눈맞춤을 비롯하여 내 말을 경청하는 태도가 좋았다.	예	아니오
10	쉬운 용어를 사용하여 설명하였다.	예	아니오
11	나의 걱정과 감정에 대해 공감을 표현해 주었다.	예	아니오
12	설명을 구체적으로 또는 체계적으로 하여 알아듣기 쉬웠다.	예	아니오
13	내가 설명을 이해하였는지 물어보았다.	예	아니오
14	궁금증을 해결할 수 있도록 내게 질문할 기회를 주었다.	예	아니오
15	간호사에게서 신뢰감을 느꼈다.	예	아니오

※ 피드백

잘한 점	개선해야 할 점

■ 표준화 환자(Standardized patient) / 역할모델(Role play)을 이용한 모듈 2

1-2 수술 후 대상자 간호

Ⅰ. 시뮬레이션 모듈 개요

1. 제목	수술 후 배뇨곤란 및 통증호소 대상자 간호
2. 모듈 운영	Instructor:
	Operator:
	시뮬레이션 유형: 표준화 환자(SP) 활용
	교육명: 수술 후 배뇨곤란 및 통증호소 대상자 간호
	교육자 역할: 외과병실 담당 간호사
	대상자 역할: 수술 받은 환자
	실습환경: 외과병실
	시나리오 수준(단순, 복합): 단순
	시뮬레이션 운영 시간: 10분
	소그룹학습 시간: 30분
	디브리핑 시간: 20분
	디브리핑 장소: 디브리핑 룸
	평가기준: 개별 교수자 수업계획서 참조
3. 사례 요약	과거에도 빈혈로 수차례 수혈을 받아왔던 분으로 EGC 진단받고 어제 오전 7시 subtotal gastrectomy를 시행하고 병실에 올라온 상태이다. 수술 도중 blood loss 500cc 정도로 PRBC 2pint 수혈한 상태로 금일 수술 부위 JP-Drain으로는 소량씩 bloody한 양상으로 배액되고 있다. IV-PCA로 pain control 중이다. POD #1 Foley cath는 오전 6시경 제거했으나 오후 2시가 되도록 아직 자연배뇨를 하고 있지 못하고 있다. 담당간호사인 당신은 정규처방에 따라 I/O check를 하기 위해 대상자의 병실을 방문한다. 환자는 복부 통증 및 distension이 심하며, 불편감을 호소한다.
4. 대상자 추가정보	성별: 여성 나이: 39세 키: 163cm 몸무게: 56kg 직업: 기업 고객센터 상담원으로 직업상 스트레스를 많이 받음 과거력: 2년 전 위궤양 치료 받음 가족력: 없음 ■ 의식: alert ■ V/S: BP: 110/65mmHg, P: 78회/분, RR: 16회/분, BT: 36.8℃, SpO_2: 98%(Room Air)

5. 사전학습 내용	사전간호지식: 수술 후 환자의 전신 사정을 시행할 때 가장 중점을 두어야 할 부분은? 수술 후 drainage의 특성, 수술 후 호흡기계 합병증 예방을 위한 간호, 환자나 보호자의 불안을 줄여 주기 위한 간호
6. 학습목표	1. 병동 입원 상황에서 수술 후 대상자의 건강사정 및 면담을 통하여 환자의 건강상태를 파악할 수 있다. 2. 대상자의 간호 상황에 따른 핵심기본간호술기(활력징후 측정/수술 후 간호)를 수행할 수 있다. 3. 대상자의 불안을 감소시키기 위해 치료적 의사소통을 수행한다. 4. 간호 시 표준안전수칙을 지킨다(손씻기, 무균술). 5. 수집된 자료 중 의미있는 자료를 의사에게 정확히 보고한다. 6. 의사의 처방을 이해하고 올바르게 수행한다.
7. 관련 학습성과	PO1: 다양한 교양 지식과 전공지식에 근거한 간호술을 통합적으로 실무에 적용한다. PO2: 대상자의 간호상황에 따른 핵심기본간호술을 선택하여 실행한다. PO3: 언어적, 비언어적 상호작용을 통한 치료적 의사소통술을 적용한다. PO6: 비판적 사고에 근거한 간호과정을 적용하고 임상적 추론을 실행한다.
8. 관련 핵심기본간호술	1. 활력징후 측정 9. 단순도뇨 13. 수술 후 간호
9. 관련 임상실습교과목	성인간호학 실습
10. 시뮬레이션 환경	□ 환자복을 입고 ID 밴드를 착용한 표준화 환자
11. 준비기구 및 물품	□ 활력징후, 산소포화도 측정기구 □ 단순도뇨를 위한 준비물품 □ JP Drain, IV-PCA □ 간호기록지 □ 의사처방지
12. 역할배정	그룹별 학생 수: ( )명 역할 1: 해당병실 담당 간호사(학생) 역할 2: 환자역할(교수/SP/학생)
13. 학생수행업무	1. 소그룹학습 활동 - 대상자의 우선순위별 문제 목록 작성 - 수행을 위한 사전지식 학습 2. SP 시뮬레이션 수행 - 대상자의 건강문제 사정 - 처방에 따른 투약 및 간호 중재 수행 - 수행 후 디브리핑 및 성찰

Ⅱ. 간호수행 전 소그룹학습

※ 다음의 사례를 바탕으로 간호과정을 적용하고 시뮬레이션 수행 전 학습을 하시오.

상황 소개	사례요약	과거에도 빈혈로 수차례 수혈을 받아왔던 분으로 EGC 진단받고 어제 오전 7시 subtotal gastrectomy를 시행하고 병실에 올라온 상태이다. 수술 도중 Blood loss 500cc 정도로 PRBC 2pint 수혈한 상태로 금일 수술 부위 JP-Drain으로는 소량씩 bloody한 양상으로 배액되고 있다. IV-PCA로 pain control 중이다. POD #1 Foley cath는 오전 6시경 제거했으나 오후 2시가 되도록 아직 자연배뇨를 하고 있지 못하고 있다. 당신은 정규처방에 따라 I/O check를 하기 위해 대상자의 병실을 방문한다. 환자는 복부 통증 및 distension이 심하며, 불편감을 호소한다.		
	대상자 정보	홍미연	성별	여
			연령	39세
	주 호소	배뇨곤란, 수술부위 통증	진단명	EGC
	활력징후	T: 36.3℃ P: 78회/분 R: 18회/분 BP: 110/65mmHg		
	추가 정보	키: 163cm 몸무게: 56kg 직업: 기업 고객센터 상담원으로 직업상 스트레스를 많이 받음 과거력: 2년 전 위궤양 치료 받음 가족력: 없음 ■ 의식: alert		
소그룹 학습	우선순위별 간호문제와 근거			
	우선순위별 간호진단			
	수행할 간호중재			

<table>
<tr>
<td>소그룹
학습</td>
<td>수행을
위한
배경학습</td>
<td>

1. 수술 후 환자의 전신사정
   - 일반적인 외관
   - 활력징후
   - 의식 수준
   - 정서상태
   - 호흡량
   - 피부색과 체온
   - 불편감/통증
   - 구역/구토
   - 정맥수액 종류와 주입속도
   - 상처 치료 부위
   - 상처 치료 부위나 침구에 배액
   - 소변배출량
   - 팔다리를 움직일 수 있는 능력

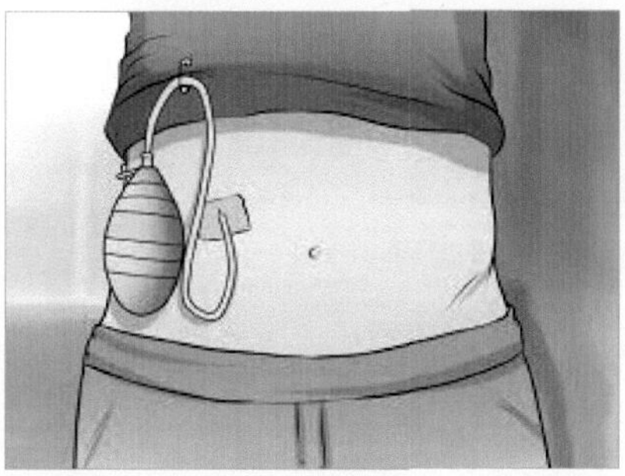

JP drain

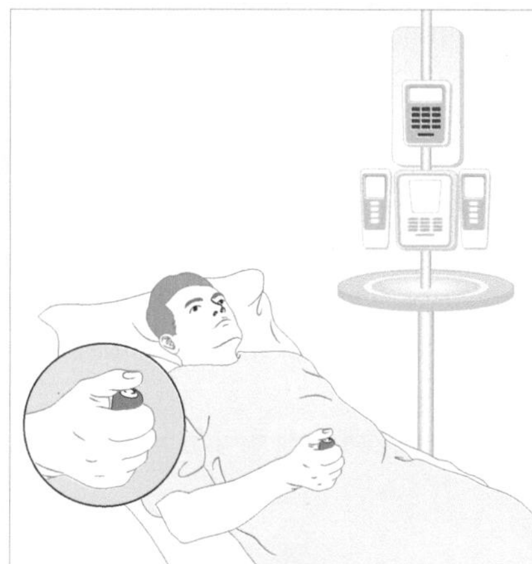

IV PCA

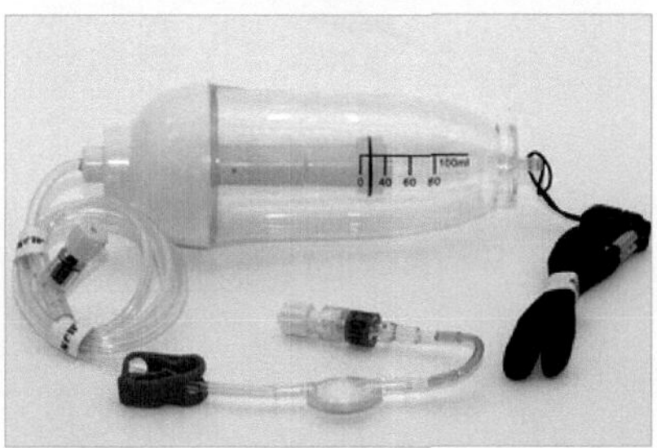

IV PCA

</td>
</tr>
<tr>
<td>개인별
학습</td>
<td>QR
code를
활용한
자율학습</td>
<td>수술 후 간호
위암환자 간호</td>
</tr>
</table>

※ 기타 : 표준화 환자가 상황에 따라 시나리오 진행상 유도해야 하는 질문 내용과 답변 및 돌발상황에 대한 대처

1. 간호학생이 자기소개를 하지 않는 경우,
: "제 담당 간호사세요?"라고 질문한다.

2. 투약 전 환자 이중확인(환자 ID band와 투약라벨 동시 확인)을 하지 않을 경우,
: "제 약이 맞나요?"라고 묻는다.

3. 대본에서 나오지 않는 사항에 대한 대처
: "아니오" 혹은 "모르겠어요"라고 적절하게 대답한다.

4. 여러 개의 질문을 동시에 물어볼 경우,
: "한 번에 한 가지씩만 물어봐주세요."라고 말한다.

5. 의학용어(전문용어)를 사용하는 경우,
: "무슨 말이에요? 이해가 안되는데 다시 설명해 주실래요?"라고 말한다.

6. 걱정하는 표정 및 불안한 감정을 파악하지 못할 경우,
: "간호사님 저는 괜찮을까요?" "간호사님 걱정되는 점이 있어요."라고 말한다.

7. 한꺼번에 여러 개의 설명을 복합적으로 하는 경우,
: "너무 한꺼번에 여러 가지를 설명하셔서 이해가 안되요. 다시 하나씩 설명해 주시겠어요?"라고 말한다.

8. 학생이 묻지 않은 상황에 대해 미리 말하지 않도록 한다.

Ⅲ. 시나리오 흐름도 및 의사처방

1. 시나리오 흐름도

	예상되는 간호사 질문이나 설명	환자답변
1	■ 손을 씻는다. ■ 의사의 처방을 확인하고 필요한 물품을 준비한다(소독솜, 멸균소독 장갑(일회용) 트레이, 곡반, 배액측정컵).	
2	■ 대상자에게 간호사 자신을 소개한다. ■ 대상자의 이름, 등록번호 등을 개방형으로 질문하여 대상자를 확인하고, 입원 팔찌와 대조하여 대상자를 확인한다.	'아침에 일어나자마자 소변줄 뺐는데... 이상하게 소변이 안마렵네.. 배가 아픈거 같기도 하고 빵빵해지는 것 같기도 한데.. 한번 봐주실래요?'
3	■ 대상자의 주관적 증상 및 심리상태를 사정한다(문진, 촉진) ■ 의사에게 사정결과를 알리고 단순도뇨를 위한 물품을 준비한다. ■ 단순도뇨를 하는 목적과 절차를 대상자에게 설명하고 도뇨를 위한 자세를 취해 준다. ■ 손소독제를 이용하여 손위생을 하고 멸균장갑을 착용한 뒤 정확한 방법으로 단순도뇨를 시행한다(잔뇨량을 확인한다).	'소변이 이렇게 많이 나오는데 그런 줄도 모르고 이제까지 있었네요... 소변 보는 연습을 이제부터라도 신경써야겠네요....' '수술하고 갖고 나온 이 관은 이렇게 나오고 있는 게 정상인건가요? 소변양은 괜찮아요?'
4	■ 배액관과 삽입부위 dressing 상태를 확인한다. ■ 배액관 적용의 목적과 방법에 대해 설명한다. ■ 흡인백을 안전하게 잡고 배출구를 연 다음 내용물을 측정컵에 담는다. ■ 음압이 유지된 상태에서 배출구를 닫고 측정컵에 담긴 배액양상을 확인한다. ■ 배액관의 배액 여부를 다시 확인하고 물품을 정리한다.	'수술 부위가 계속해서 아픈데 어떻게 해야 하죠?'
5	■ 손소독제를 사용하여 손을 씻는다. ■ 대상자의 통증정도를 사정한다(NRS 척도). ■ IV PCA 사용법에 대해 설명하고 대상자의 이해정도를 사정한다.	

2. 의사 처방내역

처방	비고
■ (Post op) 1. POD #1 2. check v/s q 4hr 3. check I/O q 4hrs 4. EKG & SpO_2 monitoring continuously 5. NPO 6. Semi-sitting position & ambulation 7. 자연배뇨 확인(6am Foley cath 제거해 주세요) 8. if, 6hr 동안 self voiding 없을 시 RU check 9. check for JP drain amount, color q(8)hr 10. IV order : Cafsol 500ml/bottle 1 IV 10gtt, Nutriflex lipid peri 1,250ml/Bag 1 IV 10gtt	

Ⅳ. 간호기록 및 디브리핑

1. 간호기록지

Date	Time	Nursing & Treatment	Sign

2. 디브리핑

방법	방법: □ 개인 □ 조별 □ 전체 □ with video □ without video	수행성찰
자료	□ 학생용 시뮬레이션 work sheet □ article □ handout □ 기타(조별 간호수행기록지, 개별 성찰일지)	
서술단계	– 대상자는 어떤 상황이었는가? – 가장 잘한 점은 무엇이었나? – 가장 어려웠던 점은 무엇이었나? – 전체적으로 환자간호를 어떻게 수행했다고 평가하는지? – 이와 비슷한 임상상황을 경험해 본 적이 있는지?	
분석단계	– 이 환자의 우선적인 문제가 무엇이라고 판단했는가? – 이 문제를 해결하기 위해 우선적으로 수행할 간호활동은 무엇이라고 판단했는가? – 실제로 이 간호활동을 수행했는가? – 수행했다면 그 결과를 확인하였는가? 확인의 근거는 무엇이었는가? – 실제로 간호활동을 수행하지 못했다면 그 이유는 무엇인가? – 우선적인 간호문제 이외에 다른 간호 문제는 없었는가?	
적용단계	– 오늘 배운 것을 기반으로 실제 상황에 어떻게 적용할 수 있겠는가? – 오늘 배운 것 중에서 가장 중요한 것 한 가지를 꼽으라면 무엇인가? – 실제 활용할 수 있다고 생각되는 가장 기억에 남는 것은?	

V-1. 평가도구

1. 간호수행능력

영역	항목	충분 (2점)	부족 (1점)	안함 (0점)	소계
사전 준비	손을 씻는다.				
	사례에 따라 준비가 필요한 물품이나 기구, 교육내용책자를 제시한다.				
간호사정	과거력을 확인한다.				
	주호소와 관련된 문진을 실시한다.				
	주호소와 관련된 신체검진을 실시 및 확인한다.				
간호중재	확인한 우선순위 간호문제 해결을 위한 간호중재를 실시한다. (보고 및 기록, 투약간호)				
	대상자의 주관적 증상 및 심리상태를 사정한다(문진, 촉진).				
	의사에게 사정결과를 알리고 단순도뇨를 위한 물품을 준비한다.				
	단순도뇨를 하는 목적과 절차를 대상자에게 설명하고 도뇨를 위한 자세를 취해 준다.				
	처방된 산소를 투여한다.				
	손소독제를 이용하여 손위생을 하고 멸균장갑을 착용한 뒤 정확한 방법으로 단순도뇨를 시행한다(잔뇨량을 확인한다).				
	배액관과 삽입 부위 dressing 상태를 확인한다.				
	배액관 적용의 목적과 방법에 대해 설명한다.				
	흡인백을 안전하게 잡고 배출구를 연 다음 내용물을 측정컵에 담는다.				
	음압이 유지된 상태에서 배출구를 닫고 측정컵에 담긴 배액 양상을 확인한다.				
	배액관의 배액여부를 다시 확인하고 물품을 정리한다.				
	손소독제를 사용하여 손을 씻는다.				
	대상자의 통증 정도를 사정한다.				

<table>
<tr><td colspan="2" rowspan="3">간호중재</td><td>IV PCA 적용 부위의 피부를 확인한다.</td><td></td><td></td><td></td><td></td></tr>
<tr><td>IV PCA의 사용방법 및 부작용에 대해 설명한다.</td><td></td><td></td><td></td><td></td></tr>
<tr><td>흡인백을 안전하게 잡고 배출구를 연 다음 내용물을 측정컵에 담는다.</td><td></td><td></td><td></td><td></td></tr>
<tr><td rowspan="3">평가</td><td rowspan="2">학습</td><td>대상자의 간호문제가 해결된 것을 평가할 수 있는 구체적인 기준을 제시하였는가?</td><td></td><td></td><td></td><td></td></tr>
<tr><td>주어진 시간 안에 문제를 확인하고 해결하였는가?</td><td></td><td></td><td></td><td></td></tr>
<tr><td>태도</td><td>체계적으로 능숙하게 수행하였는가?</td><td></td><td></td><td></td><td></td></tr>
<tr><td colspan="3">합 계</td><td colspan="4"></td></tr>
</table>

2. 의사소통 능력

※ 다음의 언어적, 비언어적 행위에 대한 평가를 하시오.

[5 = 아주 그렇다 4 = 그렇다 3 = 잘 모르겠다 2 = 그렇지 않다 1 = 전혀 그렇지 않다]

간호사(학생)는			5	4	3	2	1
도 입	1	자신을 환자나 환자 가족에게 소개했다.					
	2	병실을 방문한 이유를 환자나 가족에게 쉽고 적절한 용어로 설명했다.					
관계형성	3	원활한 소통을 위해 미소를 곁들여 긍정적인 태도로 대화를 했다.					
	4	환자나 가족에게 설명을 이해했는지 확인하는 질문을 했다.					
	5	환자 혹은 환자가족과 대화를 할 때 눈을 맞추었다.					
	6	상황에서 일어나는 갈등을 인지하고 왜 그런 갈등이 일어났는지 알아보고 중재하려고 노력했다.					
	7	환자나 가족과 대화 시 의료관련 전문용어를 사용하지 않았다.					
교육/격려	8	간호행위를 하기 전 먼저 그 목적을 환자에게 설명했다.					
	9	환자나 가족에게 시술, 질병 또는 치료에 대해 이해할 수 있는 말로 설명하고 교육했다.					
	10	상황에 맞게 적절한 목소리의 어조나 크기로 대화를 했다.					
대상자 존중	11	환자의 말을 중단시키지 않고 경청했다.					
	12	상황에 대해 환자나 가족 구성원이 어떻게 느끼는지 물었다.					
만약 전문의학용어를 사용했다면 나열하시오.			총점:				

3. 학습태도 자가평가

※ 다음의 질문들을 읽고 귀하의 생각과 일치하는 해당란에 V표 하시기 바랍니다.

번호	내 용	매우 동의	동의	보통	반대	매우 반대
		5	4	3	2	1
1	표준화 환자와의 만남이 매우 현실적이었다.					
2	표준화 환자와의 만남은 학생의 지식을 측정하기 위한 좋은 방법이다.					
3	표준화 환자와의 만남은 학생의 기술을 측정하기 위해 좋은 방법이다.					
4	표준화 환자와의 만남은 유용한 학습경험이었다.					
5	표준화 환자의 피드백은 건설적이었다.					
6	실제 현장의 환자와 같이 느껴졌다.					
7	표준화 환자와의 만남을 통해 내 능력에 대한 자신감이 생겼다.					
8	표준화 환자와의 만남을 통해 간호수행에 안정감이 생겼다.					
9	표준화 환자와의 만남은 환자와의 관계 형성 능력을 측정하기 위한 좋은 방법이다.					
10	표준화 환자와의 만남은 매우 가치 있는 일이다					
합 계						
기타 의견						

4. 수행에 대한 자신감

※ 시뮬레이션 학습방법을 통해 환자 간호에 대하여 스스로 느끼는 자신감을 아래 0~10 중에서 골라 표시해 주세요.

(0 = 매우 자신 없음) (10 = 매우 자신 있음)

0	1	2	3	4	5	6	7	8	9	10

V-2. 평가도구(SP용)

학생 성명: ___________ 학번: ___________ SP 평가자: ___________

※ 간호수행태도

번호	채점항목	평가	
1	간호수행 전에 손소독제를 이용하여 손을 씻었다.	예	아니오
2	간호수행 시 필요한 부분을 제외한 신체는 노출되지 않도록 가려주었다.	예	아니오
3	간호수행을 하기 전 왜 하는지 어떤 방식으로 할 것인지에 대해 설명을 해 주었다.	예	아니오

※ 환자/간호사간 관계형성

번호	채점항목	평가	
4	친근감을 유도하였다.	예	아니오
5	개방형 질문과 폐쇄형 질문을 적절히 사용하여 질문하였다.	예	아니오
6	한 번에 한 가지씩 질문하였다.	예	아니오
7	내가 설명을 할 수 있도록 도와주었다(내 말을 가로채지 않았다).	예	아니오
8	내 질문이나 대답에 대해 학생이 이해한 것이 맞는지 확인하였다. (예: ~라는 말씀이신가요?)	예	아니오
9	눈맞춤을 비롯하여 내 말을 경청하는 태도가 좋았다.	예	아니오
10	쉬운 용어를 사용하여 설명하였다.	예	아니오
11	나의 걱정과 감정에 대해 공감을 표현해 주었다.	예	아니오
12	설명을 구체적으로 또는 체계적으로 하여 알아듣기 쉬웠다.	예	아니오
13	내가 설명을 이해하였는지 물어보았다.	예	아니오
14	궁금증을 해결할 수 있도록 내게 질문할 기회를 주었다.	예	아니오
15	간호사에게서 신뢰감을 느꼈다.	예	아니오

※ 피드백

잘한 점	개선해야 할 점

■ 표준화 환자(Standardized patient) / 역할모델(Role play)을 이용한 모듈 3

1-3 전해질불균형 대상자 간호

Ⅰ. 시뮬레이션 모듈 개요

1. 제목	전해질불균형 대상자 간호
2. 모듈 운영	Instructor:
	Operator:
	시뮬레이션 유형: 고충실도 시뮬레이터 및 단순 시뮬레이터 활용
	교육명: 고칼륨혈증(hyperkalemia) 환자 간호
	실습환경: 응급실
	시나리오 수준(단순, 복합): 단순
	시뮬레이션 운영 시간: 10분
	소그룹학습 시간: 30분
	디브리핑 시간: 20분
	디브리핑 장소: 디브리핑 룸
	평가기준: 개별 교수자 수업계획서 참조
3. 사례 요약	HTN 과거력 있는 분으로 3년 전부터 외래 진료 중이며 신장 기능 악화 시 투석을 시작해야 함을 주치의로부터 교육받았다. 그러나 최근 몸에 좋다고 녹용을 달여 먹었으며 불규칙한 약물 복용으로 소변량이 줄었고 사지에 힘이 빠졌다. 또한 호흡곤란 증상이 지속되었다고 한다. 금일 ER 방문하였다.
4. 대상자 추가정보	성별: 여성 나이: 55세 키: 160cm 몸무게: 72kg(최근 2주간 4kg 체중 증가) 직업: 주부 사회력: 흡연 및 음주 안 함 투약: Amlodipine PO 의학진단: AKI on CKD ■ V/S 165/92mmHg, P: 82회/분, RR: 26회/분, BT: 36.6℃, SpO_2: 92% with Room air ■ 의식: Alert, mild anxiety ■ Lung sound: crackle

4. 대상자 추가정보

■ Lab

Na	135~145(mmol/L)	130 ▼
K	3.5~5.5(mmol/L)	6.1 ▲
Cl	98~110(mmol/L)	114 ▲
Calcium	8.5~9mg/dL	7.8 ▼

■ EKG

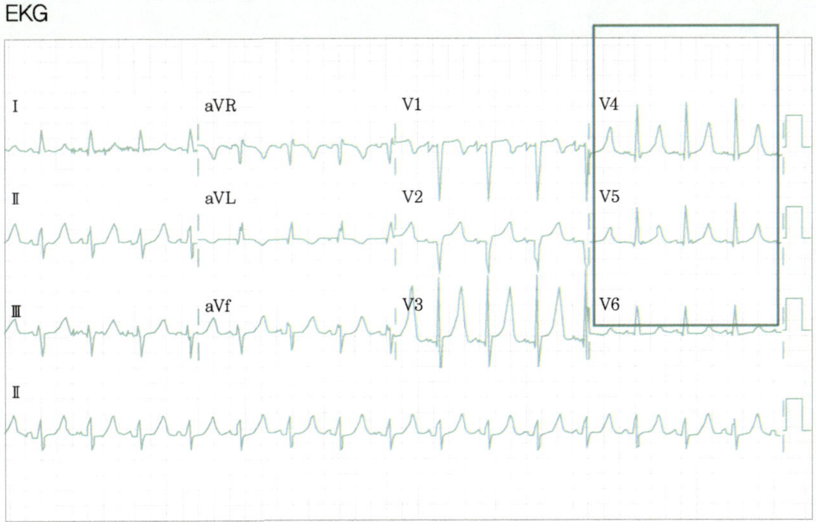

5. 사전학습 내용

사전간호지식 :
1. 신질환 대상자의 초기사정 및 응급상황 관리
2. 신부전 대상자에게 발생할 수 있는 가능한 간호문제
3. 고칼륨혈증 시 심전도 리듬
4. 고칼륨혈증 환자의 약물요법 및 응급처치

6. 학습목표

1. 주관적, 객관적 자료수집을 통해 대상자의 건강문제를 파악할 수 있다.
2. 처방에 따른 응급 약물을 정확한 방법으로 투여하고 대상자에게 약물의 투여목적과 기대되는 효과를 설명할 수 있다.
3. 대상자의 간호 상황에 따른 핵심기본간호술기를 수행할 수 있다(단순도뇨/정맥주사/약물관장).
4. 대상자의 불안을 감소시키기 위해 치료적 의사소통을 수행한다.
5. 팀원 간 역할 분담 및 효과적인 의사소통을 할 수 있다.
6. 간호 시 표준안전수칙을 지킨다(손씻기, 무균술).
7. 수집된 자료 중 의미있는 자료를 의사에게 정확히 보고한다.
8. 의사의 처방을 이해하고 올바르게 수행한다.

7. 관련 학습성과

PO1: 다양한 교양 지식과 전공지식에 근거한 간호술을 통합적으로 실무에 적용한다.
PO2: 대상자의 간호상황에 따른 핵심기본간호술을 선택하여 실행한다.
PO3: 언어적, 비언어적 상호작용을 통한 치료적 의사소통술을 적용한다.
PO6: 비판적 사고에 근거한 간호과정을 적용하고 임상적 추론을 실행한다.

8. 관련 핵심기본간호술	9. 단순도뇨 11. 배출관장 17. 비강캐뉼라를 이용한 산소요법
9. 관련 임상실습교과목	성인간호학 실습
10. 시뮬레이션 환경	□ 산소투여장치 및 이동식 모니터가 있는 응급실 □ 환자복을 입고 말초 IV 및 ID 밴드를 착용한 시뮬레이터(HPS)
11. 준비기구 및 물품	□ 심전도 모니터 □ 활력징후, 산소포화도 측정기구 □ 산소투여장치, 비강캐뉼라 □ 관장모형 및 관장에 필요한 물품 □ 처방에 따른 약물 및 주사용품 □ 의사처방지 □ 간호기록지
12. 역할배정	그룹별 학생 수: ( )명 역할 1: 해당병실 담당 간호사(학생) 역할 2: 환자역할(교수/학생)
13. 학생수행업무	1. 소그룹학습 활동 – 대상자의 우선순위별 문제 목록 작성 – 수행을 위한 사전지식 학습 2. 시뮬레이션 수행 – 대상자의 건강문제 사정 – 처방에 따른 투약 및 간호 중재 수행 – 수행 후 디브리핑 및 성찰

Ⅱ. 간호수행 전 소그룹학습

※ 다음의 사례를 바탕으로 간호과정을 적용하고 시뮬레이션 수행 전 학습을 하시오.

상황 소개

사례요약	HTN 과거력 있는 분으로 3년 전부터 외래 진료 중이며 신장 기능 악화 시 투석을 시작해야 함을 주치의로부터 교육받았다. 그러나 최근 몸에 좋다고 녹용을 달여 먹었으며 불규칙한 약물 복용으로 소변량이 줄었고 사지에 힘이 빠졌다. 또한 호흡곤란증상이 지속되었다고 한다. 금일 ER 방문하였다.		
대상자 정보	강진주	성별	여
		연령	55세
주 호소	가슴 답답함, 사지 저린감	진단명	AKI on CKD, Hyperkalemia
활력징후	T: 36.6℃ P: 82회/분 R: 24회/분 BP: 165/92mmHg		

추가 정보

키: 160cm
몸무게: 72kg(최근 2주간 4kg 체중증가)
직업: 주부
사회력: 흡연 및 음주 안 함
투약: Amlodipine po

- SpO_2: 92% with Room air
- 의식: Alert, mild anxiety
- Lung sound: crackle
- Lab

Na	135~145(mmol/L)	130 ▼
K	3.5~5.5(mmol/L)	6.1 ▲
Cl	98~110(mmol/L)	114 ▲
Calcium	8.5~9mg/dL	7.8 ▼

- EKG

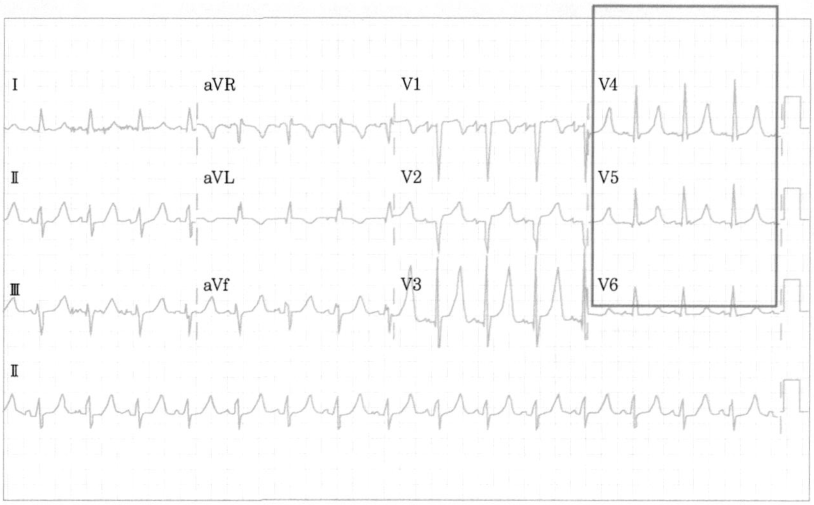

소그룹 학습	우선순위별 간호문제와 근거	
	우선순위별 간호진단	
	수행할 간호중재	
소그룹 학습	수행을 위한 배경학습	**Hyperkalemia치료** 1. Calcium (KCl resting potential을 낮춤 → Ca은 이것의 역치를 높임) : 10% 10cc over 10min, 1~3분 onset, 30~60min 지속 2. Insulin (Na^+–K^+ pump 자극해서 $3Na^+$ out, $2K^+$ in ICF) : 50DW + RI 10u miv, 30min onset, 4~6hr 지속 3. $Beta_2$ adrenergic agonist : albuterol 10mg nebulizer onset: 30min, 2~4시간 지속 4. Sodium polystryne sulfonate : Kayexalate 60g PO in 20% sorbitol Kayexalate 60g in 250cc water per retention enema onset : 1~2hr, duration 4~6hr 지속 5. Hemodyalysis 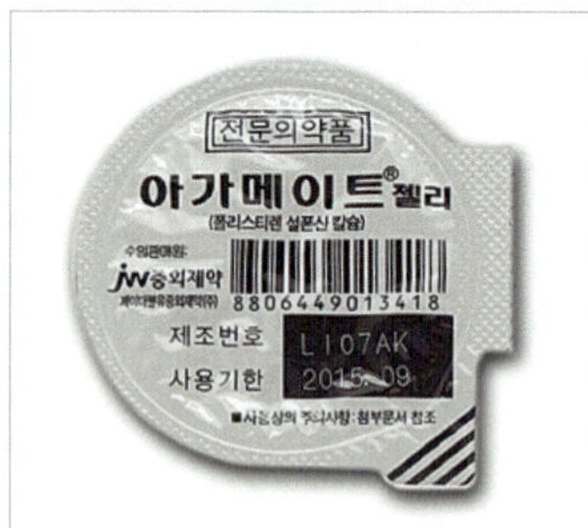 agamate jelly
개인별 학습	QR code를 활용한 자율학습	고칼륨혈증환자 간호

※ 기타 : 표준화 환자가 상황에 따라 시나리오 진행상 유도해야 하는 질문 내용과 답변 및 돌발상황에 대한 대처

1. 간호학생이 자기소개를 하지 않는 경우,
   : "제 담당 간호사세요?"라고 질문한다.

2. 투약 전 환자 이중확인(환자 ID band와 투약라벨 동시 확인)을 하지 않을 경우,
   : "제 약이 맞나요?"라고 묻는다.

3. 대본에서 나오지 않는 사항에 대한 대처
   : "아니오" 혹은 "모르겠어요"라고 적절하게 대답한다.

4. 여러 개의 질문을 동시에 물어볼 경우,
   : "한 번에 한 가지씩만 물어봐주세요."라고 말한다.

5. 의학용어(전문용어)를 사용하는 경우,
   : "무슨 말이에요? 이해가 안되는데 다시 설명해 주실래요?"라고 말한다.

6. 걱정하는 표정 및 불안한 감정을 파악하지 못할 경우,
   : "간호사님 저는 괜찮을까요?" "간호사님 걱정되는 점이 있어요."라고 말한다.

7. 한꺼번에 여러 개의 설명을 복합적으로 하는 경우,
   : "너무 한꺼번에 여러 가지를 설명하셔서 이해가 안되요. 다시 하나씩 설명해 주시겠어요?"라고 말한다.

8. 학생이 묻지 않은 상황에 대해 미리 말하지 않도록 한다.

Ⅲ. 시나리오 흐름도 및 의사처방

1. 시나리오 흐름도

단계	예상되는 간호사 질문이나 설명	환자답변
1	■ 손을 씻는다. ■ 대상자에게 자기소개를 하고 환자 확인을 한다. ■ 환자감시장치 설정 BP: 165/92mmHg, P: 82회, RR: 26회, BT: 36.6℃, SpO_2: 92% with Room air 의식사정: alert	"아이고…. 팔다리에 힘이 없고 요며칠 새 몸이 계속 붓는 것 같아요.. 숨도 차는데 괜찮은건가요?"
2	■ 대상자의 주호소를 사정하고 활력징후를 측정한다. ■ 반좌위를 취해주고 side rail을 올려준다.	"가슴도 좀 불편한 것 같아요."
3	■ 심전도 모니터를 확인하고 리듬을 해석한다. : 심전도 상 tall T- wave 리듬 ■ 혈청검사 결과지를 건네받고 주치의에게 검사결과 및 대상자 사정결과를 보고한다.	
4	■ 의사처방을 확인하고 필요한 물품을 준비한다. (산소투여, 정맥주사, 약물관장) ■ **교수자(의사처방)**: 의사 처방내역 참고	"아이고…. 기운도 없고 힘드네요."
5	■ 처방받은 산소를 정확한 방법으로 투여한다. 대상자에게 적절한 호흡방법에 대해 교육한다. SpO_2: 92% with Room air → 97% with O_2 3L/min via nasal prong ■ 5rights의 원칙대로 처방받은 약물 투여 후 주입속도를 다시 확인한다.	"이 콧줄을 끼우면 숨을 입으로 쉬어야 되는 건가요?"
6	■ 약물관장의 목적과 절차를 설명하고, 대상자의 병상 간 커튼을 쳐 준다. ■ 손소독제로 손위생 시행 후 대상자를 Sim's position으로 눕힌다. ■ 정확한 방법으로 약물관장을 수행한 후 대상자에게 주의사항을 교육한다(팽만감을 느끼는 것은 정상임을 설명한다. 입으로 숨을 천천히 내쉬면서 긴장을 풀도록 유도한다).	"이걸 꼭 해야 하나요?" "대변이 마려우면 어떻게 해야 하나요?"
7	■ 대상자를 편안하게 해주고 손을 씻는다. ■ 사정, 수행 및 교육내용을 간호기록지에 기록한다.	

2. 의사 처방내역

처방	비고
1. Check V/S & BP Qid 2. Check I/O 3. Check U/O q1hr 4. 저칼륨식이 5. EKG monitoring continuously 6. Daily 12lead EKG check 7. Check electro, BUN, Cr 8. 10% DW + RI 10u mix 9. albuterol 0.5mg IV 10. Lasix 10mg PO 11. kallimate power 10g retention enema 12. agamate jelly 50mg PO 13. Hemodialysis 고려	

Ⅳ. 간호기록 및 디브리핑

1. 간호기록지

Date	Time	Nursing & Treatment	Sign

2. 디브리핑

방법	방법: □ 개인 □ 조별 □ 전체 □ with video □ without video	수행성찰
자료	□ 학생용 시뮬레이션 work sheet □ article □ handout □ 기타(조별 간호수행기록지, 개별 성찰일지)	
서술단계	– 대상자는 어떤 상황이었는가? – 가장 잘한 점은 무엇이었나? – 가장 어려웠던 점은 무엇이었나? – 전체적으로 환자간호를 어떻게 수행했다고 평가하는지? – 이와 비슷한 임상상황을 경험해 본 적이 있는지?	
분석단계	– 이 환자의 우선적인 문제가 무엇이라고 판단했는가? – 이 문제를 해결하기 위해 우선적으로 수행할 간호활동은 무엇이라고 판단했는가? – 실제로 이 간호활동을 수행했는가? – 수행했다면 그 결과를 확인하였는가? 확인의 근거는 무엇이었는가? – 실제로 간호활동을 수행하지 못했다면 그 이유는 무엇인가? – 우선적인 간호문제 이외에 다른 간호 문제는 없었는가?	
적용단계	– 오늘 배운 것을 기반으로 실제 상황에 어떻게 적용할 수 있겠는가? – 오늘 배운 것 중에서 가장 중요한 것 한 가지를 꼽으라면 무엇인가? – 실제 활용할 수 있다고 생각되는 가장 기억에 남는 것은?	

V-1. 평가도구

1. 간호수행능력

영역		항목	충분 (2점)	부족 (1점)	안함 (0점)	소계
사전 준비		손을 씻는다.				
		사례에 따라 준비가 필요한 물품이나 기구, 교육내용책자를 제시한다.				
간호사정		과거력을 확인한다.				
		주호소와 관련된 문진을 실시한다.				
		주호소와 관련된 신체검진을 실시 및 확인한다.				
간호중재		확인한 우선순위 간호문제 해결을 위한 간호중재를 실시한다. (보고 및 기록, 투약간호)				
		반좌위를 취해주고 side rail을 올려준다.				
		심전도 모니터를 확인하고 리듬을 해석한다.				
		혈청검사 결과지를 건네받고 주치의에게 검사결과 및 대상자 사정결과를 보고한다.				
		의사처방을 확인하고 필요한 물품을 준비한다. (산소투여, 정맥주사, 약물관장)				
		처방받은 산소를 정확한 방법으로 투여하고 적절한 호흡방법에 대해 교육한다.				
		5rights의 원칙대로 처방받은 약물 투여 후 주입속도를 다시 확인한다.				
		약물관장의 목적과 절차를 설명하고, 대상자의 병상 간 커튼을 쳐 준다.				
		손소독제로 손위생 시행 후 대상자를 Sim's position으로 눕힌다.				
		정확한 방법으로 약물관장을 수행한 후 대상자에게 주의사항을 교육한다.				
		대상자를 편안하게 해주고 손을 씻는다.				
평가	학습	대상자의 간호문제가 해결된 것을 평가할 수 있는 구체적인 기준을 제시하였는가?				
		주어진 시간 안에 문제를 확인하고 해결하였는가?				
	태도	체계적으로 능숙하게 수행하였는가?				
합 계						

2. 수행에 대한 자신감

※ 시뮬레이션 학습방법을 통해 환자 간호에 대하여 스스로 느끼는 자신감을 아래 0~10 중에서 골라 표시해 주세요.

(0 = 매우 자신 없음) (10 = 매우 자신 있음)

0	1	2	3	4	5	6	7	8	9	10

3. 임상판단수행평가(간호교육평가원 시뮬레이션 표준안)

Lasater Clinical Judgement in Simulation

Course: ____________ Simulation: ____________ 차
Date: ______________ Instructor: ____________ Name(Option): ____________

인지					점수
구분	4(매우 잘함)	3(잘함)	2(미흡)	1(매우 미흡)	
초점을 맞춘 관찰	초점을 맞추며 관찰을 시행함. 유용한 정보를 얻기 위해 다양한 주/객관적인 자료를 관찰하고 모니터링함	규칙적으로 다양한 주/객관적인 자료를 관찰하고 모니터링함. 대부분의 유용한 자료를 인지하고는 있으나 미묘한 징후를 놓치기도 함	다양한 주/객관적 자료를 모니터링하려고 하나 자료 배열이 부족함. 주로 객관적인 자료에 초점을 두며 몇몇 중요한 자료를 놓침	임상상황과 자료를 혼란스러워함. 관찰이 조직적이지 못하고 중요한 자료를 놓침. 사정에 실수가 있음	
구분	4(매우 잘함)	3(잘함)	2(미흡)	1(매우 미흡)	
기대되는 양상과의 차이	자료에서 기대양상과 다른 미묘한 양상을 인지하고 이를 사정하려고 함	자료에서 대부분의 명확한 양상과 변이를 인지하고 있으며 이를 지속적으로 사정함	분명한 양상과 변이를 구분하였으나 중요한 정보를 놓침. 사정을 지속적으로 어떻게 해야 할지에 대한 확신이 없음	한 번에 한 가지 자료에만 집중하며, 대부분의 자료와 이상소견을 놓침. 사정 범위를 좁히지 못함	
구분	4(매우 잘함)	3(잘함)	2(미흡)	1(매우 미흡)	
정보 추구	중재를 계획하기 위해 적극적으로 정보를 수집함. 환자를 관찰하고 환자 및 가족과 상호작용하면서 유용한 주관적 자료를 수집	환자 및 가족으로부터 환자 상황에 대한 주관적 자료를 적극적으로 수집하나 가끔 중요한 단서를 놓침	환자 및 가족으로부터 추가적인 정보를 수집하는 데 있어 제한적임. 종종 어떤 자료가 필요한지 알지 못하고 관련없는 정보를 찾음	비효과적으로 정보를 찾으며 대부분 객관적 자료에 의존함. 환자 및 가족과 상호작용하는 것이 어려워 주관적인 자료를 수집하지 못함	

해석					점수
구분	4(매우 잘함)	3(잘함)	2(미흡)	1(매우 미흡)	
자료의 우선 순위 설정	환자의 상태를 설명하는 데 있어 가장 관련성이 높은 중요한 자료에 집중함	전체적으로 가장 중요한 자료에 집중하면서 추가적으로 관련정보를 찾지만 관련성이 낮은 자료에도 관심을 보이기도 함	가장 중요한 자료에 집중하기는 하나 관련이 없거나 유용하지 않은 자료에도 관심을 가짐	어떤 자료가 중요한 것인지 알지 못하고 보이는 모든 자료에 관심을 가짐	
구분	4(매우 잘함)	3(잘함)	2(미흡)	1(매우 미흡)	
자료 이해	복잡하고 혼동스러운 상황에 직면했을 때 환자자료의 양상을 알아차리고 인식한 자료를 기존 양상(간호지식, 기초, 연구, 개인적 경험, 직관에 의한 기존 지식)과 비교. 성공적인 중재를 계획할 수 있음	대부분의 경우 환자의 자료 양상을 해석하고 중재를 계획하기 위해 기존 지식과 비교함. 해석과 비교를 하지 못하는 상황이 드물고 전문가 또는 경험 많은 간호사의 도움이 필요한 복잡한 경우에는 해석과 비교를 하지 못함	간단하고 익숙한 상황에서는 환자의 자료양상을 기존 지식과 비교 중재를 계획할 수 있으나, 다소 어려운 자료 및 상황에서는 해석을 하지 못하고 부적절하게 도움을 구함	간단하고 익숙한 상황에서도 자료를 해석하고 이해하지 못함. 문제를 진단하고 중재를 개발하는 데 있어 대부분 도움이 필요함	

반응					점수
구분	4(매우 잘함)	3(잘함)	2(미흡)	1(매우 미흡)	
차분하고 자신감 있는 태도	책임감이 있어 팀원에게 업무를 배분할 줄 알며 환자 및 가족을 안심시키는 역할을 수행함	일반적으로 리더쉽과 자신감을 표현하고 대부분의 상황을 통제하고 진정시킬 수 있으나 어렵거나 복잡한 상황에서는 스트레스를 보임	자신없는 지도자 역할을 보이고 비교적 단순한 상황에서 환자와 가족을 안심시키지만 쉽게 스트레스를 받으며 조직적이지 못함	간단하고 익숙한 상황을 제외하고는 스트레스를 받으며 조직적이지 못함. 자기조절 못하고 환자와 가족들을 불안하게 만들거나 협조를 얻지 못함	
구분	4(매우 잘함)	3(잘함)	2(미흡)	1(매우 미흡)	
분명한 의사 소통	효과적으로 의사소통을 하고 간호중재를 설명함. 환자와 가족을 안심시키고, 대상자가 이해했는지 확인함. 팀원에게 중재방향을 설명하고 지시하며 이해를 했는지 확인함	전반적으로 의사소통을 잘하고 환자에게 주의깊게 설명함. 팀원에게 명확한 방향을 제시하고 효과적인 관계를 형성함	약간의 의사소통 능력을 보임. 환자 및 가족, 팀 구성원 간의 의사소통이 능숙하지 않음	의사소통에 어려움이 있고 설명이 혼란스러움. 방향이 명확하지 않거나 모순됨. 환자와 가족들을 혼란스럽고 불안하게 하며 지지적이지 못함	

구분	4(매우 잘함)	3(잘함)	2(미흡)	1(매우 미흡)	
잘 계획된 중재/ 융통성	환자에게 개별적으로 맞춤형 중재를 시행함. 환자를 직접 모니터링하며 반응을 보며 간호중재를 조정할 수 있음	관련 자료에 근거하여 중재를 시행함. 정기적으로 모니터링을 하지만 이에 근거해 간호중재를 조정하지는 못함	대부분 분명한 자료에 근거하여 중재를 시행함. 모니터링은 하지만 환자의 반응에 근거해서 중재를 조정하지 못함	해결 가능성이 있는 하나의 중재에 중점을 두고 있으나 모호하고 혼돈스러우며 불완전함. 가끔 모니터링을 하기도 함	
구분	4(매우 잘함)	3(잘함)	2(미흡)	1(매우 미흡)	
술기의 숙련성	고도의 숙련된 간호술기를 보여줌	속도 또는 정확성이 더 향상될 수 있지만 대부분의 숙련된 간호술기를 보여줌	주저하거나 효과적이지 못한 간호술기를 사용함	간호술기를 선택 또는 수행하지 못함	
반영					점수
구분	4(매우 잘함)	3(잘함)	2(미흡)	1(매우 미흡)	
평가/ 자기 분석	자신의 임상수행을 독립적으로 평가하고 분석함. 의사결정의 요점을 알고 대안을 제시하며, 여러 가지 대안 중 자신의 결정을 정확하게 평가함	중요한 사건이나 의사결정 중심으로 자신의 임상수행을 평가하고 분석함. 의사결정의 핵심요점을 알고 대안을 고려함	분명한 평가사항만을 언급함. 대안점을 떠올리지 못하고, 자신의 수행을 평가할 때 자기 보호적임	성의없게 평가를 하고 향후 수행하는 것을 향상시키려고 하지 않음. 자신의 의사결정과 선택에 대해 이를 평가하지 않고 정당화함	
구분	4(매우 잘함)	3(잘함)	2(미흡)	1(매우 미흡)	
개선 의지 여부	지속적으로 개선하고자 노력하고 간호 경험을 반영. 정확하게 강점과 약점을 식별하고 약점을 제거하는 구체적인 계획을 개발함	간호수행을 향상시키려는 의지가 있고, 경험을 반영하고 평가함. 강점과 약점을 식별할 수 있고, 약점 평가에 더 체계적임	지속적인 개선의 필요성을 인식하고 배우고 향상시키기 위해 노력함. 객관적인 평가가 필요함	간호수행 향상에 무관심함. 자신에 대해 무비판적이거나 지나칠 정도로 비판적임. 약점을 알지 못하며 개선의 필요를 찾지 못함	
합계					

출처: Lasatar Clinical Judgement Rubric (심가가 & 신현숙(2015). 임상판단평가도구의 신뢰도 및 타당도 검증. Child Health Nursing Research, 21(2), 160–167)

■ 표준화 환자(Standardized patient) / 역할모델(Role play)을 이용한 모듈 4

1-4 위장관 출혈 대상자 간호

Ⅰ. 시뮬레이션 모듈 개요

1. 제목	위장관 출혈(GI bleeding) 대상자 간호
2. 모듈 운영	Instructor:
	Operator:
	시뮬레이션 유형: 고충실도 시뮬레이터 및 단순 시뮬레이터 활용
	교육명: 위장관 출혈 대상자 간호
	실습환경: 응급실
	시나리오 수준(단순, 복합): 단순
	시뮬레이션 운영 시간: 10분
	소그룹학습 시간: 30분
	디브리핑 시간: 20분
	디브리핑 장소: 디브리핑 룸
	평가기준: 개별 교수자 수업계획서 참조
3. 사례 요약	2년전 Alcoholic LC & esophageal varix 진단받고 외래로 추적 관찰 중인 환자로 일주일 전부터 과음(소주 2~3병/일)하고 식사를 거의 하지 않았으며 금일 아침에 갑자기 종이컵 2컵 정도의 hematemesis 있어 응급실에 내원하였다. 어지러움을 호소하며, 일어나지 못하고, f/u Hb 6.5 check되었다. 대상자는 계속 오심을 호소하고 있다.
4. 대상자 추가정보	성별: 남성 나이: 51세 키: 166cm 몸무게: 68kg 직업: 일용직 노동자 사회력: 흡연-29년간 1갑/일 음주-소주 2~3병/일, 4회/주 ■ V/S: 90/60mmHg - 128회/분, BT: 37.1℃, RR: 22회/qns ■ 의식: drowsy하나 언어적 자극에는 적절하게 반응함 ■ Lab: Hb: 6.5g/dL, platelet: 98,000/mm^3

5. 사전학습 내용	사전간호지식: 1. 알코올성 간경화증의 병태생리 2. 알코올성 간경화증 대상자의 간성혼수에 따른 간호사정(의식수준, 황달, 복수, 허약감 등) 3. 위장관 출혈 대상자 간호
6. 학습목표	1. 주관적, 객관적 자료수집을 통해 대상자의 건강문제를 파악할 수 있다. 2. 대상자의 의미 있는 진단검사 결과를 파악하여 의사에게 정확하게 보고할 수 있다. 3. 처방에 따른 응급 약물을 정확한 방법으로 투여하고 대상자에게 약물의 투여목적과 기대되는 효과를 설명할 수 있다. 4. 대상자의 간호 상황에 따른 핵심기본간호술기(수혈간호)를 수행할 수 있다. 5. 대상자의 불안을 감소시키기 위해 치료적 의사소통을 수행한다. 6. 팀원 간 역할 분담 및 효과적인 의사소통을 할 수 있다. 7. 간호 시 표준안전수칙을 지킨다(손씻기, 무균술). 8. 수집된 자료 중 의미있는 자료를 의사에게 정확히 보고한다. 9. 의사의 처방을 이해하고 올바르게 수행한다.
7. 관련 학습성과	PO1: 다양한 교양 지식과 전공지식에 근거한 간호술을 통합적으로 실무에 적용한다. PO2: 대상자의 간호상황에 따른 핵심기본간호술을 선택하여 실행한다. PO3: 언어적, 비언어적 상호작용을 통한 치료적 의사소통술을 적용한다. PO6: 비판적 사고에 근거한 간호과정을 적용하고 임상적 추론을 실행한다.
8. 관련 핵심기본간호술	6. 정맥수액주입 7. 수혈요법
9. 관련 임상실습교과목	성인간호학실습
10. 시뮬레이션 환경	□ 이동식 모니터가 있는 응급실 □ 환자복을 입고 말초 IV 및 ID 밴드를 착용한 시뮬레이터(HPS)
11. 준비기구 및 물품	□ 심전도 모니터 □ 활력징후, 산소포화도 측정기구 □ L-tube 삽입 준비물품 □ 수혈백 & 수혈세트 □ 처방에 따른 약물 및 주사용품 □ 의사처방지 □ 간호기록지
12. 역할배정	그룹별 학생 수: (　)명 역할 1: 해당병실 담당 간호사(학생) 역할 2: 환자역할(교수/학생)
13. 학생수행업무	1. 소그룹학습 활동 – 대상자의 우선순위별 문제 목록 작성 – 수행을 위한 사전지식 학습 2. 시뮬레이션 수행 – 대상자의 건강문제 사정 – 처방에 따른 투약 및 간호 중재 수행 – 수행 후 디브리핑 및 성찰

Ⅱ. 간호수행 전 소그룹학습

※ 다음의 사례를 바탕으로 간호과정을 적용하고 시뮬레이션 수행 전 학습을 하시오.

<table>
<tr><td rowspan="6">상황 소개</td><td>사례요약</td><td colspan="3">2년 전 Alcoholic LC & esophageal varix 진단받고 외래로 추적 관찰 중인 환자로 일주일 전부터 과음(소주 2~3병/일)하고 식사를 거의 하지 않았으며 금일 아침에 갑자기 종이컵 2컵 정도의 hematemesis 있어 응급실에 내원하였다. 어지러움을 호소하며, 일어나지 못하고, f/u Hb 6.5 check되었다. 대상자는 오심을 계속 호소하고 있다.</td></tr>
<tr><td rowspan="2">대상자 정보</td><td rowspan="2">박수환</td><td>성별</td><td>남</td></tr>
<tr><td>연령</td><td>51세</td></tr>
<tr><td>주 호소</td><td>토혈</td><td>진단명</td><td>LC & esophageal varix</td></tr>
<tr><td>활력징후</td><td colspan="3">T: 37.1℃ P: 128회/분 R: 22회/분 BP: 90/60mmHg</td></tr>
<tr><td>추가 정보</td><td colspan="3">키: 166cm
몸무게: 68kg
직업: 일용직 노동자
사회력: 흡연-29년간 1갑/일
음주-소주 2~3병/일, 4회/주

■ 의식: drowsy하나 언어적 자극에는 적절하게 반응함
■ Lab: Hb: 6.5g/dL, platelet: 98,000/mm³</td></tr>
<tr><td rowspan="3">소그룹 학습</td><td>우선순위별 간호문제와 근거</td><td colspan="3"></td></tr>
<tr><td>우선순위별 간호진단</td><td colspan="3"></td></tr>
<tr><td>수행할 간호중재</td><td colspan="3"></td></tr>
</table>

소그룹 학습

수행을 위한 배경학습

1. 간경화의 원인 및 병태생리

1) 원인

- 알코올(중년남성의 경우)
- 영양불량
- 만성 B형 및 C형 간염

유형	기전
알코올성 간경화증	과도한 음주로 인한 간세포의 지방 축적
괴사 후 간경화증	바이러스성, 독성, 특이체질반응(자가면역) 간염의 합병증
담관성 간경화증	만성 담낭폐쇄와 감염으로 인한 간의 광범위한 섬유화
심인성 간경화증	심각한 만성 우심부전으로 인한 간의 구조/기능적 변화

2) 간경화의 병태생리

간 염증	■ 통증, 열
	■ 오심, 구토, 식욕부진
	■ 피로
간 괴사	■ 빌리루빈 대사 감소: 고빌리루빈혈증, 황달 ■ 위장관 내 담즙 감소: 밝은 색 대변 ■ 비타민 K 흡수 감소: 출혈 경향 ■ 유로빌리노겐 증가: 어두운 색 소변
	■ 단백질, 탄수화물, 지방대사 감소: 저혈당 ■ 혈장단백질 감소: 복수 및 부종
	■ 호르몬 대사 감소 ■ 안드로겐과 에스트로겐 증가: 여성형 유방, 체모상실, 월경장애, 거미상혈관종 ■ ADH 및 알도스테론 증가: 부종
	■ 생화학적 변화 ■ AST 및 ALT 수치 상승 ■ 빌리루빈 상승 ■ 혈청알부민 저하 ■ 프로트롬빈 시간 지연 ■ Alkaline phosphatase 상승
	■ 간부전
	■ 간성 뇌병증
	■ 간성 혼수
	■ 사망

소그룹 학습 | 수행을 위한 배경학습

간 섬유화 및 흉터	■ 문맥성 고혈압
	■ 복수 ■ 부종 ■ 비장비대: 빈혈, 혈소판감소증, 백혈구감소증 ■ 정맥류: 식도정맥류, 치질, 표재성 복부정맥

2. 간경화의 증상 및 징후

구분	증상 및 징후	
위장관계	■ 식욕부진 ■ 소화불량 ■ 오심, 구토 ■ 장습관 변화 ■ 묵직한 우상복부 통증 ■ 토혈, 검은색 대변	■ 간성 구취 ■ 식도 및 위장정맥류 ■ 토혈 ■ 치질정맥류 ■ 울혈성 위염 ■ 간비대
피부계		■ 황달 ■ 거미상 혈관종 ■ 손바닥 홍반 ■ 자반증 ■ 점상출혈
혈액계	■ 빈혈	■ 혈소판감소증 ■ 백혈구감소증 ■ 응고장애 ■ 비장비대
호흡기계	■ 얕고 바른 호흡	■ 비출혈
심혈관계	■ 호흡곤란 ■ 체중증가	■ 체액 축적 ■ 말초부종 ■ 복수
신경계	■ 의식저하	■ 간성 뇌병증 ■ 말초신경증 ■ 자세고정불능증
생식기계	■ 무월경 또는 월경과다	■ 여성형 유방 ■ 고환위축 ■ 불임증
대사		■ 저칼륨혈증 ■ 저나트륨혈증 ■ 저알부민혈증
일반적	■ 열 ■ 권태감 ■ 체중감소 ■ 사지 쇠약	

소그룹 학습

수행을 위한 배경학습

3. 수혈간호

■ 혈액 및 성분제제 종류

혈액제제		보존 기간	불출후 보존온도	유효기간	주입시간 / unit	올바른 적응증
혈액명	약어					
Whole Blood	WB	35일	1~6℃	4시간 (실온30분)	2~4h/U	·산소운반능력과 혈액량보충이 동시에 요구되는 대량 출혈의 경우
Packed Red Blood Cells	PRC	35일	1~6℃	4시간 (실온15분)	2~4h/U	·산소운반능력의 복구 및 유지 ·만성빈혈치료 ·급성혈액손실 ·Hb, Hct 저하
Fresh Frozen Plasma	FFP	1년	실온 (22℃)	2시간 (해동 후 즉시사용)	15~30mℓ/U	·혈액응고인자 보충 (Volume expander로 사용 안함)
Platelet Concentrate	PC	3~5일	실온 (22℃)	가능한 즉시	5~15mℓ/U	·혈소판결핍증, 혈소판기능장애가 있는 경우에 출혈예방 또는 치료(보통 PLT 5만 이하)

■ 수혈 시 나타날 수 있는 부작용(Transfusion reaction) 및 간호

부작용의 종류	임상증상	간호수행
용혈 반응 • ABO 부적합 • 항원, 항체 부적합	• 즉시(수혈 후 5~15분) 나타남 Rh부적합 시에 지연되어 나타남 • 작열감, 오한(40℃ 이상 체온상승), 발한, 흉통, 두통, 쇼크, 호흡곤란, 요통 등	• 수혈 중단 • 수액 공급 • 혈압과 호흡 유지 • 쇼크 치료 • 처방에 따라 산소공급 • 처방에 따라 epinephrine 투여
알레르기 반응 • 혈장단백에 대한 항체	• 수혈 동안 또는 1시간 후 발현 • 담마진(Urticaria), 발진, 소양증, 드물게 천식 폐수종, 안면이나 성문부종, 아나필라틱 쇼크	• 수혈중단 • 처방에 따라 항히스타민제 투여 • 처방에 따라 스테로이드 투여 • 처방에 따라 혈관수축제 투여
발열 반응 • 백혈구에 대한 항체 • 혈장단백에 대한 항체	• 주입 시작 후 1시간 정도에서 열이 나고 오한, 두통, 안면홍조, 빈맥, 전신권태감 등의 증상이 8~10시간 동안 지속	• 수혈중단 • 대상자를 덮어준다(오한) • 처방에 따라 해열제 투여 – 타이레놀
세균 오염 • 부적절한 채혈 • 부적절한 혈액보관 • 부적절한 수혈준비	• 오한, 열, 저혈압, 건조하고 홍조된 피부, 복부와 사지의 동통, 구토 및 혈액이 섞인 설사	• 수혈중단 • 혈압 유지 • 처방에 따라 광범위 항생제 투여

소그룹 학습 — **수행을 위한 배경학습**

부작용의 종류	임상증상	간호수행
순환 과부담 • 빠른속도 수혈 • 대량 수혈	• 흉부 압통, 호흡곤란, 마른기침, 폐기저부의 나음(수포음), 폐수종	• 수혈을 중단하거나 천천히 주입 • 가능하다면 앉은 자세 취해줌 • 처방에 따라 순환지혈대 실시 • 이뇨 및 심폐기능 보조
공기색전증 • **부적절한 수혈준비**	• 청색증, 호흡곤란, shock, 심정지	• 수혈중단 • 머리를 낮추고 왼쪽으로 뉘임

■ **수혈 부작용 시(부작용이 의심될 때)의 공통적인 간호수행**

수혈중단 및 보고	– 혈액백과 연결된 튜브를 잠그고 혈액주입 수혈세트를 제거 및 새로운 튜브를 이용해 0.9% 생리식염수로 혈관을 유지하고 활력징후 측정 후 주치의에게 알림. – 진단검사의학과에 수혈부작용 통보(심각한 과민성반응이 나타날 때는 심폐소생술 실시 준비)
그 외의 간호수행	– 혈액제제 백과 수혈세트는 보관하고 처방에 따라 주사제 및 수액을 공급, 필요시 CBC, LFT, U/A 등의 검사물 채취·의뢰 – 정확한 혈액의 투여 확인을 위해 대상자관련 정보, 혈액제제 및 주치의 처방을 재확인 – 활력징후가 안정될 때까지 대상자를 주의 깊게 관찰함 (I/O 및 다른 반응관찰)
간호기록	– 관찰사항 및 의사에게 보고한 내용 및 수행한 처치내용을 기록함 – 과민반응이 의심된 대상자에게 수혈을 계속할 경우 주치의의 지시를 자세히 기록함

개인별 학습 — **QR code를 활용한 자율학습**

그림으로 보는 병태생리
– 간경화와 문맥고혈압

※ 기타 : 표준화 환자가 상황에 따라 시나리오 진행상 유도해야 하는 질문 내용과 답변 및 돌발상황에 대한 대처

1. 간호학생이 자기소개를 하지 않는 경우,
   : "제 담당 간호사세요?"라고 질문한다.

2. 투약 전 환자 이중확인(환자 ID band와 투약라벨 동시 확인)을 하지 않을 경우,
   : "제 약이 맞나요?"라고 묻는다.

3. 대본에서 나오지 않는 사항에 대한 대처
   : "아니오" 혹은 "모르겠어요"라고 적절하게 대답한다.

4. 여러 개의 질문을 동시에 물어볼 경우,
   : "한 번에 한 가지씩만 물어봐주세요."라고 말한다.

5. 의학용어(전문용어)를 사용하는 경우,
   : "무슨 말이에요? 이해가 안되는데 다시 설명해 주실래요?"라고 말한다.

6. 걱정하는 표정 및 불안한 감정을 파악하지 못할 경우,
   : "간호사님 저는 괜찮을까요?" "간호사님 걱정되는 점이 있어요."라고 말한다.

7. 한꺼번에 여러 개의 설명을 복합적으로 하는 경우,
   : "너무 한꺼번에 여러 가지를 설명하셔서 이해가 안되요. 다시 하나씩 설명해 주시겠어요?"라고 말한다.

8. 학생이 묻지 않은 상황에 대해 미리 말하지 않도록 한다.

※ 참고서식

등록번호
성　　명

수 혈 기 록 지
Transfusion Record

혈액형	ABO: ▫A　▫B　▫AB　▫O		STIKER 1
	RhD: ▫+　▫–		
혈액 종류 및 수량	□ PRC(　　pt)	□ PLT(　　pt)	
	□ FFP(　　pt)	기타:　　　(　　pt)	
수혈일자	20　　년　　월　　일　　시		
수혈시간 및 서명	시작　시간/서명	/	
	종료　시간/서명	/	

	수행내용			구분			
수혈 전	혈액 확인	의사와 간호사가 확인		□ 의사	□ 간호사		
		혈액정보 확인 경로		□ 혈액스티커	□ 혈액백	□ 수혈의학부 수혈기록지	
	환자 확인	2가지 이상의 정보로 확인		□ 환자이름	□ 등록번호	□ 주민등록 앞 번호	
		개방형 질문으로 확인		□ 예	□ 아니오 (사유:　　　　　)		
	혈액형 확인	개방형 질문으로 확인		□ 예	□ 아니오 (사유:　　　　　)		
	실명 확인	목적 부작용 설명		□ 목적	□ 부작용	□ 기타	
수혈 후	활력징후 측정	3회 측정		체온(℃)	맥박(회/분)	호흡(회/분)	혈압(mmHg)
		측정 시점	측정시간				
		수혈 시작 시					/
		수혈 시작 후 15분					/
		수혈 종료시					/
	환자 관찰	상태변화 및 부작용 발생		□ 없음	□ urticaria	□ chill	□ fever
					□ 두통	□ 요통	기타
	기타	사용한 위치 및 도구		□ filter	□ transfer bag	□ wamer	기타

수혈기록지

Ⅲ. 시나리오 흐름도 및 의사처방

1. 시나리오 흐름도

단계	대상자 반응(증상, 요구, 검진결과 등)	학습자 활동(구체적 간호수행)	교육요점 (촉진활동, 단서 제공)
1	"간호사님, 저 자꾸 토할 것 같아요.. 으엑..피가 나왔어요." T: 37.1℃ P: 128회/분 R: 22회/분 BP: 90/60mmHg 의식: drowsy하나 언어적 자극에는 적절하게 반응함	■ 활력징후를 측정한다 ■ 의식수준 및 출혈양상을 사정한다. ■ "어지럽지는 않으세요? "	
2	"어지럽고 힘들어요.. 왜 이런거죠? T: 37.1℃ P: 133회/분 R: 26회/분 BP: 90/60mmHg ■ Lab: Hb: 6.5g/dL, platelet: 98,000	■ 출혈증상 및 혈액검사결과에 대해 의사에게 보고한다. ■ 대상자의 불안정도를 사정하고 치료적 의사소통 및 불안감소 중재를 시행한다.	보고하지 않을 경우 "의사 선생님을 불러주세요."라고 이야기한다.
3	"피가 나왔는데 저는 괜찮나요?" P: 128회/분 R: 22회/분 BP: 90/60mmHg	■ 처방에 따른 중재를 정확한 방법으로 시행한다(수혈간호 및 약물투약).	의사처방 제공
4	P: 104회/분 R: 22회/분 BP: 115/75mmHg	■ 수혈 중 대상자의 활력징후를 다시 한 번 측정한다. ■ 대상자의 불안정도를 사정하고 치료적 의사소통 및 불안감소 중재를 시행한다.	
5		■ 수행한 간호중재에 대해 기록한다.	

2. 의사 처방내역

처방	비고
1. NPO 2. Vital sign q 2hr 3. Normal saline 1L Full drip 4. L- tube insertion & irrigation 5. P-RBC 2U & FFP 3U transfusion 6. 응급 내시경 준비 7. Bleeding 지속 시 SB tube로 change 8. O_2 2L/min VNP apply, SpO_2 monitoring 9. P-RBC 2U & FFP 3U transfusion 10. Esomeprazole 80mg 2V loading 후 CIV 11. Terlipressin 1mg Qid IV 12. CBC & PT/aPTT q 4hr f/u	

Ⅳ. 간호기록 및 디브리핑

1. 간호기록지

Date	Time	Nursing & Treatment	Sign

2. 디브리핑

방법	방법: ☐ 개인 ☐ 조별 ☐ 전체 ☐ with video ☐ without video	수행성찰
자료	☐ 학생용 시뮬레이션 work sheet ☐ article ☐ handout ☐ 기타(조별 간호수행기록지, 개별 성찰일지)	
서술단계	– 대상자는 어떤 상황이었는가? – 가장 잘한 점은 무엇이었나? – 가장 어려웠던 점은 무엇이었나? – 전체적으로 환자간호를 어떻게 수행했다고 평가하는지? – 이와 비슷한 임상상황을 경험해 본 적이 있는지?	
분석단계	– 이 환자의 우선적인 문제가 무엇이라고 판단했는가? – 이 문제를 해결하기 위해 우선적으로 수행할 간호활동은 무엇이라고 판단했는가? – 실제로 이 간호활동을 수행했는가? – 수행했다면 그 결과를 확인하였는가? 확인의 근거는 무엇이었는가? – 실제로 간호활동을 수행하지 못했다면 그 이유는 무엇인가? – 우선적인 간호문제 이외에 다른 간호 문제는 없었는가?	
적용단계	– 오늘 배운 것을 기반으로 실제 상황에 어떻게 적용할 수 있겠는가? – 오늘 배운 것 중에서 가장 중요한 것 한 가지를 꼽으라면 무엇인가? – 실제 활용할 수 있다고 생각되는 가장 기억에 남는 것은?	

V-1. 평가도구

1. 간호수행능력

영역		항목	충분 (2점)	부족 (1점)	안함 (0점)	소계
사전 준비		손을 씻는다.				
		사례에 따라 준비가 필요한 물품이나 기구, 교육내용책자를 제시한다.				
간호사정		과거력을 확인한다.				
		주호소와 관련된 문진을 실시한다.				
		주호소와 관련된 신체검진을 실시 및 확인한다.				
간호중재		확인한 우선순위 간호문제 해결을 위한 간호중재를 실시한다. (보고 및 기록, 투약간호)				
		활력징후를 측정한다.				
		출혈증상 및 대상자의 의식수준을 사정한다.				
		출혈증상 및 혈액검사결과에 대해 의사에게 보고한다.				
		처방에 따른 중재를 시행한다(수혈간호 및 약물투약).				
		대상자의 불안에 대해 사정하고 치료적 의사소통 및 불안감소 중재를 시행한다.				
평가	학습	대상자의 간호문제가 해결된 것을 평가할 수 있는 구체적인 기준을 제시하였는가?				
		주어진 시간 안에 문제를 확인하고 해결하였는가?				
	태도	체계적으로 능숙하게 수행하였는가?				
합 계						

2. 수행에 대한 자신감

※ 시뮬레이션 학습방법을 통해 환자 간호에 대하여 스스로 느끼는 자신감을 아래 0~10 중에서 골라 표시해 주세요.

(0 = 매우 자신 없음) (10 = 매우 자신 있음)

0	1	2	3	4	5	6	7	8	9	10

3. 임상판단수행평가(간호교육평가원 시뮬레이션 표준안)

Lasater Clinical Judgement in Simulation

Course: ____________ Simulation: ____________ 차
Date: ______________ Instructor: ______________ Name(Option): ____________

인지					점수
구분	4(매우 잘함)	3(잘함)	2(미흡)	1(매우 미흡)	
초점을 맞춘 관찰	초점을 맞추며 관찰을 시행함. 유용한 정보를 얻기 위해 다양한 주/객관적인 자료를 관찰하고 모니터링함	규칙적으로 다양한 주/객관적인 자료를 관찰하고 모니터링함. 대부분의 유용한 자료를 인지하고는 있으나 미묘한 징후를 놓치기도 함	다양한 주/객관적 자료를 모니터링하려고 하나 자료 배열이 부족함. 주로 객관적인 자료에 초점을 두며 몇몇 중요한 자료를 놓침	임상상황과 자료를 혼란스러워함. 관찰이 조직적이지 못하고 중요한 자료를 놓침. 사정에 실수가 있음	
구분	4(매우 잘함)	3(잘함)	2(미흡)	1(매우 미흡)	
기대되는 양상과의 차이	자료에서 기대양상과 다른 미묘한 양상을 인지하고 이를 사정하려고 함	자료에서 대부분의 명확한 양상과 변이를 인지하고 있으며 이를 지속적으로 사정함	분명한 양상과 변이를 구분하였으나 중요한 정보를 놓침. 사정을 지속적으로 어떻게 해야 할지에 대한 확신이 없음	한 번에 한 가지 자료에만 집중하며, 대부분의 자료와 이상소견을 놓침. 사정 범위를 좁히지 못함	
구분	4(매우 잘함)	3(잘함)	2(미흡)	1(매우 미흡)	
정보 추구	중재를 계획하기 위해 적극적으로 정보를 수집함. 환자를 관찰하고 환자 및 가족과 상호작용하면서 유용한 주관적 자료를 수집	환자 및 가족으로부터 환자 상황에 대한 주관적 자료를 적극적으로 수집하나 가끔 중요한 단서를 놓침	환자 및 가족으로부터 추가적인 정보를 수집하는 데 있어 제한적임. 종종 어떤 자료가 필요한지 알지 못하고 관련없는 정보를 찾음	비효과적으로 정보를 찾으며 대부분 객관적 자료에 의존함. 환자 및 가족과 상호작용하는 것이 어려워 주관적인 자료를 수집하지 못함	

해석					점수
구분	4(매우 잘함)	3(잘함)	2(미흡)	1(매우 미흡)	
자료의 우선 순위 설정	환자의 상태를 설명하는 데 있어 가장 관련성이 높은 중요한 자료에 집중함	전체적으로 가장 중요한 자료에 집중하면서 추가적으로 관련정보를 찾지만 관련성이 낮은 자료에도 관심을 보이기도 함	가장 중요한 자료에 집중하기는 하나 관련이 없거나 유용하지 않은 자료에도 관심을 가짐	어떤 자료가 중요한 것인지 알지 못하고 보이는 모든 자료에 관심을 가짐	
구분	4(매우 잘함)	3(잘함)	2(미흡)	1(매우 미흡)	
자료 이해	복잡하고 혼동스러운 상황에 직면했을 때 환자자료의 양상을 알아차리고 인식한 자료를 기존 양상(간호지식, 기초, 연구, 개인적 경험, 직관에 의한 기존 지식)과 비교. 성공적인 중재를 계획할 수 있음	대부분의 경우 환자의 자료 양상을 해석하고 중재를 계획하기 위해 기존 지식과 비교함. 해석과 비교를 하지 못하는 상황이 드물고 전문가 또는 경험 많은 간호사의 도움이 필요한 복잡한 경우에는 해석과 비교를 하지 못함	간단하고 익숙한 상황에서는 환자의 자료양상을 기존 지식과 비교 중재를 계획할 수 있으나, 다소 어려운 자료 및 상황에서는 해석을 하지 못하고 부적절하게 도움을 구함	간단하고 익숙한 상황에서도 자료를 해석하고 이해하지 못함. 문제를 진단하고 중재를 개발하는 데 있어 대부분 도움이 필요함	
반응					점수
구분	4(매우 잘함)	3(잘함)	2(미흡)	1(매우 미흡)	
차분하고 자신감 있는 태도	책임감이 있어 팀원에게 업무를 배분할 줄 알며 환자 및 가족을 안심시키는 역할을 수행함	일반적으로 리더쉽과 자신감을 표현하고 대부분의 상황을 통제하고 진정시킬 수 있으나 어렵거나 복잡한 상황에서는 스트레스를 보임	자신없는 지도자 역할을 보이고 비교적 단순한 상황에서 환자와 가족을 안심시키지만 쉽게 스트레스를 받으며 조직적이지 못함	간단하고 익숙한 상황을 제외하고는 스트레스를 받으며 조직적이지 못함. 자기조절 못하고 환자와 가족들을 불안하게 만들거나 협조를 얻지 못함	
구분	4(매우 잘함)	3(잘함)	2(미흡)	1(매우 미흡)	
분명한 의사 소통	효과적으로 의사소통을 하고 간호중재를 설명함. 환자와 가족을 안심시키고, 대상자가 이해했는지 확인함. 팀원에게 중재방향을 설명하고 지시하며 이해를 했는지 확인함	전반적으로 의사소통을 잘하고 환자에게 주의깊게 설명함. 팀원에게 명확한 방향을 제시하고 효과적인 관계를 형성함	약간의 의사소통 능력을 보임. 환자 및 가족, 팀 구성원 간의 의사소통이 능숙하지 않음	의사소통에 어려움이 있고 설명이 혼란스러움. 방향이 명확하지 않거나 모순됨. 환자와 가족들을 혼란스럽고 불안하게 하며 지지적이지 못함	

구분	4(매우 잘함)	3(잘함)	2(미흡)	1(매우 미흡)	
잘 계획된 중재/ 융통성	환자에게 개별적으로 맞춤형 중재를 시행함. 환자를 직접 모니터링하며 반응을 보며 간호중재를 조정할 수 있음	관련 자료에 근거하여 중재를 시행함. 정기적으로 모니터링을 하지만 이에 근거해 간호중재를 조정하지는 못함	대부분 분명한 자료에 근거하여 중재를 시행함. 모니터링은 하지만 환자의 반응에 근거해서 중재를 조정하지 못함	해결 가능성이 있는 하나의 중재에 중점을 두고 있으나 모호하고 혼돈스러우며 불완전함. 가끔 모니터링을 하기도 함	
구분	4(매우 잘함)	3(잘함)	2(미흡)	1(매우 미흡)	
술기의 숙련성	고도의 숙련된 간호술기를 보여줌	속도 또는 정확성이 더 향상될 수 있지만 대부분의 숙련된 간호술기를 보여줌	주저하거나 효과적이지 못한 간호술기를 사용함	간호술기를 선택 또는 수행하지 못함	
반영					점수
구분	4(매우 잘함)	3(잘함)	2(미흡)	1(매우 미흡)	
평가/ 자기 분석	자신의 임상수행을 독립적으로 평가하고 분석함. 의사결정의 요점을 알고 대안을 제시하며, 여러 가지 대안 중 자신의 결정을 정확하게 평가함	중요한 사건이나 의사결정 중심으로 자신의 임상수행을 평가하고 분석함. 의사결정의 핵심요점을 알고 대안을 고려함	분명한 평가사항만을 언급함. 대안점을 떠올리지 못하고, 자신의 수행을 평가할 때 자기 보호적임	성의없게 평가를 하고 향후 수행하는 것을 향상시키려고 하지 않음. 자신의 의사결정과 선택에 대해 이를 평가하지 않고 정당화함	
구분	4(매우 잘함)	3(잘함)	2(미흡)	1(매우 미흡)	
개선 의지 여부	지속적으로 개선하고자 노력하고 간호 경험을 반영. 정확하게 강점과 약점을 식별하고 약점을 제거하는 구체적인 계획을 개발함	간호수행을 향상시키려는 의지가 있고, 경험을 반영하고 평가함. 강점과 약점을 식별할 수 있고, 약점 평가에 더 체계적임	지속적인 개선의 필요성을 인식하고 배우고 향상시키기 위해 노력함. 객관적인 평가가 필요함	간호수행 향상에 무관심함. 자신에 대해 무비판적이거나 지나칠 정도로 비판적임. 약점을 알지 못하며 개선의 필요를 찾지 못함	
합계					

출처: Lasatar Clinical Judgement Rubric (심가가 & 신현숙(2015). 임상판단평가도구의 신뢰도 및 타당도 검증. Child Health Nursing Research, 21(2), 160–167

■ 인체모형 시뮬레이터(Human patient simulator)를 이용한 모듈개발 1

1-5 인공기도를 가진 대상자 간호

I. 시뮬레이션 모듈 개요

1. 제목	인공기도를 가진 대상자 간호
2. 모듈 운영	Instructor:
	Operator:
	시뮬레이션 유형: 고충실도 시뮬레이터 및 단순 시뮬레이터 활용
	교육명: 인공기도를 가진 대상자 간호
	실습환경: 중환자실
	시나리오 수준(단순, 복합): 단순
	시뮬레이션 운영 시간: 10분
	소그룹학습 시간: 30분
	디브리핑 시간: 20분
	디브리핑 장소: 디브리핑 룸
	평가기준: 개별 교수자 수업계획서 참조
3. 사례 요약	HD#24일째인 김홍석님은 10년 전 COPD 진단받고 pneumonia와 asthma로 5~6차례 입·퇴원을 반복한 과거력이 있으며 평상시에도 기침과 가래가 많은 편이었다. 일주일 전부터 dyspnea 증상이 심해지며 내과 중환자실로 전동하여 Mx받다가 tracheostomy 시행하였다. 중환자실 입실 시 시행한 Rectal VRE culture상 VRE positive, sputum culture상 *Pseudomonas aeruginosa* 검출되어 격리실에서 mx 중이다. 대상자는 t-piece를 통해 FiO_2 40% inhalation 중이다. L-tube로 뉴케어 캔 200cc feeding 유지 중 coughing과 함께 기관내관 주변으로 yellowish sputum이 다량 배출되고 그르렁거리는 호흡음이 관찰된다.
4. 대상자 추가정보	성별: 남성 나이: 72세 키: 166cm 몸무게: 50kg 사회력: 흡연-50년간 1갑/일 ■ 의식사정: Alert ■ 활력징후: BP: 110/90mmHg, P: 90회, RR: 22회, BT: 37.3℃, SpO_2: 87% with t-piece FiO_2 40% ■ Lung sound: grunting sound, wheezing ■ Chest X-ray: 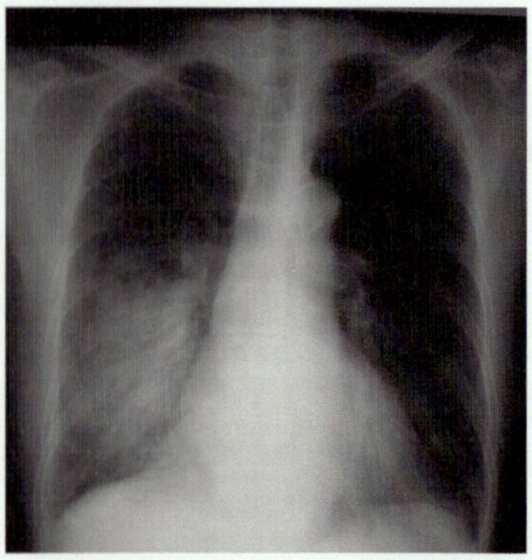

5. 사전학습 내용	사전간호지식: ■ 흉부물리요법 & 흡인요법 ■ 호흡기계 건강사정(비정상적인 호흡음) ■ 인공기도를 가진 환자의 간호 ■ 격리의 목적과 유형 및 내과적 무균법
6. 학습목표	1. 주관적, 객관적 자료수집을 통해 대상자의 건강문제를 파악할 수 있다. 2. 대상자의 간호 상황에 따른 핵심기본간호술기(기관절개술 관리, 기관내 흡인)를 수행할 수 있다. 3. 대상자의 불안을 감소시키기 위해 치료적 의사소통을 수행한다. 4. 팀원 간 역할 분담 및 효과적인 의사소통을 할 수 있다. 5. 간호 시 표준안전수칙을 지킨다(손씻기, 무균술). 6. 수집된 자료 중 의미있는 자료를 의사에게 정확히 보고한다. 7. 의사의 처방을 이해하고 올바르게 수행한다.
7. 관련 학습성과	PO1: 다양한 교양 지식과 전공지식에 근거한 간호술을 통합적으로 실무에 적용한다. PO2: 대상자의 간호상황에 따른 핵심기본간호술을 선택하여 실행한다. PO3: 언어적, 비언어적 상호작용을 통한 치료적 의사소통술을 적용한다. PO6: 비판적 사고에 근거한 간호과정을 적용하고 임상적 추론을 실행한다.
8. 관련 핵심기본간호술	15. 보호장구 착용 및 폐기물 관리 18. 기관내 흡인 19. 기관절개관 관리
9. 관련 임상실습교과목	성인간호학 실습
10. 시뮬레이션 환경	□ 이동식 모니터가 있는 중환자실 □ L-tube로 feeding중인 기관절개관이 삽입된 시뮬레이터(HPS)
11. 준비기구 및 물품	□ 심전도 모니터 □ 활력징후, 산소포화도 측정기구 □ Suction set □ 기관절개관 관리 물품 □ 격리가운 □ T-piece & Nebulizer kit □ 처방에 따른 약물 및 주사용품 □ 의사처방지 □ 간호기록지
12. 역할배정	그룹별 학생 수: ( )명 역할 1: 해당병실 담당 간호사(학생) 역할 2: 환자역할(교수/학생)
13. 학생수행업무	1. 소그룹학습 활동 - 대상자의 우선순위별 문제 목록 작성 - 수행을 위한 사전지식 학습 2. 시뮬레이션 수행 - 대상자의 건강문제 사정 - 처방에 따른 투약 및 간호 중재 수행 - 수행 후 디브리핑 및 성찰

Ⅱ. 간호수행 전 소그룹학습

※ 다음의 사례를 바탕으로 간호과정을 적용하고 시뮬레이션 수행 전 학습을 하시오.

<table>
<tr><td rowspan="6">상황 소개</td><td>사례요약</td><td colspan="3">HD#24일째인 김홍석님은 10년 전 COPD 진단받고 pneumonia와 asthma로 5~6차례 입·퇴원을 반복한 과거력 있으며 평상시에도 기침과 가래가 많은 편이었다.
일주일 전부터 dyspnea 증상이 심해지며 내과 중환자실로 전동하여 Mx받다가 tracheostomy 시행하였다. 중환자실 입실 시 시행한 Rectal VRE culture상 VRE positive, sputum culture상 Pseudomonas aeruginosa 검출되어 격리실에서 mx 중이다. 대상자는 t-piece를 통해 FiO_2 40% inhalation 중이다. L-tube로 뉴케어 캔 200cc feeding 유지 중 coughing과 함께 기관내관 주변으로 yellowish sputum이 다량 배출되고 그르렁거리는 호흡음이 관찰된다.</td></tr>
<tr><td rowspan="2">대상자 정보</td><td rowspan="2">김홍석</td><td>성별</td><td>남</td></tr>
<tr><td>연령</td><td>72</td></tr>
<tr><td>주 호소</td><td>기관절개관 간호</td><td>진단명</td><td>pneumonia, asthma</td></tr>
<tr><td>활력징후</td><td colspan="3">T: 37.1℃ P: 128회/분 R: 22회/분 BP: 90/60mmHg</td></tr>
<tr><td>추가 정보</td><td colspan="3">키: 166cm
몸무게: 50kg
사회력: 흡연-50년간 1갑/일

■ 의식사정: Alert
■ 활력징후: BP: 110/90mmHg, P: 90회/분, RR: 22회/분, BT: 37.3℃, SpO_2: 87% with t-piece FiO_2 40%
■ Lung sound: grunting sound, wheezing

■ Chest X-ray:
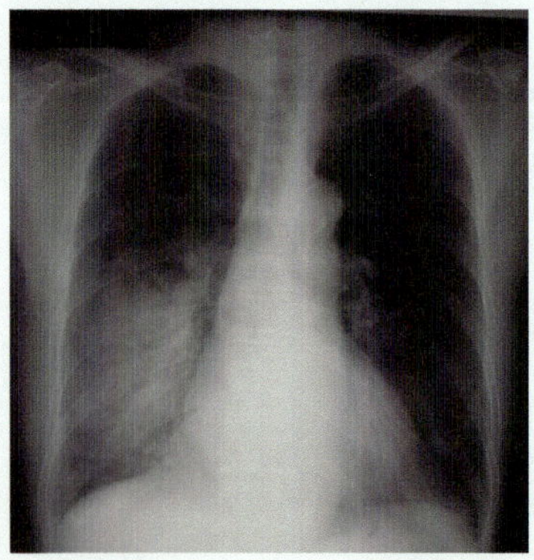</td></tr>
<tr><td rowspan="3">소그룹 학습</td><td>우선순위별 간호문제와 근거</td><td colspan="3"></td></tr>
<tr><td>우선순위별 간호진단</td><td colspan="3"></td></tr>
<tr><td>수행할 간호중재</td><td colspan="3"></td></tr>
</table>

소그룹 학습	수행을 위한 배경학습	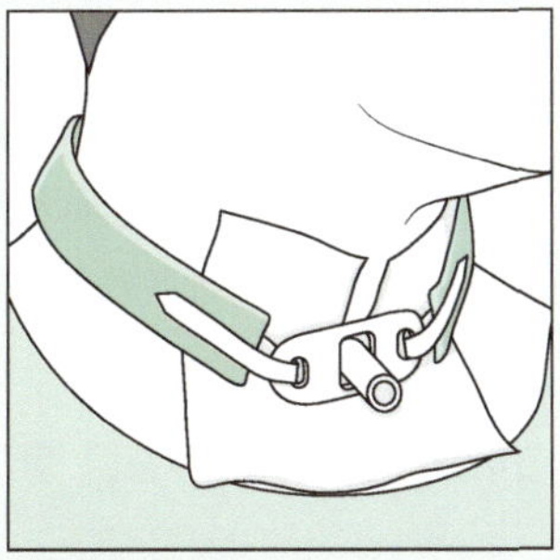 Tracheostomy tube 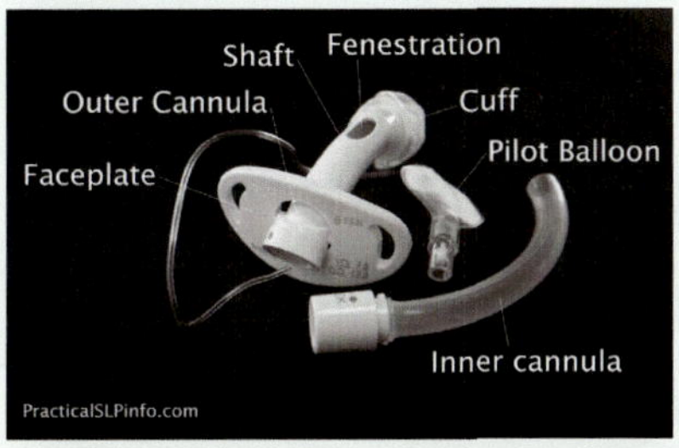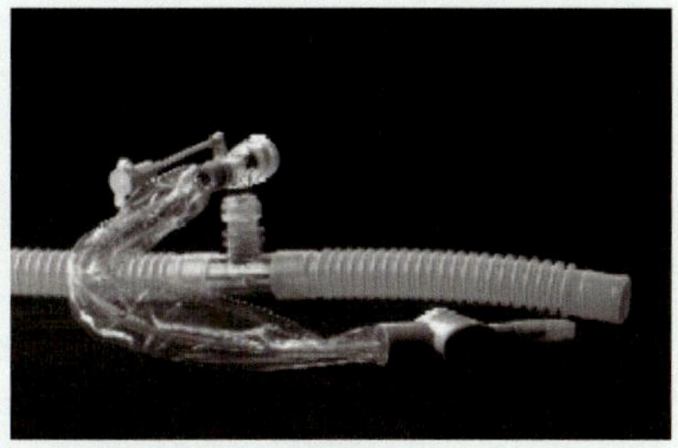 Closed suction system with t-piece attatched 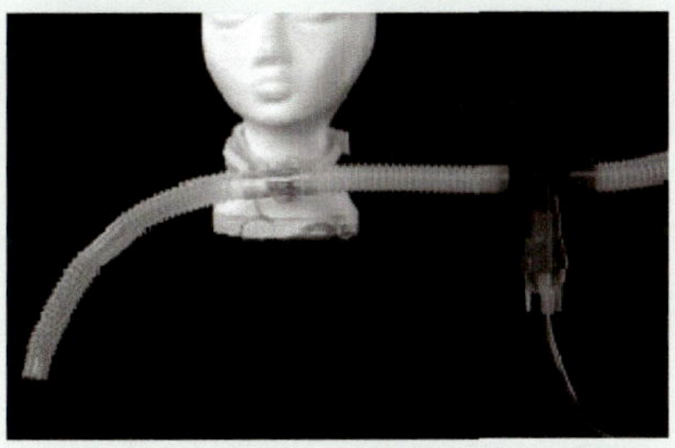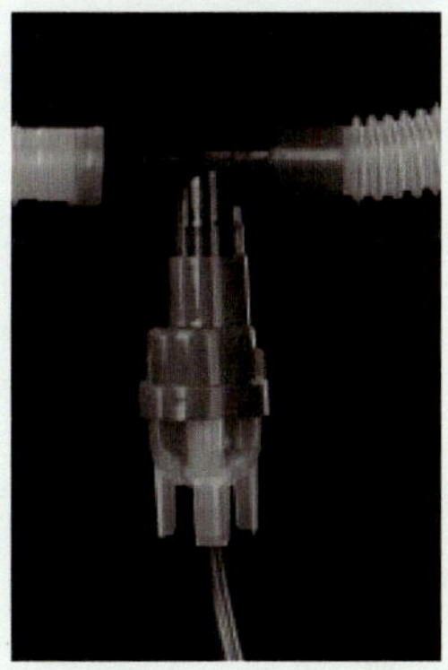 Closed suction system with nebulizer
개인별 학습	QR code를 활용한 자율학습	폐렴환자 간호

Ⅲ. 시나리오 흐름도 및 의사처방

1. 시나리오 흐름도

단계	대상자 반응 (증상, 요구, 검진결과 등)	학습자 활동 (구체적 간호수행)	교육요점 (촉진활동, 단서 제공)
1		■ 손을 씻는다. ■ 격리실에 들어가기 전 필요한 물품을 준비한다. ■ 격리지침에 맞게 격리가운을 입는다.	
2	의식사정: drowsy 환자감시장치 설정 BP: 110/90mmHg P: 90회/분 RR: 22회/분 BT: 37.3℃ SpO_2: 87% with FiO_2 40% Lung sound: grunting sound, wheezing * 대상자는 기관절개관 삽입된 상태로 목소리를 낼 수 없음	■ 대상자에게 자기소개를 하고 환자확인을 한다. ■ 대상자의 주호소를 사정하고 활력징후를 측정한다. ■ 호흡양상 및 폐음을 청진한다. ■ 주입중인 경관영양액을 잠시 중단한다.	
3		■ 흡인과 기관 절개관 관리에 필요한 물품을 준비한다. ■ 대상자에게 흡인의 목적과 절차를 설명한다.	
4	pre oxygenation (ambu-bagging) 후 SpO_2: 87%에서 100%로 상승함	■ 흡인 전 pre-oxygenation (ambu-bagging)을 시행한다. ■ 흡인압을 점검하고 정확한 방법으로 기관내 흡인과 기관 절개관 관리를 실시한다. ■ 다시 폐음을 청진한다. ■ 흡인이 필요한 경우 다시 흡인을 시행한다.	
5	**교수자(또는 간호사2):** 대상자의 흉부 X-ray 사진 제시, nebulizer Tx 추가처방내역 알림	■ 흡인 후 post-oxygenation (ambu-bagging)을 시행한다. ■ 금기가 없는 한 대상자에게 흉부물리요법을 시행하고 처방난 nebulizer를 시행한다.	
6		■ 물품을 정리하고 감염성 폐기물 전용 용기에 분리수거한다. 재사용 물품은 따로 구분하여 소독수에 침적한다. ■ 사정, 수행 및 교육내용을 간호기록지에 기록한다.	

2. 의사 처방내역

처방	비고
1. V/S q6hr 2. Nebulizer 3. Atrovent 2cc, NS 2cc mix inhalation Tx qid 4. Ventolin 0.5cc, NS 1.5cc mix inhalation Tx qid 5. Freq suction 6. SpO_2 <88% 시 notify 7. Feeding 전 suction 시행 8. Feeding 시 매우 천천히, HE 30° 이상 유지 9. Mosapride(소화제) 5mg tid po 10. Aspiration sign 지속 시 NJ tube로 교체 11. T-stomy site povidone dressing bid	

Ⅳ. 간호기록 및 디브리핑

1. 간호기록지

Date	Time	Nursing & Treatment	Sign

2. 디브리핑

방법	방법: □ 개인 □ 조별 □ 전체 □ with video □ without video	수행성찰
자료	□ 학생용 시뮬레이션 work sheet □ article □ handout □ 기타(조별 간호수행기록지, 개별 성찰일지)	
서술단계	– 대상자는 어떤 상황이었는가? – 가장 잘한 점은 무엇이었나? – 가장 어려웠던 점은 무엇이었나? – 전체적으로 환자간호를 어떻게 수행했다고 평가하는지? – 이와 비슷한 임상상황을 경험해 본 적이 있는지?	
분석단계	– 이 환자의 우선적인 문제가 무엇이라고 판단했는가? – 이 문제를 해결하기 위해 우선적으로 수행할 간호활동은 무엇이라고 판단했는가? – 실제로 이 간호활동을 수행했는가? – 수행했다면 그 결과를 확인하였는가? 확인의 근거는 무엇이었는가? – 실제로 간호활동을 수행하지 못했다면 그 이유는 무엇인가? – 우선적인 간호문제 이외에 다른 간호 문제는 없었는가?	
적용단계	– 오늘 배운 것을 기반으로 실제 상황에 어떻게 적용할 수 있겠는가? – 오늘 배운 것 중에서 가장 중요한 것 한 가지를 꼽으라면 무엇인가? – 실제 활용할 수 있다고 생각되는 가장 기억에 남는 것은?	

V-1. 평가도구

1. 간호수행능력

영역		항목	충분 (2점)	부족 (1점)	안함 (0점)	소계
사전 준비		손을 씻는다.				
		사례에 따라 준비가 필요한 물품이나 기구, 교육내용책자를 제시한다.				
간호사정		과거력을 확인한다.				
		주호소와 관련된 문진을 실시한다.				
		주호소와 관련된 신체검진을 실시 및 확인한다.				
간호중재		확인한 우선순위 간호문제 해결을 위한 간호중재를 실시한다. (보고 및 기록, 투약간호)				
		격리지침에 맞게 격리가운을 입는다.				
		호흡양상 및 폐음을 청진한다.				
		주입중인 경관 영양액을 중단한다.				
		흡인과 기관 절개관 관리에 필요한 물품을 준비한다.				
		대상자에게 흡인의 목적과 절차를 설명한다.				
		흡인 전 pre oxygenation(ambu-bagging)을 시행한다.				
		흡인압을 점검하고 정확한 방법으로 기관내 흡인과 기관 절개관 관리를 실시한다.				
		다시 폐음을 청진한다.				
		흡인이 필요한 경우 다시 흡인을 시행한다.				
		흡인 후 post oxygenation(ambu-bagging)을 시행한다.				
		금기가 없는 한 대상자에게 흉부물리요법을 시행하고 처방난 nebulizer를 시행한다.				
		물품을 정리하고 감염성 폐기물 전용용기에 분리수거한다. 재사용 물품은 따로 구분하여 소독수에 침적한다.				
		사정, 수행 및 교육내용을 간호기록지에 기록한다.				
평가	학습	대상자의 간호문제가 해결된 것을 평가할 수 있는 구체적인 기준을 제시하였는가?				
		주어진 시간 안에 문제를 확인하고 해결하였는가?				
	태도	체계적으로 능숙하게 수행하였는가?				
합 계						

2. 수행에 대한 자신감

※ 시뮬레이션 학습방법을 통해 환자 간호에 대하여 스스로 느끼는 자신감을 아래 0~10 중에서 골라 표시해 주세요.

(0 = 매우 자신 없음) (10 = 매우 자신 있음)

0	1	2	3	4	5	6	7	8	9	10

3. 임상판단수행평가(간호교육평가원 시뮬레이션 표준안)

Lasater Clinical Judgement in Simulation

Course: ____________ Simulation: ____________ 차
Date: ____________ Instructor: ____________ Name(Option): ____________

인지					점수
구분	4(매우 잘함)	3(잘함)	2(미흡)	1(매우 미흡)	
초점을 맞춘 관찰	초점을 맞추며 관찰을 시행함. 유용한 정보를 얻기 위해 다양한 주/객관적인 자료를 관찰하고 모니터링함	규칙적으로 다양한 주/객관적인 자료를 관찰하고 모니터링함. 대부분의 유용한 자료를 인지하고는 있으나 미묘한 징후를 놓치기도 함	다양한 주/객관적 자료를 모니터링하려고 하나 자료 배열이 부족함. 주로 객관적인 자료에 초점을 두며 몇몇 중요한 자료를 놓침	임상상황과 자료를 혼란스러워함. 관찰이 조직적이지 못하고 중요한 자료를 놓침. 사정에 실수가 있음	
구분	4(매우 잘함)	3(잘함)	2(미흡)	1(매우 미흡)	
기대되는 양상과의 차이	자료에서 기대양상과 다른 미묘한 양상을 인지하고 이를 사정하려고 함	자료에서 대부분의 명확한 양상과 변이를 인지하고 있으며 이를 지속적으로 사정함	분명한 양상과 변이를 구분하였으나 중요한 정보를 놓침. 사정을 지속적으로 어떻게 해야 할지에 대한 확신이 없음	한 번에 한 가지 자료에만 집중하며, 대부분의 자료와 이상소견을 놓침. 사정 범위를 좁히지 못함	
구분	4(매우 잘함)	3(잘함)	2(미흡)	1(매우 미흡)	
정보 추구	중재를 계획하기 위해 적극적으로 정보를 수집함. 환자를 관찰하고 환자 및 가족과 상호작용하면서 유용한 주관적 자료를 수집	환자 및 가족으로부터 환자 상황에 대한 주관적 자료를 적극적으로 수집하나 가끔 중요한 단서를 놓침	환자 및 가족으로부터 추가적인 정보를 수집하는 데 있어 제한적임. 종종 어떤 자료가 필요한지 알지 못하고 관련없는 정보를 찾음	비효과적으로 정보를 찾으며 대부분 객관적 자료에 의존함. 환자 및 가족과 상호작용하는 것이 어려워 주관적인 자료를 수집하지 못함	

해석					점수
구분	4(매우 잘함)	3(잘함)	2(미흡)	1(매우 미흡)	
자료의 우선 순위 설정	환자의 상태를 설명하는 데 있어 가장 관련성이 높은 중요한 자료에 집중함	전체적으로 가장 중요한 자료에 집중하면서 추가적으로 관련정보를 찾지만 관련성이 낮은 자료에도 관심을 보이기도 함	가장 중요한 자료에 집중하기는 하나 관련이 없거나 유용하지 않은 자료에도 관심을 가짐	어떤 자료가 중요한 것인지 알지 못하고 보이는 모든 자료에 관심을 가짐	
구분	4(매우 잘함)	3(잘함)	2(미흡)	1(매우 미흡)	
자료 이해	복잡하고 혼동스러운 상황에 직면했을 때 환자자료의 양상을 알아차리고 인식한 자료를 기존 양상(간호지식, 기초, 연구, 개인적 경험, 직관에 의한 기존 지식)과 비교. 성공적인 중재를 계획할 수 있음	대부분의 경우 환자의 자료 양상을 해석하고 중재를 계획하기 위해 기존 지식과 비교함. 해석과 비교를 하지 못하는 상황이 드물고 전문가 또는 경험 많은 간호사의 도움이 필요한 복잡한 경우에는 해석과 비교를 하지 못함	간단하고 익숙한 상황에서는 환자의 자료양상을 기존 지식과 비교 중재를 계획할 수 있으나, 다소 어려운 자료 및 상황에서는 해석을 하지 못하고 부적절하게 도움을 구함	간단하고 익숙한 상황에서도 자료를 해석하고 이해하지 못함. 문제를 진단하고 중재를 개발하는 데 있어 대부분 도움이 필요함	
반응					점수
구분	4(매우 잘함)	3(잘함)	2(미흡)	1(매우 미흡)	
차분하고 자신감 있는 태도	책임감이 있어 팀원에게 업무를 배분할 줄 알며 환자 및 가족을 안심시키는 역할을 수행함	일반적으로 리더쉽과 자신감을 표현하고 대부분의 상황을 통제하고 진정시킬 수 있으나 어렵거나 복잡한 상황에서는 스트레스를 보임	자신없는 지도자 역할을 보이고 비교적 단순한 상황에서 환자와 가족을 안심시키지만 쉽게 스트레스를 받으며 조직적이지 못함	간단하고 익숙한 상황을 제외하고는 스트레스를 받으며 조직적이지 못함. 자기조절 못하고 환자와 가족들을 불안하게 만들거나 협조를 얻지 못함	
구분	4(매우 잘함)	3(잘함)	2(미흡)	1(매우 미흡)	
분명한 의사 소통	효과적으로 의사소통을 하고 간호중재를 설명함. 환자와 가족을 안심시키고, 대상자가 이해했는지 확인함. 팀원에게 중재방향을 설명하고 지시하며 이해를 했는지 확인함	전반적으로 의사소통을 잘하고 환자에게 주의깊게 설명함. 팀원에게 명확한 방향을 제시하고 효과적인 관계를 형성함	약간의 의사소통 능력을 보임. 환자 및 가족, 팀 구성원 간의 의사소통이 능숙하지 않음	의사소통에 어려움이 있고 설명이 혼란스러움. 방향이 명확하지 않거나 모순됨. 환자와 가족들을 혼란스럽고 불안하게 하며 지지적이지 못함	

구분	4(매우 잘함)	3(잘함)	2(미흡)	1(매우 미흡)	
잘 계획된 중재/융통성	환자에게 개별적으로 맞춤형 중재를 시행함. 환자를 직접 모니터링하며 반응을 보며 간호중재를 조정할 수 있음	관련 자료에 근거하여 중재를 시행함. 정기적으로 모니터링을 하지만 이에 근거해 간호중재를 조정하지는 못함	대부분 분명한 자료에 근거하여 중재를 시행함. 모니터링은 하지만 환자의 반응에 근거해서 중재를 조정하지 못함	해결 가능성이 있는 하나의 중재에 중점을 두고 있으나 모호하고 혼돈스러우며 불완전함. 가끔 모니터링을 하기도 함	
구분	4(매우 잘함)	3(잘함)	2(미흡)	1(매우 미흡)	
술기의 숙련성	고도의 숙련된 간호술기를 보여줌	속도 또는 정확성이 더 향상될 수 있지만 대부분의 숙련된 간호술기를 보여줌	주저하거나 효과적이지 못한 간호술기를 사용함	간호술기를 선택 또는 수행하지 못함	
반영					점수
구분	4(매우 잘함)	3(잘함)	2(미흡)	1(매우 미흡)	
평가/자기 분석	자신의 임상수행을 독립적으로 평가하고 분석함. 의사결정의 요점을 알고 대안을 제시하며, 여러 가지 대안 중 자신의 결정을 정확하게 평가함	중요한 사건이나 의사결정 중심으로 자신의 임상수행을 평가하고 분석함. 의사결정의 핵심요점을 알고 대안을 고려함	분명한 평가사항만을 언급함. 대안점을 떠올리지 못하고, 자신의 수행을 평가할 때 자기 보호적임	성의없게 평가를 하고 향후 수행하는 것을 향상시키려고 하지 않음. 자신의 의사결정과 선택에 대해 이를 평가하지 않고 정당화함	
구분	4(매우 잘함)	3(잘함)	2(미흡)	1(매우 미흡)	
개선 의지 여부	지속적으로 개선하고자 노력하고 간호 경험을 반영. 정확하게 강점과 약점을 식별하고 약점을 제거하는 구체적인 계획을 개발함	간호수행을 향상시키려는 의지가 있고, 경험을 반영하고 평가함. 강점과 약점을 식별할 수 있고, 약점 평가에 더 체계적임	지속적인 개선의 필요성을 인식하고 배우고 향상시키기 위해 노력함. 객관적인 평가가 필요함	간호수행 향상에 무관심함. 자신에 대해 무비판적이거나 지나칠 정도로 비판적임. 약점을 알지 못하며 개선의 필요를 찾지 못함	
합계					

출처: Lasatar Clinical Judgement Rubric (심가가 & 신현숙(2015). 임상판단평가도구의 신뢰도 및 타당도 검증. Child Health Nursing Research, 21(2), 160–167)

■ 인체모형 시뮬레이터(Human patient simulator)를 이용한 모듈개발 2

1-6 흉통 호소 대상자 간호

I. 시뮬레이션 모듈 개요

1. 제목	흉통 호소 대상자 간호
2. 모듈 운영	Instructor:
	Operator:
	시뮬레이션 유형: 고충실도 시뮬레이터 및 단순 시뮬레이터 활용
	교육명: 흉통 호소 대상자 간호
	실습환경: 응급실
	시나리오 수준(단순, 복합): 단순
	시뮬레이션 운영 시간: 10분
	소그룹학습 시간: 30분
	디브리핑 시간: 20분
	디브리핑 장소: 디브리핑 룸
	평가기준: 개별 교수자 수업계획서 참조
3. 사례 요약	대상자는 흉통으로 인해 응급실을 방문한 45세의 남성으로 금일 오전 7시 헬스장에서 운동을 하던 중 갑자기 가슴이 조여드는 통증과 호흡곤란으로 인해 부인과 같이 응급실을 방문하였다. 환자는 침대 위에서 가슴 부위에 두 손을 모으고 다리를 약간 구부린 상태로 옆으로 누워있으며, 눈을 감고 얕은 호흡을 하고 있다.
4. 대상자 추가정보	성별: 남성 나이: 47세 키: 168cm 몸무게: 80kg 사회력: 흡연-20년간 1갑/일　　음주-안 함 과거력: 없음 의학진단: Angina pectoris ■ 의식사정: Alert ■ 활력징후: BP: 150/91mmHg, PR: 114회/분, RR: 24회/분, BT: 37.3℃, SpO_2: 91%
5. 사전학습 내용	사전간호지식: 1. 협심증의 원인 및 병태생리 2. 협심증의 치료 및 관리

6. 학습목표	1. 관상동맥 질환의 위험요인을 인지하고 사정할 수 있다. 2. 관상동맥질환의 전형적, 비전형적 증상을 이해한다. 3. 학습자는 입원환자 간호중재를 적용하여 핵심기본간호술기(경구투약, 심전도 모니터 적용)를 수행할 수 있다. 4. 상자에게 효율적인 Chest discomfort 증상관리를 위한 혈당관리 및 식이관리 등 교육을 수행할 수 있다. 5. 환자의 증상, 간호력, 수집된 자료에 근거하여 환자의 상태를 파악한다. 6. 수집된 자료 중 의미있는 자료를 의사에게 정확히 보고한다. 7. 의사의 처방을 이해하고 올바르게 수행한다.
7. 관련 학습성과	PO1: 다양한 교양 지식과 전공지식에 근거한 간호술을 통합적으로 실무에 적용한다. PO2: 대상자의 간호상황에 따른 핵심기본간호술을 선택하여 실행한다. PO3: 언어적, 비언어적 상호작용을 통한 치료적 의사소통술을 적용한다. PO6: 비판적 사고에 근거한 간호과정을 적용하고 임상적 추론을 실행한다.
8. 관련 핵심기본간호술	1. 활력징후 측정 2. 경구투약 6. 정맥 수액 주입 7. 산소포화도 측정과 심전도 모니터 적용 17. 비강 캐뉼라를 이용한 산소 요법
9. 관련 임상실습교과목	성인간호학 실습
10. 시뮬레이션 환경	□ 이동식 모니터가 있는 응급실 □ 시뮬레이터(HPS)
11. 준비기구 및 물품	□ 심전도 모니터 □ 활력징후, 산소포화도 측정기구 □ 처방에 따른 약물 및 주사용품 □ 의사처방지 □ 간호기록지
12. 역할배정	그룹별 학생 수: ( )명 역할 1: 해당병실 담당 간호사(학생) 역할 2: 환자역할(교수/학생)
13. 학생수행업무	1. 소그룹학습 활동 – 대상자의 우선순위별 문제 목록 작성 – 수행을 위한 사전지식 학습 2. 시뮬레이션 수행 – 대상자의 건강문제 사정 – 처방에 따른 투약 및 간호 중재 수행 – 수행 후 디브리핑 및 성찰

Ⅱ. 간호수행 전 소그룹학습

※ 다음의 사례를 바탕으로 간호과정을 적용하고 시뮬레이션 수행 전 학습을 하시오.

<table>
<tr><td rowspan="6">상황 소개</td><td>사례요약</td><td colspan="3">대상자는 흉통으로 인해 응급실을 방문한 47세의 남성으로 금일 오전 7시 헬스장에서 운동을 하던 중 갑자기 가슴이 조여드는 통증과 호흡곤란으로 인해 부인과 같이 응급실을 방문하였다. 환자는 침대 위에서 가슴 부위에 두 손을 모으고 다리를 약간 구부린 상태로 옆으로 누워있으며, 눈을 감고 얕은 호흡을 하고 있다.</td></tr>
<tr><td rowspan="2">대상자 정보</td><td rowspan="2">이승우</td><td>성별</td><td>남</td></tr>
<tr><td>연령</td><td>47세</td></tr>
<tr><td>주 호소</td><td>흉통</td><td>진단명</td><td>angina pectoris</td></tr>
<tr><td>활력징후</td><td colspan="3">T: 37.3℃ P: 114회/분 R: 24회/분 BP: 150/91mmHg</td></tr>
<tr><td>추가 정보</td><td colspan="3">키: 168cm
몸무게: 80kg
사회력: 흡연-20년간 1갑/일, 음주-안 함
과거력: 없음

■ 의식사정: Alert</td></tr>
<tr><td rowspan="3">소그룹 학습</td><td>우선순위별 간호문제와 근거</td><td colspan="3"></td></tr>
<tr><td>우선순위별 간호진단</td><td colspan="3"></td></tr>
<tr><td>수행할 간호중재</td><td colspan="3"></td></tr>
</table>

소그룹 학습 | **수행을 위한 배경학습**

■ Angina pectoris 시 흉통

부작용의 종류	임상증상
부위	주로 가슴 한복판, 방사통(+/-)
양상	주로 통증 형용하기 어려운 심한 불쾌감, 조이는 느낌, 짓누르는 느낌, 쥐어짜는 느낌, 타는 듯한 느낌 등 호흡곤란이 동반되거나 호흡곤란 자체가 주증상일 수 있음
유발인자 및 완화인자	유발인자: 대체로 운동량의 정도에 따라 유발 심한 정신적 스트레스, 흥분, 추위, 식사, 성교, 발작성 빈맥 * 불안정협심증의 경우 특히 유발인자 없이 증상 발생 완화인자: 유발인자 제거, 니트로글리세린
지속시간	대부분 1~3분 지속 휴식을 취한 후 15분 이상 지속되지 않음 15분 이상 지속되는 통증 – 유발상황이 지속되거나 불안정협심증, 심근경색으로 진행하는 경우 – 이형협심증(varient angina)

소그룹 학습 | **수행을 위한 배경학습**

■ **증상에 의한 협심증과 심근경색증의 차이**
(증상만으로 불안정 협심증, 심근경색증의 감별 진단은 어려움)

부작용의 종류	임상증상	간호수행
• 유발인자에 의해 증상 발생 • 유발인자 제거 또는 니트로글리세린 적용 시 증상완화(15분 이내)	• 협심증 증상이 처음인 환자 • 기본의 안전형 협심증이 악화된 경우(강도와 빈도 증가) • 안정 시에도 발현되는 증상 • 심근경색 후 협심증	• 협심증과 유사한 흉통 • 더욱 지속적이고 정도가 심함 • 니트로글리세린이나 휴식에도 완화되지 않음 • 증상이 30분 이상 지속

개인별 학습 | **QR code를 활용한 자율학습**

그림으로 보는 병태생리 – 관상심장질환 (CHD)

투약 – 항협심증약물

Ⅲ. 시나리오 흐름도 및 의사처방

1. 시나리오 흐름도

단계	대상자 반응 (증상, 요구, 검진결과 등)	학습자 활동 (구체적 간호수행)	교육요점 (촉진활동, 단서 제공)
1	"간호사님, 가슴이 답답해요" "으 ~~~." 하며 신음소리를 낸다. V/S BP: 150/91mmHg, PR: 114회/분, RR: 23회/분 BT: 37.3℃ SpO_2: 91% EKG: sinus tachycardia	– 대상자에게 인사하고 간호사 자신을 소개한다. – 대상자의 이름, 등록번호 등을 개방형으로 질문하여 대상자를 확인한다. – 대상자의 문제를 확인한다.	– 환자확인
2	"간호사님 가슴이 답답해요, 그리고 숨도 좀 찬 거 같아요" 하며 불안해 한다. 통증 사정 후, "8점 정도 되는 것 같아요"	대상자에게 심전도 모니터와 Pulse oximeter를 적용한다. – 대상자에게 주증상 이외의 다른 문제가 있는지를 사정한다. – chest discomfort의 양상과 지속시간, 악화요인과 경감요인 등을 사정한다.	– 통증사정 – 산소포화도와 활력징후 측정 – 심전도 모니터링
3		수집된 정보를 바탕으로 담당 주치의에게 알린 후 처방을 확인한다.	
4	■ 첫 번째 NTG 투여 후 통증이 5로 감소하였다고 말한다. ■ 보호자: 간호사가 통증에 대한 사정을 하지 않는다면 "환자가 너무 아파하는 것 같아요."라고 이야기한다.	– 처방에 따른 산소를 투여한다. – 투약처방(투약카드 또는 컴퓨터 출력물 등)과 투약원칙(5rights: 대상자 등록번호, 대상자명, 약명, 용량, 투약경로, 시간 등)을 확인한다. – 대상자에게 처방된 약물을 약물 투여의 목적과 작용에 따라 설명한다. – NTG 1T SL(5분 간격으로 최대 3번까지) Aspirin PO	– 경구투약 – 정맥주사 – 아스피린 및 NTG 투여 후 통증재사정
25	■ "이제는 좀 나아졌어요" ■ V/S BP: 120/78mmHg, PR: 84회/분, RR: 14회/분, SpO_2: 99% EKG: sinus rhythm	– 투약 후 대상자의 반응 재사정 – 모니터를 지속적으로 관찰하며 환자와 치료적 의사소통을 한다.	– 의사: 지속적 관찰을 위해 심장내과 병동으로 입원 order를 낸다.

2. 의사 처방내역

처방	비고
1. Check Vital sign 2. NPO 3. Check EKG & cardiac enzyme(CK-MB, Troponin I) Labs 4. EKG 변화 시 CAG & PCI 예정 5. Aspirin 325mg PO, NTG 0.4mg 3T SL med 6. N/S 1L IV 10gtt, 7. O_2 2L/min supply via Nasal prong	

Ⅳ. 간호기록 및 디브리핑

1. 간호기록지

Date	Time	Nursing & Treatment	Sign

2. 디브리핑

방법	방법: □ 개인 □ 조별 □ 전체 □ with video □ without video	수행성찰
자료	□ 학생용 시뮬레이션 work sheet □ article □ handout □ 기타(조별 간호수행기록지, 개별 성찰일지)	
서술단계	– 대상자는 어떤 상황이었는가? – 가장 잘한 점은 무엇이었나? – 가장 어려웠던 점은 무엇이었나? – 전체적으로 환자간호를 어떻게 수행했다고 평가하는지? – 이와 비슷한 임상상황을 경험해 본 적이 있는지?	
분석단계	– 이 환자의 우선적인 문제가 무엇이라고 판단했는가? – 이 문제를 해결하기 위해 우선적으로 수행할 간호활동은 무엇이라고 판단했는가? – 실제로 이 간호활동을 수행했는가? – 수행했다면 그 결과를 확인하였는가? 확인의 근거는 무엇이었는가? – 실제로 간호활동을 수행하지 못했다면 그 이유는 무엇인가? – 우선적인 간호문제 이외에 다른 간호 문제는 없었는가?	
적용단계	– 오늘 배운 것을 기반으로 실제 상황에 어떻게 적용할 수 있겠는가? – 오늘 배운 것 중에서 가장 중요한 것 한 가지를 꼽으라면 무엇인가? – 실제 활용할 수 있다고 생각되는 가장 기억에 남는 것은?	

V-1. 평가도구

1. 간호수행능력

영역		항목	충분 (2점)	부족 (1점)	안함 (0점)	소계
사전 준비		손을 씻는다.				
		사례에 따라 준비가 필요한 물품이나 기구, 교육내용책자를 제시한다.				
간호사정		과거력을 확인한다.				
		주호소와 관련된 문진을 실시한다.				
		주호소와 관련된 신체검진을 실시 및 확인한다.				
간호중재		확인한 우선순위 간호문제 해결을 위한 간호중재를 실시한다. (보고 및 기록, 투약간호)				
		1. 산소포화도를 측정하고 심전도 모니터를 적용한다.				
		2. 의료진과 효율적인 의사소통을 한다.				
		3. 처방에 따른 간호중재를 실시한다.				
		4. 약물투여의 목적과 작용 및 가능한 부작용(NTG의 설하투여 이유, 아스피린을 씹어먹어야 하는 이유) 등을 설명한다.				
		5. 산소공급 및 약물 투여 후 2차 사정을 실시하여 1차 사정과 비교한다.				
평가	학습	대상자의 간호문제가 해결된 것을 평가할 수 있는 구체적인 기준을 제시하였는가?				
		주어진 시간 안에 문제를 확인하고 해결하였는가?				
	태도	체계적으로 능숙하게 수행하였는가?				
합 계						

2. 수행에 대한 자신감

※ 시뮬레이션 학습방법을 통해 환자 간호에 대하여 스스로 느끼는 자신감을 아래 0~10 중에서 골라 표시해 주세요.

(0 = 매우 자신 없음) (10 = 매우 자신 있음)

0	1	2	3	4	5	6	7	8	9	10

3. 임상판단수행평가(간호교육평가원 시뮬레이션 표준안)

Lasater Clinical Judgement in Simulation					
Course: ____________ Simulation: ____________ 차 Date: ______________ Instructor: ____________ Name(Option): ____________					
인지					점수
구분	4(매우 잘함)	3(잘함)	2(미흡)	1(매우 미흡)	
초점을 맞춘 관찰	초점을 맞추며 관찰을 시행함. 유용한 정보를 얻기 위해 다양한 주/객관적인 자료를 관찰하고 모니터링함	규칙적으로 다양한 주/객관적인 자료를 관찰하고 모니터링함. 대부분의 유용한 자료를 인지하고는 있으나 미묘한 징후를 놓치기도 함	다양한 주/객관적 자료를 모니터링하려고 하나 자료 배열이 부족함. 주로 객관적인 자료에 초점을 두며 몇몇 중요한 자료를 놓침	임상상황과 자료를 혼란스러워함. 관찰이 조직적이지 못하고 중요한 자료를 놓침. 사정에 실수가 있음	
구분	4(매우 잘함)	3(잘함)	2(미흡)	1(매우 미흡)	
기대되는 양상과의 차이	자료에서 기대양상과 다른 미묘한 양상을 인지하고 이를 사정하려고 함	자료에서 대부분의 명확한 양상과 변이를 인지하고 있으며 이를 지속적으로 사정함	분명한 양상과 변이를 구분하였으나 중요한 정보를 놓침. 사정을 지속적으로 어떻게 해야 할지에 대한 확신이 없음	한 번에 한 가지 자료에만 집중하며, 대부분의 자료와 이상소견을 놓침. 사정 범위를 좁히지 못함	
구분	4(매우 잘함)	3(잘함)	2(미흡)	1(매우 미흡)	
정보 추구	중재를 계획하기 위해 적극적으로 정보를 수집함. 환자를 관찰하고 환자 및 가족과 상호작용하면서 유용한 주관적 자료를 수집	환자 및 가족으로부터 환자 상황에 대한 주관적 자료를 적극적으로 수집하나 가끔 중요한 단서를 놓침	환자 및 가족으로부터 추가적인 정보를 수집하는 데 있어 제한적임. 종종 어떤 자료가 필요한지 알지 못하고 관련없는 정보를 찾음	비효과적으로 정보를 찾으며 대부분 객관적 자료에 의존함. 환자 및 가족과 상호작용하는 것이 어려워 주관적인 자료를 수집하지 못함	
해석					점수
구분	4(매우 잘함)	3(잘함)	2(미흡)	1(매우 미흡)	
자료의 우선 순위 설정	환자의 상태를 설명하는 데 있어 가장 관련성이 높은 중요한 자료에 집중함	전체적으로 가장 중요한 자료에 집중하면서 추가적으로 관련정보를 찾지만 관련성이 낮은 자료에도 관심을 보이기도 함	가장 중요한 자료에 집중하기는 하나 관련이 없거나 유용하지 않은 자료에도 관심을 가짐	어떤 자료가 중요한 것인지 알지 못하고 보이는 모든 자료에 관심을 가짐	

구분	4(매우 잘함)	3(잘함)	2(미흡)	1(매우 미흡)	
자료 이해	복잡하고 혼동스러운 상황에 직면했을 때 환자자료의 양상을 알아차리고 인식한 자료를 기존 양상(간호지식, 기초, 연구, 개인적 경험, 직관에 의한 기존 지식)과 비교. 성공적인 중재를 계획할 수 있음	대부분의 경우 환자의 자료 양상을 해석하고 중재를 계획하기 위해 기존 지식과 비교함. 해석과 비교를 하지 못하는 상황이 드물고 전문가 또는 경험 많은 간호사의 도움이 필요한 복잡한 경우에는 해석과 비교를 하지 못함	간단하고 익숙한 상황에서는 환자의 자료양상을 기존 지식과 비교 중재를 계획할 수 있으나, 다소 어려운 자료 및 상황에서는 해석을 하지 못하고 부적절하게 도움을 구함	간단하고 익숙한 상황에서도 자료를 해석하고 이해하지 못함. 문제를 진단하고 중재를 개발하는 데 있어 대부분 도움이 필요함	
반응					점수
구분	4(매우 잘함)	3(잘함)	2(미흡)	1(매우 미흡)	
차분하고 자신감 있는 태도	책임감이 있어 팀원에게 업무를 배분할 줄 알며 환자 및 가족을 안심시키는 역할을 수행함	일반적으로 리더쉽과 자신감을 표현하고 대부분의 상황을 통제하고 진정시킬 수 있으나 어렵거나 복잡한 상황에서는 스트레스를 보임	자신없는 지도자 역할을 보이고 비교적 단순한 상황에서 환자와 가족을 안심시키지만 쉽게 스트레스를 받으며 조직적이지 못함	간단하고 익숙한 상황을 제외하고는 스트레스를 받으며 조직적이지 못함. 자기조절 못하고 환자와 가족들을 불안하게 만들거나 협조를 얻지 못함	
구분	4(매우 잘함)	3(잘함)	2(미흡)	1(매우 미흡)	
분명한 의사 소통	효과적으로 의사소통을 하고 간호중재를 설명함. 환자와 가족을 안심시키고, 대상자가 이해했는지 확인함. 팀원에게 중재방향을 설명하고 지시하며 이해를 했는지 확인함	전반적으로 의사소통을 잘하고 환자에게 주의깊게 설명함. 팀원에게 명확한 방향을 제시하고 효과적인 관계를 형성함	약간의 의사소통 능력을 보임. 환자 및 가족, 팀 구성원 간의 의사소통이 능숙하지 않음	의사소통에 어려움이 있고 설명이 혼란스러움. 방향이 명확하지 않거나 모순됨. 환자와 가족들을 혼란스럽고 불안하게 하며 지지적이지 못함	
구분	4(매우 잘함)	3(잘함)	2(미흡)	1(매우 미흡)	
잘 계획된 중재/ 융통성	환자에게 개별적으로 맞춤형 중재를 시행함. 환자를 직접 모니터링하며 반응을 보며 간호중재를 조정할 수 있음	관련 자료에 근거하여 중재를 시행함. 정기적으로 모니터링을 하지만 이에 근거해 간호중재를 조정하지는 못함	대부분 분명한 자료에 근거하여 중재를 시행함. 모니터링은 하지만 환자의 반응에 근거해서 중재를 조정하지 못함	해결 가능성이 있는 하나의 중재에 중점을 두고 있으나 모호하고 혼돈스러우며 불완전함. 가끔 모니터링을 하기도 함	

구분	4(매우 잘함)	3(잘함)	2(미흡)	1(매우 미흡)	
술기의 숙련성	고도의 숙련된 간호술기를 보여줌	속도 또는 정확성이 더 향상될 수 있지만 대부분의 숙련된 간호술기를 보여줌	주저하거나 효과적이지 못한 간호술기를 사용함	간호술기를 선택 또는 수행하지 못함	
반영					점수
구분	4(매우 잘함)	3(잘함)	2(미흡)	1(매우 미흡)	
평가/자기 분석	자신의 임상수행을 독립적으로 평가하고 분석함. 의사결정의 요점을 알고 대안을 제시하며, 여러 가지 대안 중 자신의 결정을 정확하게 평가함	중요한 사건이나 의사결정 중심으로 자신의 임상수행을 평가하고 분석함. 의사결정의 핵심요점을 알고 대안을 고려함	분명한 평가사항만을 언급함. 대안점을 떠올리지 못하고, 자신의 수행을 평가할 때 자기 보호적임	성의없게 평가를 하고 향후 수행하는 것을 향상시키려고 하지 않음. 자신의 의사결정과 선택에 대해 이를 평가하지 않고 정당화함	
구분	4(매우 잘함)	3(잘함)	2(미흡)	1(매우 미흡)	
개선 의지 여부	지속적으로 개선하고자 노력하고 간호 경험을 반영. 정확하게 강점과 약점을 식별하고 약점을 제거하는 구체적인 계획을 개발함	간호수행을 향상시키려는 의지가 있고, 경험을 반영하고 평가함. 강점과 약점을 식별할 수 있고, 약점 평가에 더 체계적임	지속적인 개선의 필요성을 인식하고 배우고 향상시키기 위해 노력함. 객관적인 평가가 필요함	간호수행 향상에 무관심함. 자신에 대해 무비판적이거나 지나칠 정도로 비판적임. 약점을 알지 못하며 개선의 필요를 찾지 못함	
합계					

출처: Lasatar Clinical Judgement Rubric (심가가 & 신현숙(2015). 임상판단평가도구의 신뢰도 및 타당도 검증. Child Health Nursing Research, 21(2), 160–167)

■ 인체모형 시뮬레이터(Human patient simulator)를 이용한 모듈개발 3

1-7 심정지 대상자 간호

I. 시뮬레이션 모듈 개요

1. 제목	심정지 대상자 간호
2. 모듈 운영	Instructor:
	Operator:
	시뮬레이션 유형: 고충실도 시뮬레이터 및 단순 시뮬레이터 활용
	교육명: 흉통호소 대상자 간호
	실습환경: 응급실
	시나리오 수준(단순, 복합): 복합
	시뮬레이션 운영 시간: 10분
	소그룹학습 시간: 30분
	디브리핑 시간: 20분
	디브리핑 장소: 디브리핑 룸
	평가기준: 개별 교수자 수업계획서 참조
3. 사례 요약	대상자는 일 주 전 폐렴으로 내과병동에 입원하였고 점심식사 후 산책하다가 병원로비에서 발견되었다. 대상자는 의식이 없었고 청색증이 동반되었고 경동맥은 촉지되지 않았다. 호흡음도 느낄 수 없는 상태이다.
4. 대상자 추가정보	성별: 남성 나이: 41세 키: 176cm 몸무게: 68kg 과거력: 없음 # 발견 당시 신체검진 결과: Mentality – Unresponsive, Carotid Artery pulsation(–), Chest rising(–), Cyanosis(–)

5. 사전학습 내용	사전간호지식: 1. CPCR 시 ABCs 2. CPCR 상황 발생 시 적절한 역할 분담과 정확한 의사소통 3. 심장리듬과 부정맥의 특징 4. 제세동기 사용방법
6. 학습목표	1. CPCR(BLS & ACLS) 의 기본 단계를 이해한다. 2. Airway(기도유지) 방법에 대해 이해하고 수행할 수 있다. 3. Ambu bagging 방법에 대해 이해하고 수행할 수 있다. 4. 소아와 성인의 심폐소생술 차이점에 대해 이해한다. 5. 심폐소생술 시 쓰이는 응급약에 대해 이해한다. 6. Defibrilator 사용법과 심전도에 따른 제세동 수행 여부를 알고 수행할 수 있다.
7. 관련 학습성과	PO1: 다양한 교양 지식과 전공지식에 근거한 간호술을 통합적으로 실무에 적용한다. PO2: 대상자의 간호상황에 따른 핵심기본간호술을 선택하여 실행한다. PO3: 언어적, 비언어적 상호작용을 통한 치료적 의사소통술을 적용한다. PO6: 비판적 사고에 근거한 간호과정을 적용하고 임상적 추론을 실행한다.
8. 관련 핵심기본간호술	1. 활력징후 측정 2. 경구투약 6. 정맥 수액 주입 7. 산소포화도 측정과 심전도 모니터 적용 17. 비강 캐뉼라를 이용한 산소 요법
9. 관련 임상실습교과목	성인간호학 실습
10. 시뮬레이션 환경	□ prone position으로 누워 있는 시뮬레이터(HPS)
11. 준비기구 및 물품	□ 심전도 모니터 □ Emergency cart(응급약물 및 기관내삽관 물품) □ Defibrilator □ Suction set □ 활력징후, 산소포화도 측정기구 □ ACLS 프로토콜에 따른 약물 및 주사용품 □ 간호기록지
12. 역할배정	그룹별 학생 수: (　)명 역할 1: 응급실 간호사1, 간호사2, 간호사3, 보호자(아내) 역할 2: 환자 / 의사역할(교수/학생)
13. 학생수행업무	1. 소그룹학습 활동 – 대상자의 우선순위별 문제 목록 작성 – 수행을 위한 사전지식 학습 2. 시뮬레이션 수행 – 대상자의 건강문제 사정 – 처방에 따른 투약 및 간호 중재 수행 – 수행 후 디브리핑 및 성찰

Ⅱ. 간호수행 전 소그룹학습

※ 다음의 사례를 바탕으로 간호과정을 적용하고 시뮬레이션 수행 전 학습을 하시오.

<table>
<tr><td rowspan="6">상황 소개</td><td>사례요약</td><td colspan="3">대상자는 일 주 전 폐렴으로 내과병동에 입원하였고 점심식사 후 산책하다가 병원로비에서 발견되었다. 대상자는 의식이 없었고 청색증이 동반되었고 경동맥은 촉지되지 않았다. 호흡음도 느낄 수 없는 상태이다.</td></tr>
<tr><td rowspan="2">대상자 정보</td><td rowspan="2">박기철</td><td>성별</td><td>남</td></tr>
<tr><td>연령</td><td>41세</td></tr>
<tr><td>주 호소</td><td></td><td>진단명</td><td>Cardiac arrest</td></tr>
<tr><td>활력징후</td><td colspan="3">측정불가</td></tr>
<tr><td>추가 정보</td><td colspan="3">키: 176cm
몸무게: 68kg
과거력: 없음

발견 당시 신체검진 결과:
Mentality – Unresponsive,
Carotid Artery pulsation(–), Chest rising(–), Cyanosis(–)</td></tr>
<tr><td rowspan="3">소그룹 학습</td><td>우선순위별 간호문제와 근거</td><td colspan="3"></td></tr>
<tr><td>우선순위별 간호진단</td><td colspan="3"></td></tr>
<tr><td>수행할 간호중재</td><td colspan="3"></td></tr>
</table>

소그룹 학습

수행을 위한 배경학습

부정맥의 치료 및 간호

치료		내용
심전도 리듬 분석		2분 간 가슴압박 후 심전도 리듬 확인과 압박자 교대
제세동		이상파형 제세동기 120~200J(제조사에 따라). 단상파형 제세동기 360J 불응성 심실세동/무역성 심실빈맥인 경우 최대 에너지까지 “escalating dose” 가능
가슴압박		압박 깊이 약 5cm, 압박 속도 분당 100~120회, 제세동 후 5초 이내 가슴압박 즉각적 실시 호기말 이산화탄소 분압 > 10mmHg 이상 유지(특히, 기관삽관 직후와 심폐소생술 20분 기준)
전문기도유지술과 인공호흡		전문기도유지술이 시행되기 전까지는 백-마스트 인공호흡, 성문회기도기 고려 전문기도기 삽관 후부터는 분당 10회, 과환기 금지
약물 투여	모든 심정지 환자	Epinephrine: 3~5분(가슴압박 두 번 교대: 4분)마다 1mg, 빠른 투여 권고 Vasopressin: 40IU(첫 번째, 혹은 두 번째 Epinephrine의 대체 투여, 병원 내 심정지에서 교려)
	제세동 후에도 지속되는 심실세동 /무맥성 심실빈맥	3번째 제세동 이후 투여, Amiodarone 300mg(첫 용량), 150mg(두 번째 용량) Amiodarone이 없는 경우, Lidocaine 1~1.5mg/kg(첫 용량), 추가 용량: 0.5~0.75mg/kg
심정지 원인 조사 및 치료		저혈량혈증, 저산소증, 대사성산증, 저/고칼륨혈증, 저체온, 폐혈전색전증, 심근경색, 긴장성 기흉, 심장눌림증, 약물중독

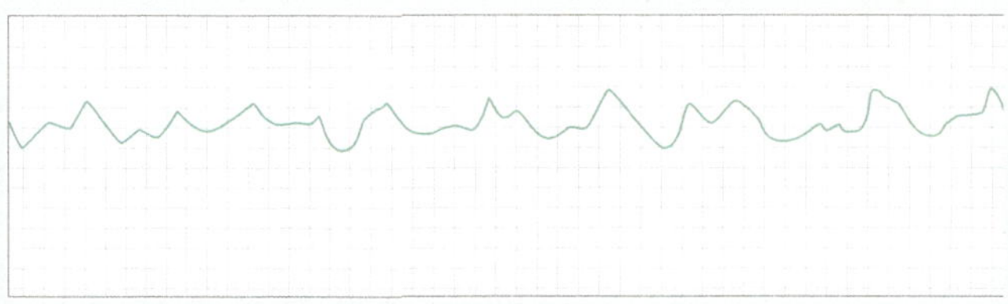

PEA

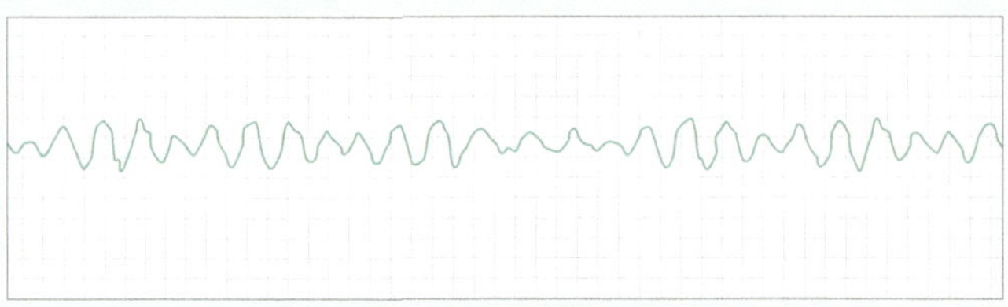

Ventricular fibrilation

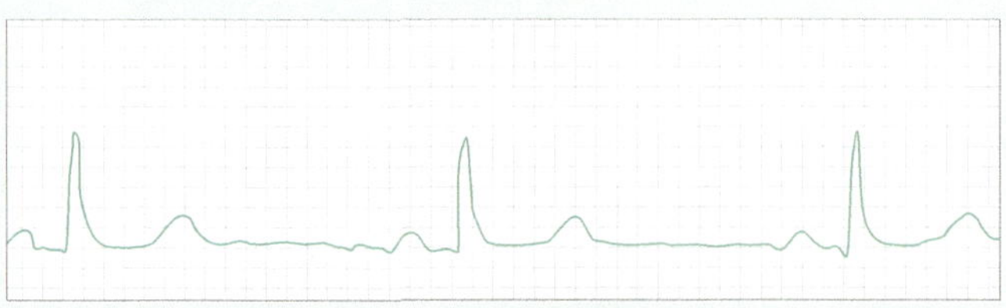

Sinus bradycardia

개인별 학습	QR code를 활용한 자율학습	심장리듬과 부정맥의 특징 투약-항부정맥 약물 기본 심폐소생술 및 전문 소생술 대한심폐소생협회 홈페이지 2015 심폐소생술 가이드라인

Ⅲ. 시나리오 흐름도

1. 시나리오 흐름도

단계	Monitor setting	Patient setting	Student interventions
1	불가능	의식 없음, 호흡음 없음, 청색증 있음, 경동맥 촉지 안됨	– 환자확인 단계 환자상태를 파악하기 위해 환자를 가볍게 두드리거나 조용히 어깨를 흔들며, "괜찮습니까?"라고 물어본다.
2	호흡 없음 BP: carotid A. pulse 촉지(–)	EKG: PEA, 의식 없음, 호흡음 없음, 청색증 있음, 경동맥 촉지 안됨	– 도움요청(CPCR code, 또는 지나가는 의료진) – 기도유지(두부후굴, 하악거상법) 구강인두기도기 삽입 – 호흡 확인 – 인공호흡 2회 시행 – 순환 확인(경동맥 촉지)
3	호흡 없음 BP: carotid A. pulse 촉지(–)	EKG: PEA, 환자상태 변화 없음(의식 없음, 호흡음 없음, 청색증 있음, 경동맥 촉지 안됨)	* 심폐소생술 실시 (30번 흉부압박 2번 인공호흡) – 심전도 확인 – 제세동 1회 실시 – 5주기 심폐소생술 실시 – IV line 확보(응급약물 투여 위해)
4	RR: < 5회/분 BP: carotid A. pulsation 안됨	EKG: PEA, 의식 없음, chest rising 약간 있음 EKG: Ventricular fibrilation – "제세동 200J Charging"	– 심전도 확인 후 PEA 지속됨 → epinephrine1@과 atropine 2@투여 심전도 확인(V .fib) 후 defibrilation(제세동 200J)한다. (Ambu–bagging & cardic massage 유지)
5	RR: <10회/분 BP: 50/30mmHg HR: 68회/분 carotid A. pulse 촉지됨	의식 없음, chest rising 약간 있음	– 심전도 소견 확인 및 경동맥 촉지한다. – 활력징후 측정 – 의식상태 사정 – 동공반사 확인

Ⅳ. 간호기록 및 디브리핑

1. 간호기록지

Date	Time	Nursing & Treatment	Sign

2. 디브리핑

방법	방법: □ 개인 □ 조별 □ 전체 □ with video □ without video	수행성찰
자료	□ 학생용 시뮬레이션 work sheet □ article □ handout □ 기타(조별 간호수행기록지, 개별 성찰일지)	
서술단계	– 대상자는 어떤 상황이었는가? – 가장 잘한 점은 무엇이었나? – 가장 어려웠던 점은 무엇이었나? – 전체적으로 환자간호를 어떻게 수행했다고 평가하는지? – 이와 비슷한 임상상황을 경험해 본 적이 있는지?	
분석단계	– 이 환자의 우선적인 문제가 무엇이라고 판단했는가? – 이 문제를 해결하기 위해 우선적으로 수행할 간호활동은 무엇이라고 판단했는가? – 실제로 이 간호활동을 수행했는가? – 수행했다면 그 결과를 확인하였는가? 확인의 근거는 무엇이었는가? – 실제로 간호활동을 수행하지 못했다면 그 이유는 무엇인가? – 우선적인 간호문제 이외에 다른 간호 문제는 없었는가?	
적용단계	– 오늘 배운 것을 기반으로 실제 상황에 어떻게 적용할 수 있겠는가? – 오늘 배운 것 중에서 가장 중요한 것 한 가지를 꼽으라면 무엇인가? – 실제 활용할 수 있다고 생각되는 가장 기억에 남는 것은?	

V-1. 평가도구

1. 간호수행능력

<table>
<tr><th colspan="2" rowspan="2">영역</th><th rowspan="2">항목</th><th>충분</th><th>부족</th><th>안함</th><th rowspan="2">소계</th></tr>
<tr><th>(2점)</th><th>(1점)</th><th>(0점)</th></tr>
<tr><td colspan="2">간호중재</td><td>– 확인한 우선순위 간호문제 해결을 위한 간호중재 실시
(보고 및 기록, 투약간호)
: ACLS 프로토콜에 따른 심폐소생술 수행</td><td></td><td></td><td></td><td></td></tr>
<tr><td rowspan="3">평가</td><td rowspan="2">학습</td><td>– 대상자의 간호문제가 해결된 것을 평가할 수 있는 구체적인 기준을 제시하였는가?</td><td></td><td></td><td></td><td></td></tr>
<tr><td>– 주어진 시간 안에 문제를 확인하고 해결하였는가?</td><td></td><td></td><td></td><td></td></tr>
<tr><td>태도</td><td>– 체계적으로 능숙하게 수행하였는가?</td><td></td><td></td><td></td><td></td></tr>
<tr><td colspan="3">합 계</td><td colspan="4"></td></tr>
</table>

2. 수행에 대한 자신감

※ 시뮬레이션 학습방법을 통해 환자 간호에 대하여 스스로 느끼는 자신감을 아래 0~10 중에서 골라 표시해 주세요.

(0 = 매우 자신 없음) (10 = 매우 자신 있음)

0	1	2	3	4	5	6	7	8	9	10

별첨〉

■ ACLS 임상수행능력 checklist

No	항 목	완전 수행	부분 수행	시행 못함
1	환자의 호흡곤란과 흉통 정도를 사정한다(문진).	3	2	1
2	Pulse oxymeter를 부착하고 산소포화도를 사정한다(목적 설명).	3	2	1
3	Nasal prong/Reservoir bag or venturi mask로 산소를 공급한다.	3	2	1
4	(환자 의식소실) 의식/호흡 상태를 사정하고 기도를 유지한다.	3	2	1
5	도움요청하고 응급의료팀을 콜 한다.	3	2	1
6	경동맥 맥박을 확인한다(5~10초 이내 확인).	3	2	1
7	맥박이 촉진되지 않으면 최소 분당 100회/min 속도로 즉시 흉부압박을 실시한다.	3	2	1
8	2회 bag valve mask ambu-bagging을 실시한다(1초에 걸쳐 불어 넣는다).	3	2	1
9	(응급의료팀 도착) EKG 모니터를 apply한 후 리듬을 확인한다.	3	2	1
10	EKG 상 pulseless VT or V-fib 확인 후 제세동기를 준비하여 실시한다(1회, 150~200J).	3	2	1
11	중단 없이 흉부압박을 다시 시작한다.	3	2	1
12	Order 하에 intubation set 준비물품을 정확히 setting한다.	3	2	1
13	Intubation을 시행하고 6~8초에 한 번씩 bagging한다.	3	2	1
14	IV line을 확보한다.	3	2	1
15	Order 하에 Lab(CBC, BUN, Cr, Electrolyte) sampling한다.	3	2	1
16	처방에 따라 epinephrine 1mg IV 후 p/s 10cc IV 실시한다.	3	2	1
17	약물투여 후 환자의 팔을 10~20초 올린 상태로 유지시킨다. (혈액과 조직에 빨리 흡수되도록)	3	2	1
18	2분간 CPR 후 리듬을 재확인한다.	3	2	1
19	V-fib/pulseless VT 확인 후 제세동을 올바르게 실시한다(1회, 150~200J).	3	2	1
20	즉시 흉부압박을 실시한다(bagging하는 사람과 교대). (흉부압박 분당 100회, 환기는 6~8초당 1회)	3	2	1
21	2분 CPR 후 EKG 리듬을 재확인한다.	3	2	1
22	Pulseless VT or V-fib확인 후 제세동을 실시한다(1회, 150~200J).	3	2	1
23	즉시 흉부압박을 실시한다(bagging하는 사람과 교대).	3	2	1
24	Amiodarone 300mg IV 후 p/s 10cc IV 실시한다.	3	2	1
25	2분 CPR 후 리듬을 재확인한다(정상 리듬).	3	2	1
26	소생 후 환자상태가 안정되면 활력징후 측정과 호흡음 청진을 하고, 투여약물과 상황을 기록한다.	3	2	1

3. 임상판단수행평가(간호교육평가원 시뮬레이션 표준안)

Lasater Clinical Judgement in Simulation					
Course: ____________ Simulation: ____________ 차 Date: ______________ Instructor: ____________ Name(Option): ____________					
인지					점수
구분	4(매우 잘함)	3(잘함)	2(미흡)	1(매우 미흡)	
초점을 맞춘 관찰	초점을 맞추며 관찰을 시행함. 유용한 정보를 얻기 위해 다양한 주/객관적인 자료를 관찰하고 모니터링함	규칙적으로 다양한 주/객관적인 자료를 관찰하고 모니터링함. 대부분의 유용한 자료를 인지하고는 있으나 미묘한 징후를 놓치기도 함	다양한 주/객관적 자료를 모니터링하려고 하나 자료 배열이 부족함. 주로 객관적인 자료에 초점을 두며 몇몇 중요한 자료를 놓침	임상상황과 자료를 혼란스러워함. 관찰이 조직적이지 못하고 중요한 자료를 놓침. 사정에 실수가 있음	
구분	4(매우 잘함)	3(잘함)	2(미흡)	1(매우 미흡)	
기대되는 양상과의 차이	자료에서 기대양상과 다른 미묘한 양상을 인지하고 이를 사정하려고 함	자료에서 대부분의 명확한 양상과 변이를 인지하고 있으며 이를 지속적으로 사정함	분명한 양상과 변이를 구분하였으나 중요한 정보를 놓침. 사정을 지속적으로 어떻게 해야 할지에 대한 확신이 없음	한 번에 한 가지 자료에만 집중하며, 대부분의 자료와 이상소견을 놓침. 사정 범위를 좁히지 못함	
구분	4(매우 잘함)	3(잘함)	2(미흡)	1(매우 미흡)	
정보 추구	중재를 계획하기 위해 적극적으로 정보를 수집함. 환자를 관찰하고 환자 및 가족과 상호작용하면서 유용한 주관적 자료를 수집	환자 및 가족으로부터 환자 상황에 대한 주관적 자료를 적극적으로 수집하나 가끔 중요한 단서를 놓침	환자 및 가족으로부터 추가적인 정보를 수집하는 데 있어 제한적임. 종종 어떤 자료가 필요한지 알지 못하고 관련없는 정보를 찾음	비효과적으로 정보를 찾으며 대부분 객관적 자료에 의존함. 환자 및 가족과 상호작용하는 것이 어려워 주관적인 자료를 수집하지 못함	
해석					점수
구분	4(매우 잘함)	3(잘함)	2(미흡)	1(매우 미흡)	
자료의 우선 순위 설정	환자의 상태를 설명하는 데 있어 가장 관련성이 높은 중요한 자료에 집중함	전체적으로 가장 중요한 자료에 집중하면서 추가적으로 관련정보를 찾지만 관련성이 낮은 자료에도 관심을 보이기도 함	가장 중요한 자료에 집중하기는 하나 관련이 없거나 유용하지 않은 자료에도 관심을 가짐	어떤 자료가 중요한 것인지 알지 못하고 보이는 모든 자료에 관심을 가짐	

구분	4(매우 잘함)	3(잘함)	2(미흡)	1(매우 미흡)	
자료 이해	복잡하고 혼동스러운 상황에 직면했을 때 환자자료의 양상을 알아차리고 인식한 자료를 기존 양상(간호지식, 기초, 연구, 개인적 경험, 직관에 의한 기존 지식)과 비교. 성공적인 중재를 계획할 수 있음	대부분의 경우 환자의 자료 양상을 해석하고 중재를 계획하기 위해 기존 지식과 비교함. 해석과 비교를 하지 못하는 상황이 드물고 전문가 또는 경험 많은 간호사의 도움이 필요한 복잡한 경우에는 해석과 비교를 하지 못함	간단하고 익숙한 상황에서는 환자의 자료양상을 기존 지식과 비교 중재를 계획할 수 있으나, 다소 어려운 자료 및 상황에서는 해석을 하지 못하고 부적절하게 도움을 구함	간단하고 익숙한 상황에서도 자료를 해석하고 이해하지 못함. 문제를 진단하고 중재를 개발하는 데 있어 대부분 도움이 필요함	
반응					점수
구분	4(매우 잘함)	3(잘함)	2(미흡)	1(매우 미흡)	
차분하고 자신감 있는 태도	책임감이 있어 팀원에게 업무를 배분할 줄 알며 환자 및 가족을 안심시키는 역할을 수행함	일반적으로 리더쉽과 자신감을 표현하고 대부분의 상황을 통제하고 진정시킬 수 있으나 어렵거나 복잡한 상황에서는 스트레스를 보임	자신없는 지도자 역할을 보이고 비교적 단순한 상황에서 환자와 가족을 안심시키지만 쉽게 스트레스를 받으며 조직적이지 못함	간단하고 익숙한 상황을 제외하고는 스트레스를 받으며 조직적이지 못함. 자기조절 못하고 환자와 가족들을 불안하게 만들거나 협조를 얻지 못함	
구분	4(매우 잘함)	3(잘함)	2(미흡)	1(매우 미흡)	
분명한 의사소통	효과적으로 의사소통을 하고 간호중재를 설명함. 환자와 가족을 안심시키고, 대상자가 이해했는지 확인함. 팀원에게 중재방향을 설명하고 지시하며 이해를 했는지 확인함	전반적으로 의사소통을 잘하고 환자에게 주의깊게 설명함. 팀원에게 명확한 방향을 제시하고 효과적인 관계를 형성함	약간의 의사소통 능력을 보임. 환자 및 가족, 팀 구성원 간의 의사소통이 능숙하지 않음	의사소통에 어려움이 있고 설명이 혼란스러움. 방향이 명확하지 않거나 모순됨. 환자와 가족들을 혼란스럽고 불안하게 하며 지지적이지 못함	
구분	4(매우 잘함)	3(잘함)	2(미흡)	1(매우 미흡)	
잘 계획된 중재/융통성	환자에게 개별적으로 맞춤형 중재를 시행함. 환자를 직접 모니터링하며 반응을 보며 간호중재를 조정할 수 있음	관련 자료에 근거하여 중재를 시행함. 정기적으로 모니터링을 하지만 이에 근거해 간호중재를 조정하지는 못함	대부분 분명한 자료에 근거하여 중재를 시행함. 모니터링은 하지만 환자의 반응에 근거해서 중재를 조정하지 못함	해결 가능성이 있는 하나의 중재에 중점을 두고 있으나 모호하고 혼돈스러우며 불완전함. 가끔 모니터링을 하기도 함	

구분	4(매우 잘함)	3(잘함)	2(미흡)	1(매우 미흡)	
술기의 숙련성	고도의 숙련된 간호술기를 보여줌	속도 또는 정확성이 더 향상될 수 있지만 대부분의 숙련된 간호술기를 보여줌	주저하거나 효과적이지 못한 간호술기를 사용함	간호술기를 선택 또는 수행하지 못함	
		반영			**점수**
구분	**4(매우 잘함)**	**3(잘함)**	**2(미흡)**	**1(매우 미흡)**	
평가/ 자기 분석	자신의 임상수행을 독립적으로 평가하고 분석함. 의사결정의 요점을 알고 대안을 제시하며, 여러 가지 대안 중 자신의 결정을 정확하게 평가함	중요한 사건이나 의사결정 중심으로 자신의 임상수행을 평가하고 분석함. 의사결정의 핵심요점을 알고 대안을 고려함	분명한 평가사항만을 언급함. 대안점을 떠올리지 못하고, 자신의 수행을 평가할 때 자기 보호적임	성의없게 평가를 하고 향후 수행하는 것을 향상시키려고 하지 않음. 자신의 의사결정과 선택에 대해 이를 평가하지 않고 정당화함	
구분	**4(매우 잘함)**	**3(잘함)**	**2(미흡)**	**1(매우 미흡)**	
개선 의지 여부	지속적으로 개선하고자 노력하고 간호 경험을 반영. 정확하게 강점과 약점을 식별하고 약점을 제거하는 구체적인 계획을 개발함	간호수행을 향상시키려는 의지가 있고, 경험을 반영하고 평가함. 강점과 약점을 식별할 수 있고, 약점 평가에 더 체계적임	지속적인 개선의 필요성을 인식하고 배우고 향상시키기 위해 노력함. 객관적인 평가가 필요함	간호수행 향상에 무관심함. 자신에 대해 무비판적이거나 지나칠 정도로 비판적임. 약점을 알지 못하며 개선의 필요를 찾지 못함	
		합계			

출처: Lasatar Clinical Judgement Rubric (심가가 & 신현숙(2015). 임상판단평가도구의 신뢰도 및 타당도 검증. Child Health Nursing Research, 21(2), 160-167)

■ 인체모형 시뮬레이터(Human patient simulator)를 이용한 모듈개발 4

1-8 뇌수술 후 경련 대상자 간호

I. 시뮬레이션 모듈 개요

1. 제목	뇌수술 후 경련 대상자 간호
2. 모듈 운영	Instructor:
	Operator:
	시뮬레이션 유형: 고충실도 시뮬레이터 및 단순 시뮬레이터 활용
	교육명: 뇌수술 후 경련 대상자 간호
	실습환경: 병실
	시나리오 수준(단순, 복합): 단순
	시뮬레이션 운영 시간: 10분
	소그룹학습 시간: 30분
	디브리핑 시간: 20분
	디브리핑 장소: 디브리핑 룸
	평가기준: 개별 교수자 수업계획서 참조
3. 사례 요약	대상자는 2주전 갑자기 쓰러져 SAH(Subarachnoid hemorrhage)로 Clipping 수술 후 다음주에 퇴원 예정인 남성환자이다. 환자는 보호자와 앉아서 이야기를 나눌 정도로 호전되었고 보행도 자유롭게 스스로 할 정도이다. 오후 7시 보호자와 함께 TV를 시청 중이었고 갑자기 병실에서 비명소리가 들렸다. 이브닝 근무 중인 간호사는 학생간호사와 함께 병실로 들어간다.
4. 대상자 추가정보	발견 당시 신체검진 결과: Mentality – Unresponsive, LOC(+) Feature: Eyeball deviation, 4-extremities rigidity, salivation 성별: 남자 나이: 51세 키: 172cm 몸무게: 78kg 과거력: 10년 전 고혈압 진단받고 Antihypertensive drug 복용 중
5. 사전학습 내용	사전간호지식: 1. 지주막하출혈의 병태생리 및 약물요법 2. 두개강내압의 정상수준과 상승 시 증상 및 증후 3. 의식상태의 사정 4. 경련 대상자 간호 5. 항경련제의 종류와 작용 및 부작용

6. 학습목표	1. 응급상황시 seizure 발생환자의 대처 능력을 기른다. 2. seizure 발생환자의 양상을 표현한다. 3. seizure 발생환자의 양상을 기록할 수 있다. 4. 경련 후 간호에 대해 습득하고 수행한다. 5. 처방난 약을 투약의 5right에 의거하여 투여하고 약리작용, 부작용을 설명한다. 6. 항경련제의 종류와 부작용에 대해 이해한다. 7. 환자의 증상, 간호력, 수집된 자료에 근거하여 환자의 상태를 파악한다. 8. 수집된 자료 중 의미있는 자료를 의사에게 정확히 보고한다. 9. 의사의 처방을 이해하고 올바르게 수행한다.
7. 관련 학습성과	PO1: 다양한 교양 지식과 전공지식에 근거한 간호술을 통합적으로 실무에 적용한다. PO2: 대상자의 간호상황에 따른 핵심기본간호술을 선택하여 실행한다. PO3: 언어적, 비언어적 상호작용을 통한 치료적 의사소통술을 적용한다. PO6: 비판적 사고에 근거한 간호과정을 적용하고 임상적 추론을 실행한다.
8. 관련 핵심기본간호술	1. 활력징후 측정 2. 경구투약 6. 정맥 수액 주입 7. 산소포화도 측정과 심전도 모니터 적용 17. 비강 캐뉼라를 이용한 산소 요법
9. 관련 임상실습교과목	성인간호학 실습
10. 시뮬레이션 환경	□ 고충실도 시뮬레이터(HPS) 및 단순 시뮬레이터
11. 준비기구 및 물품	□ 심전도 모니터 □ 활력징후, 산소포화도 측정기구 □ 비강캐뉼라 및 산소투여기구 □ Suction set □ 처방에 따른 약물 및 주사용품 □ 의사처방지 □ 간호기록지
12. 역할배정	그룹별 학생 수: ( )명 역할 1: 해당병실 담당 간호사(학생) 역할 2: 환자역할(교수/학생)
13. 학생수행업무	1. 소그룹학습 활동 – 대상자의 우선순위별 문제 목록 작성 – 수행을 위한 사전지식 학습 2. 시뮬레이션 수행 – 대상자의 건강문제 사정 – 처방에 따른 투약 및 간호 중재 수행 – 수행 후 디브리핑 및 성찰

Ⅱ. 간호수행 전 소그룹학습

※ 다음의 사례를 바탕으로 간호과정을 적용하고 시뮬레이션 수행 전 학습을 하시오.

<table>
<tr><td rowspan="4">상황 소개</td><td>사례요약</td><td colspan="3">대상자는 2주 전 갑자기 쓰러져 SAH(Subarachnoid hemorrhage)로 Clipping 수술 후 다음 주에 퇴원 예정인 남성 환자이다. 환자는 보호자와 앉아서 이야기를 나눌 정도로 호전되었고 보행도 자유롭게 스스로 할 정도이다. 오후 7시 보호자와 함께 TV를 시청 중이었고 갑자기 병실에서 비명소리가 들렸다. 이브닝 근무 중인 간호사는 학생간호사와 함께 병실로 들어간다.</td></tr>
<tr><td>대상자 정보</td><td>강형식</td><td>성별
연령</td><td>남
51세</td></tr>
<tr><td>주 호소</td><td>seizure</td><td>진단명</td><td>SAH</td></tr>
<tr><td>추가 정보</td><td colspan="3">발견 당시 신체검진 결과: Mentality – Unresponsive, LOC(+)
Feature: Eyeball deviation, 4-extremities rigidity, salivation
성별: 남자
키: 172cm
몸무게: 78kg
과거력: 10년 전 고혈압 진단받고 Antihypertensive drug 복용 중</td></tr>
<tr><td rowspan="3">소그룹 학습</td><td>우선순위별 간호문제와 근거</td><td colspan="3"></td></tr>
<tr><td>우선순위별 간호진단</td><td colspan="3"></td></tr>
<tr><td>수행할 간호중재</td><td colspan="3"></td></tr>
</table>

소그룹 학습	수행을 위한 배경학습	■ **경련 환자 간호** 1) 전조 증상(aura)의 유무를 확인한다. 2) 발작 시 관찰 및 모니터링 사항 • 발작 시작 전후에 머리, 몸, 하지의 위치 • 경련하는 동안 환자의 몸 전체를 확인함 • 경련이 일어나는 신체부위 • 근육의 움직임 • 안구의 변화와 방향 변화, 동공의 변화, 동공의 빛에 대한 반응 변화 • 소변이나 대변의 실금 여부 • 침 분비, 점액, 구토, 혹은 출혈 여부 • 호흡의 특성과 호흡수 • 얼굴색, 입술의 색깔의 변화 • 발작의 지속시간, 횟수와 빈도 3) 발작 전, 발작 중, 발작 후에 환자의 의식 상태를 확인한다. 4) 씹거나 삼키는 행동을 반복하거나 옷자락이나 단추 등을 만지작거리거나 단어나 어휘를 반복하거나 병적 배회 등의 자동증이 있는지 확인한다. 5) 발작이 끝난 후 환자 상태를 확인하고 기록한다.
개인별 학습	QR code를 활용한 자율학습	투약 – 항뇌전증제 발작 전후 간호

Ⅲ. 시나리오 흐름도 및 의사처방

1. 시나리오 흐름도

단계	대상자 반응 (증상, 요구, 검진결과 등)	학습자 활동 (구체적 간호수행)	교육요점 (촉진활동, 단서 제공)
1	RR: > 30 HR: > 138 BP: > 170/90 SpO_2: < 81% over 3min Temp: 37.0℃ Salivation & rigidity, 환자는 의식이 없음 아내: "여기 좀 와주세요. 우리 남편이 이상해요. 도와주세요." 환자는 "어"라고 소리지르며 왼쪽 상방으로 눈을 주시하며 사지는 뻣뻣하고 입술에는 청색증이 보인다.	– Airway 유지 (고개를 옆으로 돌린다. 필요 시 suction) – Notify to Dr. – 산소투여 (O_2 3L/min VNP inhalation) IV route 확보 – SpO_2 계속 관찰 – 낙상 예방을 위해 side rail 올리기 – Pupil reflex 확인	– 환자 확인
2	RR: < 24 HR: < 100 BP: > 120/90 SpO_2: < 95% over 3min Anticonvulsant 투여 후 환자의 경련은 멈춘다. 환자의 보호자는 큰 안도의 한숨을 쉰다.	간호사2는 의사에게 환자 상태 및 상황에 대해 notify한다. – 처방된 Anti convulsant(Ativan) 투여 – 산소투여 (O_2 3L/min VNP inhalation)	– 정확한 보고 – 처방에 따른 중재
3	RR: < to 20 HR: < to 96 BP: < to 130/80 SpO_2: >to 98%, 5분 동안 Mental status: alert 환자는 힘이 빠진 듯하며 눈을 깜빡거리고 있고 mask으로 O_2 3L/min VNP inhalation 중임	– V/S & Continuous – SpO_2 Monitoring. – 경련양상, 지속시간 등을 자세히 기록한다. – 의식 변화 관찰(경련 전 증상, aura 질문)	– 지속적 모니터링 – 기록

2. 의사 처방내역

처방	비고
1. NPO 2. ABR 3. GCS, PS/LR q2hr 4. Brain non-contrast CT, prn EEG 5. V/S Check q4hr 6. O_2 3L/min VNP inhalation 7. N/S 1L IV(60cc/hr) 8. Ativan 2mg IV(Stat), prm ativan 2mg IV 9. Carbamazepine TDM	

Ⅳ. 간호기록 및 디브리핑

1. 간호기록지

Date	Time	Nursing & Treatment	Sign

2. 디브리핑

방법	방법: □ 개인 □ 조별 □ 전체 □ with video □ without video	수행성찰
자료	□ 학생용 시뮬레이션 work sheet □ article □ handout □ 기타(조별 간호수행기록지, 개별 성찰일지)	
서술단계	– 대상자는 어떤 상황이었는가? – 가장 잘한 점은 무엇이었나? – 가장 어려웠던 점은 무엇이었나? – 전체적으로 환자간호를 어떻게 수행했다고 평가하는지? – 이와 비슷한 임상상황을 경험해 본 적이 있는지?	
분석단계	– 이 환자의 우선적인 문제가 무엇이라고 판단했는가? – 이 문제를 해결하기 위해 우선적으로 수행할 간호활동은 무엇이라고 판단했는가? – 실제로 이 간호활동을 수행했는가? – 수행했다면 그 결과를 확인하였는가? 확인의 근거는 무엇이었는가? – 실제로 간호활동을 수행하지 못했다면 그 이유는 무엇인가? – 우선적인 간호문제 이외에 다른 간호 문제는 없었는가?	
적용단계	– 오늘 배운 것을 기반으로 실제 상황에 어떻게 적용할 수 있겠는가? – 오늘 배운 것 중에서 가장 중요한 것 한 가지를 꼽으라면 무엇인가? – 실제 활용할 수 있다고 생각되는 가장 기억에 남는 것은?	

V–1. 평가도구

1. 간호수행능력

영역		항목	충분 (2점)	부족 (1점)	안함 (0점)	소계
사전 준비		손을 씻는다.				
		사례에 따라 준비가 필요한 물품이나 기구, 교육내용책자를 제시한다.				
간호사정		과거력을 확인한다.				
		주호소와 관련된 문진을 실시한다.				
		주호소와 관련된 신체검진을 실시 및 확인을 한다.				
간호중재		Airway를 유지한다.				
		Notify to Dr.				
		산소를 투여한다.				
		IV route를 확보한다.				
		SpO_2를 계속 관찰한다.				
		낙상 예방을 위해 side rail을 올린다.				
		Pupil reflex를 확인한다.				
		처방된 Anti convulsant(Ativan)를 투여한다.				
		V/S & Continuous SpO_2 Monitoring을 지속한다.				
		경련양상과 지속시간 등을 자세히 기록한다.				
		의식 변화를 관찰(경련 전 증상, aura 질문)한다.				
평가	학습	대상자의 간호문제가 해결된 것을 평가할 수 있는 구체적인 기준을 제시하였는가?				
		주어진 시간 안에 문제를 확인하고 해결하였는가?				
	태도	체계적으로 능숙하게 수행하였는가?				
합 계						

2. 수행에 대한 자신감

※ 시뮬레이션 학습방법을 통해 환자 간호에 대하여 스스로 느끼는 자신감을 아래 0~10 중에서 골라 표시해 주세요.

(0 = 매우 자신 없음) (10 = 매우 자신 있음)

0	1	2	3	4	5	6	7	8	9	10

3. 임상판단수행평가(간호교육평가원 시뮬레이션 표준안)

Lasater Clinical Judgement in Simulation

Course: ____________ Simulation: ____________ 차
Date: ______________ Instructor: ______________ Name(Option): ______________

인지					점수
구분	4(매우 잘함)	3(잘함)	2(미흡)	1(매우 미흡)	
초점을 맞춘 관찰	초점을 맞추며 관찰을 시행함. 유용한 정보를 얻기 위해 다양한 주/객관적인 자료를 관찰하고 모니터링함	규칙적으로 다양한 주/객관적인 자료를 관찰하고 모니터링함. 대부분의 유용한 자료를 인지하고는 있으나 미묘한 징후를 놓치기도 함	다양한 주/객관적 자료를 모니터링하려고 하나 자료 배열이 부족함. 주로 객관적인 자료에 초점을 두며 몇몇 중요한 자료를 놓침	임상상황과 자료를 혼란스러워함. 관찰이 조직적이지 못하고 중요한 자료를 놓침. 사정에 실수가 있음	
구분	4(매우 잘함)	3(잘함)	2(미흡)	1(매우 미흡)	
기대되는 양상과의 차이	자료에서 기대양상과 다른 미묘한 양상을 인지하고 이를 사정하려고 함	자료에서 대부분의 명확한 양상과 변이를 인지하고 있으며 이를 지속적으로 사정함	분명한 양상과 변이를 구분하였으나 중요한 정보를 놓침. 사정을 지속적으로 어떻게 해야 할지에 대한 확신이 없음	한 번에 한 가지 자료에만 집중하며, 대부분의 자료와 이상소견을 놓침. 사정 범위를 좁히지 못함	
구분	4(매우 잘함)	3(잘함)	2(미흡)	1(매우 미흡)	
정보 추구	중재를 계획하기 위해 적극적으로 정보를 수집함. 환자를 관찰하고 환자 및 가족과 상호작용하면서 유용한 주관적 자료를 수집	환자 및 가족으로부터 환자 상황에 대한 주관적 자료를 적극적으로 수집하나 가끔 중요한 단서를 놓침	환자 및 가족으로부터 추가적인 정보를 수집하는 데 있어 제한적임. 종종 어떤 자료가 필요한지 알지 못하고 관련없는 정보를 찾음	비효과적으로 정보를 찾으며 대부분 객관적 자료에 의존함. 환자 및 가족과 상호작용하는 것이 어려워 주관적인 자료를 수집하지 못함	

해석					점수
구분	4(매우 잘함)	3(잘함)	2(미흡)	1(매우 미흡)	
자료의 우선 순위 설정	환자의 상태를 설명하는 데 있어 가장 관련성이 높은 중요한 자료에 집중함	전체적으로 가장 중요한 자료에 집중하면서 추가적으로 관련정보를 찾지만 관련성이 낮은 자료에도 관심을 보이기도 함	가장 중요한 자료에 집중하기는 하나 관련이 없거나 유용하지 않은 자료에도 관심을 가짐	어떤 자료가 중요한 것인지 알지 못하고 보이는 모든 자료에 관심을 가짐	
구분	4(매우 잘함)	3(잘함)	2(미흡)	1(매우 미흡)	
자료 이해	복잡하고 혼동스러운 상황에 직면했을 때 환자자료의 양상을 알아차리고 인식한 자료를 기존 양상(간호지식, 기초, 연구, 개인적 경험, 직관에 의한 기존 지식)과 비교, 성공적인 중재를 계획할 수 있음	대부분의 경우 환자의 자료 양상을 해석하고 중재를 계획하기 위해 기존 지식과 비교함. 해석과 비교를 하지 못하는 상황이 드물고 전문가 또는 경험 많은 간호사의 도움이 필요한 복잡한 경우에는 해석과 비교를 하지 못함	간단하고 익숙한 상황에서는 환자의 자료양상을 기존 지식과 비교 중재를 계획할 수 있으나, 다소 어려운 자료 및 상황에서는 해석을 하지 못하고 부적절하게 도움을 구함	간단하고 익숙한 상황에서도 자료를 해석하고 이해하지 못함. 문제를 진단하고 중재를 개발하는 데 있어 대부분 도움이 필요함	

반응					점수
구분	4(매우 잘함)	3(잘함)	2(미흡)	1(매우 미흡)	
차분하고 자신감 있는 태도	책임감이 있어 팀원에게 업무를 배분할 줄 알며 환자 및 가족을 안심시키는 역할을 수행함	일반적으로 리더쉽과 자신감을 표현하고 대부분의 상황을 통제하고 진정시킬 수 있으나 어렵거나 복잡한 상황에서는 스트레스를 보임	자신없는 지도자 역할을 보이고 비교적 단순한 상황에서 환자와 가족을 안심시키지만 쉽게 스트레스를 받으며 조직적이지 못함	간단하고 익숙한 상황을 제외하고는 스트레스를 받으며 조직적이지 못함. 자기조절 못하고 환자와 가족들을 불안하게 만들거나 협조를 얻지 못함	
구분	4(매우 잘함)	3(잘함)	2(미흡)	1(매우 미흡)	
분명한 의사 소통	효과적으로 의사소통을 하고 간호중재를 설명함. 환자와 가족을 안심시키고, 대상자가 이해했는지 확인함. 팀원에게 중재방향을 설명하고 지시하며 이해를 했는지 확인함	전반적으로 의사소통을 잘하고 환자에게 주의깊게 설명함. 팀원에게 명확한 방향을 제시하고 효과적인 관계를 형성함	약간의 의사소통 능력을 보임. 환자 및 가족, 팀 구성원 간의 의사소통이 능숙하지 않음	의사소통에 어려움이 있고 설명이 혼란스러움. 방향이 명확하지 않거나 모순됨. 환자와 가족들을 혼란스럽고 불안하게 하며 지지적이지 못함	

구분	4(매우 잘함)	3(잘함)	2(미흡)	1(매우 미흡)	
잘 계획된 중재/ 융통성	환자에게 개별적으로 맞춤형 중재를 시행함. 환자를 직접 모니터링하며 반응을 보며 간호중재를 조정할 수 있음	관련 자료에 근거하여 중재를 시행함. 정기적으로 모니터링을 하지만 이에 근거해 간호중재를 조정하지는 못함	대부분 분명한 자료에 근거하여 중재를 시행함. 모니터링은 하지만 환자의 반응에 근거해서 중재를 조정하지 못함	해결 가능성이 있는 하나의 중재에 중점을 두고 있으나 모호하고 혼돈스러우며 불완전함. 가끔 모니터링을 하기도 함	
구분	4(매우 잘함)	3(잘함)	2(미흡)	1(매우 미흡)	
술기의 숙련성	고도의 숙련된 간호술기를 보여줌	속도 또는 정확성이 더 향상될 수 있지만 대부분의 숙련된 간호술기를 보여줌	주저하거나 효과적이지 못한 간호술기를 사용함	간호술기를 선택 또는 수행하지 못함	
반영					점수
구분	4(매우 잘함)	3(잘함)	2(미흡)	1(매우 미흡)	
평가/ 자기 분석	자신의 임상수행을 독립적으로 평가하고 분석함. 의사결정의 요점을 알고 대안을 제시하며, 여러 가지 대안 중 자신의 결정을 정확하게 평가함	중요한 사건이나 의사결정 중심으로 자신의 임상수행을 평가하고 분석함. 의사결정의 핵심요점을 알고 대안을 고려함	분명한 평가사항만을 언급함. 대안점을 떠올리지 못하고, 자신의 수행을 평가할 때 자기 보호적임	성의없게 평가를 하고 향후 수행하는 것을 향상시키려고 하지 않음. 자신의 의사결정과 선택에 대해 이를 평가하지 않고 정당화함	
구분	4(매우 잘함)	3(잘함)	2(미흡)	1(매우 미흡)	
개선 의지 여부	지속적으로 개선하고자 노력하고 간호 경험을 반영. 정확하게 강점과 약점을 식별하고 약점을 제거하는 구체적인 계획을 개발함	간호수행을 향상시키려는 의지가 있고, 경험을 반영하고 평가함. 강점과 약점을 식별할 수 있고, 약점 평가에 더 체계적임	지속적인 개선의 필요성을 인식하고 배우고 향상시키기 위해 노력함. 객관적인 평가가 필요함	간호수행 향상에 무관심함. 자신에 대해 무비판적이거나 지나칠 정도로 비판적임. 약점을 알지 못하며 개선의 필요를 찾지 못함	
합계					

출처: Lasatar Clinical Judgement Rubric (심가가 & 신현숙(2015). 임상판단평가도구의 신뢰도 및 타당도 검증. Child Health Nursing Research, 21(2), 160-167)

■ 인체모형 시뮬레이터(Human patient simulator)를 이용한 모듈개발 5

1-9 수술 후 합병증 대상자 간호

Ⅰ. 시뮬레이션 모듈 개요

1. 제목	수술 후 합병증 대상자 간호
2. 모듈 운영	Instructor:
	Operator:
	시뮬레이션 유형: 고충실도 시뮬레이터 및 단순 시뮬레이터 활용
	교육명: 수술 후 합병증 대상자 간호
	실습환경: 병실
	시나리오 수준(단순, 복합): 단순
	시뮬레이션 운영 시간: 10분
	소그룹학습 시간: 30분
	디브리핑 시간: 20분
	디브리핑 장소: 디브리핑 룸
	평가기준: 개별 교수자 수업계획서 참조
3. 사례 요약	평소 골다공증으로 투약 중이던 환자로 내원 이틀 전 집 앞 계단에서 미끄러져 넘어지며 Lt femur neck fx로 입원하였다. Hemiarthroplasty 수술 후 POD 1일째이며 H-vac drain keep 상태로 ABR 중이다. F-cath 16Fr 유지 중이며 왼쪽 hip 부위 드레싱되어 있고 mild swelling 있으나 bleeding이나 oozing은 없는 상태이다. 금일 Day 근무 중 call bell을 눌러 가보니 식은땀을 흘리며 대상자가 호흡곤란을 호소하고 있다.
4. 대상자 추가정보	성별: 여성 나이: 76세 키: 156cm 몸무게: 78kg ■ 의식사정: Alert ■ 활력징후: BP: 100/71mmHg, PR: 141회, RR: 32회, BT: 37.3℃, SpO_2: 88% ■ Lab

CBC	WBC= 3.54×10^3/㎕, Neut= 22.2x10^3/㎕, Lymp= 5.5x10^3/㎕, RBC= 2.8×10^6/㎕, Hb= 9.0g/dL, Hct= 25.8%
ABGA	PO_2= 54.0mmHg, SaO_2= 87.4%
기타	D-Dimer: 8.34, CK-MB= 1.5ng/mL, LDH= 552mU/mL

5. 사전학습 내용	사전간호지식: 1. 관상동맥 질환의 원인 2. 관상동맥 질환의 치료 및 관리 3. 관상동맥질환 대상자에게 투여되는 약물과 작용
6. 학습목표	1 관상동맥 질환의 위험요인을 인지하고 사정할 수 있다. 2 관상동맥질환의 전형적, 비전형적 증상을 이해한다. 3. 학습자는 입원환자 간호중재를 적용하여 핵심기본간호술기(경구투약, 심전도 모니터 적용)를 수행할 수 있다. 4. 대상자에게 효율적인 Chest discomfort 증상 관리를 위한 혈당관리 및 식이관리 등 교육을 수행할 수 있다. 5. 환자의 증상, 간호력, 수집된 자료에 근거하여 환자의 상태를 파악한다. 6. 수집된 자료 중 의미있는 자료를 의사에게 정확히 보고한다. 7. 의사의 처방을 이해하고 올바르게 수행한다.
7. 관련 학습성과	PO1: 다양한 교양 지식과 전공지식에 근거한 간호술을 통합적으로 실무에 적용한다. PO2: 대상자의 간호상황에 따른 핵심기본간호술을 선택하여 실행한다. PO3: 언어적, 비언어적 상호작용을 통한 치료적 의사소통술을 적용한다. PO6: 비판적 사고에 근거한 간호과정을 적용하고 임상적 추론을 실행한다.
8. 관련 핵심기본간호술	1. 활력징후 측정 2. 경구투약 6. 정맥 수액 주입 7. 산소포화도 측정과 심전도 모니터 적용 17. 비강 캐뉼라를 이용한 산소 요법
9. 관련 임상실습교과목	성인간호학 실습
10. 시뮬레이션 환경	□ 이동식 모니터가 있는 응급실 □ 시뮬레이터(HPS)
11. 준비기구 및 물품	□ 심전도 모니터 □ 활력징후, 산소포화도 측정기구 □ Infusion pump □ 처방에 따른 약물 및 주사용품 □ 의사처방지 □ 간호기록지
12. 역할배정	그룹별 학생 수: ( )명 역할 1: 해당병실 담당 간호사(학생) 역할 2: 환자역할(교수/학생)
13. 학생수행업무	1. 소그룹학습 활동 – 대상자의 우선순위별 문제 목록 작성 – 수행을 위한 사전지식 학습 2. 시뮬레이션 수행 – 대상자의 건강문제 사정 – 처방에 따른 투약 및 간호 중재 수행 – 수행 후 디브리핑 및 성찰

Ⅱ. 간호수행 전 소그룹학습

※ 다음의 사례를 바탕으로 간호과정을 적용하고 시뮬레이션 수행 전 학습을 하시오.

<table>
<tr><td rowspan="6">상황 소개</td><td>사례요약</td><td colspan="3">평소 골다공증으로 투약 중이던 환자로 내원 이틀 전 집 앞 계단에서 미끄러져 넘어지며 Lt femur neck fx로 입원하였다. Hemiarthroplasty 수술 후 POD 1일째이며 H-vac drain keep 상태로 ABR 중이다. F-cath 16Fr 유지 중이며 왼쪽 hip부위 드레싱되어 있고 mild swelling 있으나 bleeding이나 oozing은 없는 상태이다. 금일 Day 근무 중 call bell을 눌러 가보니 식은땀을 흘리며 대상자가 호흡곤란을 호소하고 있다.</td></tr>
<tr><td rowspan="2">대상자 정보</td><td rowspan="2">홍순희</td><td>성별</td><td>여</td></tr>
<tr><td>연령</td><td>76세</td></tr>
<tr><td>주 호소</td><td>호흡곤란 및 가슴통증</td><td>진단명</td><td>Lt femur neck fx, s/p Hemiarthroplasty</td></tr>
<tr><td>활력징후</td><td colspan="3">T: 37.1℃ P: 128회/분 R: 22회/분 BP: 90/60mmHg</td></tr>
<tr><td>추가 정보</td><td colspan="3">키: 156cm
몸무게: 78kg

■ 의식사정: Alert
■ 활력징후: BP: 100/71mmHg, PR: 141회/분, RR: 32회/분, BT: 37.1℃ SpO_2: 88%
■ Lab
CBC: WBC= 3.54×10^3/μℓ, Neut= 22.2×10^3/μℓ, Lymp= 5.5×10^3/μℓ, RBC= 2.8×10^6/μℓ, Hgb= 9.0g/dL, Hct= 25.8%
ABGA: PO_2= 54.0mmHg, SaO_2= 87.4%
기타: D-Dimer: 8.34, CK-MB= 1.5ng/mL, LDH= 552mU/mL</td></tr>
<tr><td rowspan="3">소그룹 학습</td><td>우선순위별 간호문제와 근거</td><td colspan="3"></td></tr>
<tr><td>우선순위별 간호진단</td><td colspan="3"></td></tr>
<tr><td>수행할 간호중재</td><td colspan="3"></td></tr>
</table>

소그룹 학습	수행을 위한 배경학습	**노인 골절환자 간호중재** – 해마다 65세 이상 노인인구의 1/3 이상이 낙상을 경험한다. – 엉덩관절 골절은 뼈의 밀도가 낮아지고 낙상의 확률이 높아지는 노인에게서 자주 발생한다. 빠른 중재가 제공되어야 골절 후 발생하는 뼈의 괴사를 막을 수 있다. – 첫 24시간 이내 또는 곧바로 수술적 치료를 받게 된다. – 간호사는 골절환자의 급성통증, 신체기동성 장애, 조직의 순환장애 위험성, 신경혈관의 손상에 초점을 맞추어야 한다.
개인별 학습	QR code를 활용한 자율학습	근골격외상환자 간호 노인환자의 수술 간호

Ⅲ. 시나리오 흐름도 및 의사처방

1. 시나리오 흐름도

단계	대상자 반응 (증상, 요구, 검진결과 등)	학습자 활동 (구체적 간호수행)	교육요점 (촉진활동, 단서 제공)
1	의식: alert – 호흡곤란과 불안증세, 식은땀을 흘리며 입술에 약간의 청색증을 동반. – 왼쪽 hip 부위 드레싱 유지되어 있고 mild sweeling 있으나 bleeding이나 oozing은 없는 상태임. 통증을 호소하며 Call bell을 누른다. “갑자기 가슴이 칼로 찌르듯이 아파요.”	– 손을 씻는다. – 병실을 방문하여 대상자의 주관적 증상 및 심리상태를 사정한다.	
2	환자 감시장치 설정 BP: 100/62mmHg P: 128회/분 RR: 32회/분 BT: 37.4℃ SpO_2: 88% EKG: Sinus tachycardia “골반 수술을 했는데 왜 이렇게 가슴이 아프고 숨이 찬 건가요?”	– 대상자의 불안과 걱정을 경청하며 정서적 지지를 제공한다. – 대상자의 활력징후를 측정한다. 심전도 모니터와 산소포화도를 측정한다. – 사정결과를 대상자에게 알리고 정서적으로 지지해준다.	
3	“이런건 왜하는 거죠? 저 괜찮은건가요?” 땀을 흘리고, 불안해하며, 어쩔 줄 몰라하는 모습을 보인다.	– 대상자 상태를 의사에게 보고한 후 처방을 받는다. – 정서적 지지를 하며 처방에 따라 산소공급을 한다.	
4	의식은 있으나 전반적으로 힘이 없음	– 의사처방전과 검체라벨을 대조하여 확인하고, 혈액검사에 필요한 검체용기를 정확하게 준비한다. – 투약라벨을 확인하고 5rights을 준수하여 (infusion pump를 사용하여) 처방받은 약물을 투여한다(지속적 정맥내 주입, 정맥주사, 피하주사 수행). – 약물의 주입속도를 다시 확인한다.	
5	BP: 118/72mmHg P: 90회/분 RR: 22회/분 SpO_2: 97% EKG: Sinus “왜 이런 증상이 갑자기 생기는거죠?	– 대상자의 불안을 감소시키기 위해 정서적 지지를 제공한다. – 지속적으로 모니터링하며 수행결과를 대상자의 간호기록지에 기록한다.	

2. 의사 처방내역

처방	비고
1. NPO 2. Vital sign q2hr 3. Normal saline 1L Full drip 4. L- tube insertion & irrigation 5. P-RBC 2U & FFP 3U transfusion 6. 응급 내시경 준비 7. Bleeding 지속 시 SB tube로 change 8. O_2 2L/min VNP apply, SpO_2 monitoring 9. P-RBC 2U & FFP 3U transfusion 10. Esomeprazole 80mg 2V loading 후 CIV 11. Terlipressin 1mg Qid IV 12. CBC & PT/aPTT q4hr f/u	

Ⅳ. 간호기록 및 디브리핑

1. 간호기록지

Date	Time	Nursing & Treatment	Sign

2. 디브리핑

방법	방법: □ 개인 □ 조별 □ 전체 □ with video □ without video	수행성찰
자료	□ 학생용 시뮬레이션 work sheet □ article □ handout □ 기타(조별 간호수행기록지, 개별 성찰일지)	
서술단계	– 대상자는 어떤 상황이었는가? – 가장 잘한 점은 무엇이었나? – 가장 어려웠던 점은 무엇이었나? – 전체적으로 환자간호를 어떻게 수행했다고 평가하는지? – 이와 비슷한 임상상황을 경험해 본 적이 있는지?	
분석단계	– 이 환자의 우선적인 문제가 무엇이라고 판단했는가? – 이 문제를 해결하기 위해 우선적으로 수행할 간호활동은 무엇이라고 판단했는가? – 실제로 이 간호활동을 수행했는가? – 수행했다면 그 결과를 확인하였는가? 확인의 근거는 무엇이었는가? – 실제로 간호활동을 수행하지 못했다면 그 이유는 무엇인가? – 우선적인 간호문제 이외에 다른 간호 문제는 없었는가?	
적용단계	– 오늘 배운 것을 기반으로 실제 상황에 어떻게 적용할 수 있겠는가? – 오늘 배운 것 중에서 가장 중요한 것 한 가지를 꼽으라면 무엇인가? – 실제 활용할 수 있다고 생각되는 가장 기억에 남는 것은?	

V-1. 평가도구

1. 간호수행능력

영역		항목	충분 (2점)	부족 (1점)	안함 (0점)	소계
사전 준비		손을 씻는다.				
		사례에 따라 준비가 필요한 물품이나 기구, 교육내용책자를 제시한다.				
간호사정		과거력을 확인한다.				
		주호소와 관련된 문진을 실시한다.				
		주호소와 관련된 신체검진을 실시 및 확인한다.				
간호중재		확인한 우선순위 간호문제 해결을 위한 간호중재를 실시한다. (보고 및 기록, 투약간호)				
		대상자의 활력징후를 측정한다. 심전도 모니터와 산소포화도를 측정한다.				
		사정결과를 대상자에게 알리고 정서적으로 지지해준다.				
		대상자 상태를 의사에게 보고한 후 처방을 받는다.				
		처방에 따라 산소공급을 한다.				
		의사처방전과 검체라벨을 대조하여 확인하고, 혈액검사에 필요한 검체용기를 정확하게 준비한다.				
		투약라벨을 확인하고 5rights을 준수하여(infusion pump를 사용하여) 처방받은 약물을 투여한다(지속적 정맥 내 주입, 정맥주사, 피하주사 수행).				
		약물의 주입속도를 다시 확인한다.				
		대상자의 불안을 감소시키기 위해 정서적 지지를 제공한다.				
		지속적으로 모니터링하며 수행결과를 대상자의 간호기록지에 기록한다.				
평가	학습	대상자의 간호문제가 해결된 것을 평가할 수 있는 구체적인 기준을 제시하였는가?				
		주어진 시간 안에 문제를 확인하고 해결하였는가?				
	태도	체계적으로 능숙하게 수행하였는가?				
합 계						

2. 수행에 대한 자신감

※ 시뮬레이션 학습방법을 통해 환자 간호에 대하여 스스로 느끼는 자신감을 아래 0~10 중에서 골라 표시해 주세요.

(0 = 매우 자신 없음) (10 = 매우 자신 있음)

0	1	2	3	4	5	6	7	8	9	10

3. 임상판단수행평가(간호교육평가원 시뮬레이션 표준안)

Lasater Clinical Judgement in Simulation

Course: ____________ Simulation: ____________ 차
Date: ____________ Instructor: ____________ Name(Option): ____________

인지					점수
구분	4(매우 잘함)	3(잘함)	2(미흡)	1(매우 미흡)	
초점을 맞춘 관찰	초점을 맞추며 관찰을 시행함. 유용한 정보를 얻기 위해 다양한 주/객관적인 자료를 관찰하고 모니터링함	규칙적으로 다양한 주/객관적인 자료를 관찰하고 모니터링함. 대부분의 유용한 자료를 인지하고는 있으나 미묘한 징후를 놓치기도 함	다양한 주/객관적 자료를 모니터링하려고 하나 자료 배열이 부족함. 주로 객관적인 자료에 초점을 두며 몇몇 중요한 자료를 놓침	임상상황과 자료를 혼란스러워함. 관찰이 조직적이지 못하고 중요한 자료를 놓침. 사정에 실수가 있음	
구분	4(매우 잘함)	3(잘함)	2(미흡)	1(매우 미흡)	
기대되는 양상과의 차이	자료에서 기대양상과 다른 미묘한 양상을 인지하고 이를 사정하려고 함	자료에서 대부분의 명확한 양상과 변이를 인지하고 있으며 이를 지속적으로 사정함	분명한 양상과 변이를 구분하였으나 중요한 정보를 놓침. 사정을 지속적으로 어떻게 해야 할지에 대한 확신이 없음	한 번에 한 가지 자료에만 집중하며, 대부분의 자료와 이상소견을 놓침. 사정 범위를 좁히지 못함	
구분	4(매우 잘함)	3(잘함)	2(미흡)	1(매우 미흡)	
정보 추구	중재를 계획하기 위해 적극적으로 정보를 수집함. 환자를 관찰하고 환자 및 가족과 상호작용하면서 유용한 주관적 자료를 수집	환자 및 가족으로부터 환자 상황에 대한 주관적 자료를 적극적으로 수집하나 가끔 중요한 단서를 놓침	환자 및 가족으로부터 추가적인 정보를 수집하는 데 있어 제한적임. 종종 어떤 자료가 필요한지 알지 못하고 관련없는 정보를 찾음	비효과적으로 정보를 찾으며 대부분 객관적 자료에 의존함. 환자 및 가족과 상호작용하는 것이 어려워 주관적인 자료를 수집하지 못함	

해석					점수
구분	4(매우 잘함)	3(잘함)	2(미흡)	1(매우 미흡)	
자료의 우선 순위 설정	환자의 상태를 설명하는 데 있어 가장 관련성이 높은 중요한 자료에 집중함	전체적으로 가장 중요한 자료에 집중하면서 추가적으로 관련정보를 찾지만 관련성이 낮은 자료에도 관심을 보이기도 함	가장 중요한 자료에 집중하기는 하나 관련이 없거나 유용하지 않은 자료에도 관심을 가짐	어떤 자료가 중요한 것인지 알지 못하고 보이는 모든 자료에 관심을 가짐	
구분	4(매우 잘함)	3(잘함)	2(미흡)	1(매우 미흡)	
자료 이해	복잡하고 혼동스러운 상황에 직면했을 때 환자자료의 양상을 알아차리고 인식한 자료를 기존 양상(간호지식, 기초, 연구, 개인적 경험, 직관에 의한 기존 지식)과 비교. 성공적인 중재를 계획할 수 있음	대부분의 경우 환자의 자료 양상을 해석하고 중재를 계획하기 위해 기존 지식과 비교함. 해석과 비교를 하지 못하는 상황이 드물고 전문가 또는 경험 많은 간호사의 도움이 필요한 복잡한 경우에는 해석과 비교를 하지 못함	간단하고 익숙한 상황에서는 환자의 자료양상을 기존 지식과 비교 중재를 계획할 수 있으나, 다소 어려운 자료 및 상황에서는 해석을 하지 못하고 부적절하게 도움을 구함	간단하고 익숙한 상황에서도 자료를 해석하고 이해하지 못함. 문제를 진단하고 중재를 개발하는 데 있어 대부분 도움이 필요함	

반응					점수
구분	4(매우 잘함)	3(잘함)	2(미흡)	1(매우 미흡)	
차분하고 자신감 있는 태도	책임감이 있어 팀원에게 업무를 배분할 줄 알며 환자 및 가족을 안심시키는 역할을 수행함	일반적으로 리더쉽과 자신감을 표현하고 대부분의 상황을 통제하고 진정시킬 수 있으나 어렵거나 복잡한 상황에서는 스트레스를 보임	자신없는 지도자 역할을 보이고 비교적 단순한 상황에서 환자와 가족을 안심시키지만 쉽게 스트레스를 받으며 조직적이지 못함	간단하고 익숙한 상황을 제외하고는 스트레스를 받으며 조직적이지 못함. 자기조절 못하고 환자와 가족들을 불안하게 만들거나 협조를 얻지 못함	
구분	4(매우 잘함)	3(잘함)	2(미흡)	1(매우 미흡)	
분명한 의사 소통	효과적으로 의사소통을 하고 간호중재를 설명함. 환자와 가족을 안심시키고, 대상자가 이해했는지 확인함. 팀원에게 중재방향을 설명하고 지시하며 이해를 했는지 확인함	전반적으로 의사소통을 잘하고 환자에게 주의깊게 설명함. 팀원에게 명확한 방향을 제시하고 효과적인 관계를 형성함	약간의 의사소통 능력을 보임. 환자 및 가족, 팀 구성원 간의 의사소통이 능숙하지 않음	의사소통에 어려움이 있고 설명이 혼란스러움. 방향이 명확하지 않거나 모순됨. 환자와 가족들을 혼란스럽고 불안하게 하며 지지적이지 못함	

구분	4(매우 잘함)	3(잘함)	2(미흡)	1(매우 미흡)	
잘 계획된 중재/ 융통성	환자에게 개별적으로 맞춤형 중재를 시행함. 환자를 직접 모니터링하며 반응을 보며 간호중재를 조정할 수 있음	관련 자료에 근거하여 중재를 시행함. 정기적으로 모니터링을 하지만 이에 근거해 간호중재를 조정하지는 못함	대부분 분명한 자료에 근거하여 중재를 시행함. 모니터링은 하지만 환자의 반응에 근거해서 중재를 조정하지 못함	해결 가능성이 있는 하나의 중재에 중점을 두고 있으나 모호하고 혼돈스러우며 불완전함. 가끔 모니터링을 하기도 함	
구분	**4(매우 잘함)**	**3(잘함)**	**2(미흡)**	**1(매우 미흡)**	
술기의 숙련성	고도의 숙련된 간호술기를 보여줌	속도 또는 정확성이 더 향상될 수 있지만 대부분의 숙련된 간호술기를 보여줌	주저하거나 효과적이지 못한 간호술기를 사용함	간호술기를 선택 또는 수행하지 못함	
		반영			**점수**
구분	**4(매우 잘함)**	**3(잘함)**	**2(미흡)**	**1(매우 미흡)**	
평가/ 자기 분석	자신의 임상수행을 독립적으로 평가하고 분석함. 의사결정의 요점을 알고 대안을 제시하며, 여러 가지 대안 중 자신의 결정을 정확하게 평가함	중요한 사건이나 의사결정 중심으로 자신의 임상수행을 평가하고 분석함. 의사결정의 핵심요점을 알고 대안을 고려함	분명한 평가사항만을 언급함. 대안점을 떠올리지 못하고, 자신의 수행을 평가할 때 자기 보호적임	성의없게 평가를 하고 향후 수행하는 것을 향상시키려고 하지 않음. 자신의 의사결정과 선택에 대해 이를 평가하지 않고 정당화함	
구분	**4(매우 잘함)**	**3(잘함)**	**2(미흡)**	**1(매우 미흡)**	
개선 의지 여부	지속적으로 개선하고자 노력하고 간호 경험을 반영. 정확하게 강점과 약점을 식별하고 약점을 제거하는 구체적인 계획을 개발함	간호수행을 향상시키려는 의지가 있고, 경험을 반영하고 평가함. 강점과 약점을 식별할 수 있고, 약점 평가에 더 체계적임	지속적인 개선의 필요성을 인식하고 배우고 향상시키기 위해 노력함. 객관적인 평가가 필요함	간호수행 향상에 무관심함. 자신에 대해 무비판적이거나 지나칠 정도로 비판적임. 약점을 알지 못하며 개선의 필요를 찾지 못함	
		합계			

출처: Lasatar Clinical Judgement Rubric (심가가 & 신현숙(2015). 임상판단평가도구의 신뢰도 및 타당도 검증. Child Health Nursing Research, 21(2), 160–167)

■ 인체모형 시뮬레이터(Human patient simulator)를 이용한 모듈개발 6

1-10 흉부배액관을 가진 대상자 간호

I. 시뮬레이션 모듈 개요

1. 제목	흉부배액관을 가진 대상자 간호
2. 모듈 운영	Instructor:
	Operator:
	시뮬레이션 유형: 고충실도 시뮬레이터 및 단순 시뮬레이터 활용
	교육명: 흉부배액관을 가진 대상자 간호
	실습환경: 병실
	시나리오 수준(단순, 복합): 단순
	시뮬레이션 운영 시간: 10분
	소그룹학습 시간: 30분
	디브리핑 시간: 20분
	디브리핑 장소: 디브리핑 룸
	평가기준: 개별 교수자 수업계획서 참조
3. 사례 요약	대상자는 COPD가 악화되어 몇 시간 전에 local clinic에서 OO병원 내과병실으로 바로 입원하였다. 현재 비강캐뉼라로 O_2 2L/min inhalation 상태에서 SpO_2 94% 유지되고 있다. 대상자의 오른쪽 팔에는 5% D/W 1L에 KCL 20mEq가 섞인 용액이 100mL/hr로 주입되고 있고 약물에 잘 반응하고 있으며 휴식 중이다. 계속적으로 productive coughing은 있다. 내과병동의 당신은 Evening 근무 출근하였고 Day번 간호사로부터 대상자가 최근에 활동 시 increasing fatigue, insomnia, increased sputum production와 cough를 호소하였다고 인계받은 상황이다. 인계를 마친 후 간호사가 병실 순회를 갔을 때 대상자의 아내가 "우리 남편이 갑자기 숨 쉬기가 너무 힘들대요. 뭔가 이상해요."라고 다급한 목소리로 이야기하였다.
4. 대상자 추가정보	성별: 남성 나이: 68세 키: 175cm 몸무게: 61kg 직업: 농업 사회력: 50년 동안 하루에 2갑, 의사의 금연 권유에도 불구하고 지금도 계속 흡연, 지난 해 두 번 정도 증상 악화되었음 과거력: 5년 전 COPD 진단 ■ 의식사정: Alert ■ 활력징후: BP: 150/91mmHg, PR: 114회/분, RR: 24회/분, BT: 37.3℃, SpO_2: 91% ■ 입원당시 신체검진 결과: Mentality – alert and responsive Clubbed fingers Barrel chest

5. 사전학습 내용	사전간호지식: 1. 흉곽천자술의 원리 이해와 준비물품 2. 흉곽천자 전(검사에 대한 설명, premed), 중(Dr. assist), 후(배액 시스템 monitor, emotional support) 간호사의 역할
6. 학습목표	1. Focused respiratory assessment 수행한다. 2. 급성 호흡곤란 증후군(기흉)의 증상과 징후를 평가한다. 3. 우선순위에 따라 호흡곤란 환자 간호를 수행한다. 4. 다학제팀(다른 간호사, 의사, 보호자)과 적절히 의사소통한다. 5. 흉관삽입술의 필요물품을 준비하고 의사를 보조한다. 6. 흉관배액 시스템을 올바르게 유지하고 관찰한다. 7. 처방난 약을 투약의 5Right에 의거하여 투여하고 약리작용, 부작용을 설명한다.
7. 관련 학습성과	PO1: 다양한 교양 지식과 전공지식에 근거한 간호술을 통합적으로 실무에 적용한다. PO2: 대상자의 간호상황에 따른 핵심기본간호술을 선택하여 실행한다. PO3: 언어적, 비언어적 상호작용을 통한 치료적 의사소통술을 적용한다. PO6: 비판적 사고에 근거한 간호과정을 적용하고 임상적 추론을 실행한다.
8. 관련 핵심기본간호술	1. 활력징후 측정 7. 산소포화도 측정과 심전도 모니터 적용
9. 관련 임상실습교과목	성인간호학 실습
10. 시뮬레이션 환경	□ 이동식 모니터가 있는 응급실 □ 시뮬레이터(HPS)
11. 준비기구 및 물품	□ 심전도 모니터 □ 활력징후, 산소포화도 측정기구 □ 흉부배액관 관리 준비물품 □ 처방에 따른 약물 및 주사용품 □ 의사처방지 □ 간호기록지
12. 역할배정	그룹별 학생 수: (　)명 역할 1: 해당병실 담당 간호사(학생) 역할 2: 환자역할(교수/학생)
13. 학생수행업무	1. 소그룹학습 활동 – 대상자의 우선순위별 문제 목록 작성 – 수행을 위한 사전지식 학습 2. 시뮬레이션 수행 – 대상자의 건강문제 사정 – 처방에 따른 투약 및 간호 중재 수행 – 수행 후 디브리핑 및 성찰

Ⅱ. 간호수행 전 소그룹학습

※ 다음의 사례를 바탕으로 간호과정을 적용하고 시뮬레이션 수행 전 학습을 하시오.

<table>
<tr><td rowspan="6">상황
소개</td><td>사례요약</td><td colspan="3">대상자는 COPD가 악화되어 몇 시간 전에 local clinic에서 OO병원 내과병동으로 바로 입원하였다. 현재 비강 캐뉼라로 O_2 2L/min inhalation 상태에서 SpO_2 94% 유지되고 있다. 대상자의 오른쪽 팔에는 5% D/W 1L에 Kcl 20meq가 섞인 용액이 100mL/hr로 주입되고 있고 약물에 잘 반응하고 있으며 휴식 중이다. 계속적으로 productive coughing은 있다. 내과병동의 당신은 Evening 근무 출근하였고 Day번 간호사로부터 대상자가 최근에 활동 시 increasing fatigue, insomnia, increased sputum production and cough를 호소하였다고 인계받은 상황이다. 인계를 마친 후 간호사가 병실 순회를 갔을 때 대상자의 아내가 “우리 남편이 갑자기 숨 쉬기가 너무 힘들대요. 뭔가 이상해요” 라고 다급한 목소리로 이야기하였다.</td></tr>
<tr><td rowspan="2">대상자
정보</td><td rowspan="2">김형수</td><td>성별</td><td>남</td></tr>
<tr><td>연령</td><td>68세</td></tr>
<tr><td>주 호소</td><td>호흡곤란</td><td>진단명</td><td>COPD, pneumothorax</td></tr>
<tr><td>활력징후</td><td colspan="3">T: 37.3℃ P: 114회/분 R: 24회/분 BP: 150/91mmHg</td></tr>
<tr><td>추가 정보</td><td colspan="3">성별: 남성
나이: 68세
키: 175cm
몸무게: 61kg
직업: 농업
사회력: 50년 동안 하루에 2갑, 의사의 금연 권유에도 불구하고 지금도 계속 흡연,
지난 해 두 번 정도 증상 악화되었음
과거력: 5년전 COPD 진단
■ 의식사정: Alert
■ 활력징후: BP: 150/91mmHg, PR: 114회/분, RR: 24회/분, BT: 37.3℃, SpO_2: 91%
■ 입원당시 신체검진 결과:
Mentality – alert and responsive
Clubbed fingers
Barrel chest</td></tr>
<tr><td rowspan="3">소그룹
학습</td><td>우선순위별
간호문제와
근거</td><td colspan="3"></td></tr>
<tr><td>우선순위별
간호진단</td><td colspan="3"></td></tr>
<tr><td>수행할
간호중재</td><td colspan="3"></td></tr>
</table>

소그룹 학습 | **수행을 위한 배경학습**

흉관 간호

– 목적: 흉강내(Intrapleural) 또는 종격동(Mediastinal space)으로부터 공기, 혈액 또는 체액을 제거하거나 배액하기 위함이다.

1. 흉관(Chest tube)과 흉막강과의 관계

(1) 흉강(thoracic cavity)은 공기로 차 있는 폐쇄공간으로 흉강의 파열은 흉막강내(intrapleural space) 음압의 소실을 야기한다.

(2) 정상 흉막강내 압력은 약 $-4cmH_2O$ 이며 흡기말에는 $-8cmH_2O$ 까지 줄어든다. 흉관배액을 위해서는 정상 흉막강내 압력 이하로 음압을 유지해야 하며 압력조절은 Suction bottle의 긴 관을 통해 통제하고 수면 밑에 있는 관의 길이에 따라 압력을 조절한다. 보통 20cm 잠기게 한다.

2. Chest bottle 원리

(1) One bottle system

① Water seal과 collection bottle이 하나로 된 형태로 기흉 시 이용한다.
② Drain tube가 물속에 잠겨 있어 air vent관을 통해 나가므로 환자쪽으로 공기가 역류되지 않는다.
③ 배액량 증가 시 resistance가 증가하여 drain 방해, respiratory effort가 증가한다.
④ Under water portion of the tube가 항상 2cm level 유지하도록 관찰한다.

(2) Two bottle system

① Water seal과 collection bottle이 분리된 형태이다.
② Drain tube는 collection bottle에 연결되어 drain양이 증가하여도 resistance가 증가하지 않는다.
③ Suction controller조작으로 power를 조절할 수 없다.

(3) Three bottle system

① 물기둥의 높이만큼 일정한 압력을 유지하여 효과적인 배액이 가능하다.

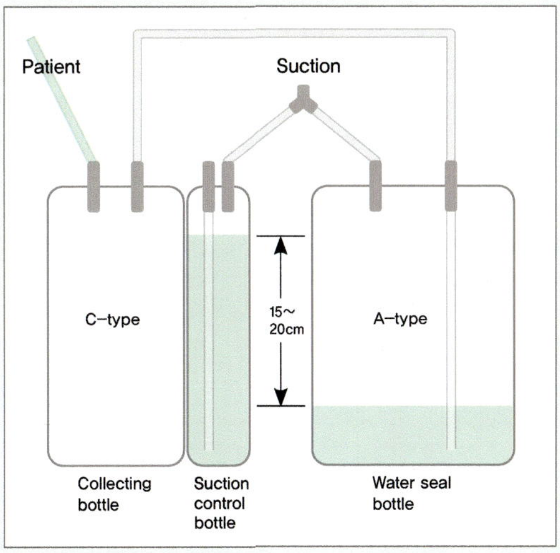

Chest bottle system

흉관삽입 후 간호

- Chest bottle은 항상 가슴아래로 유지한다.
- 대기중으로의 Air vent tube는 절대 막지 않도록 한다.
- Air leakage가 있는 경우에 tube를 clamping 하지 않는다.
- 흉관은 특별한 지시가 없는 한 clamp하지 않는다. 특히 환자 이동 시에도 clamp하지 않도록 주의한다.
  → Clamp로 인해 배액이 중단되면 폐허탈(atelectasis)이 발생할 수 있다.

<table>
<tr><td>소그룹 학습</td><td>수행을 위한 배경학습</td><td>■ 정기적으로 tube의 rubber line을 milking & squeezing한다.
→ Squeezing 방법: 왼손의 엄지와 검지로 tube rubber의 위쪽을 clamp한 후 오른손의 엄지와 검지로 위에서 아래로 훑어 내리면서 clamp한다. 왼손을 먼저 푼 후 오른손을 푼다.
■ 주기적으로 심호흡 및 기침을 격려하고 2시간마다 체위를 바꾸도록 교육한다.
→ 배액을 촉진시킨다.
■ 흉관의 삽입 부위는 24시간마다 정기적으로 dressing을 시행한다.
→ 1일 1회 10% Povidone으로 소독하고 폐쇄드레싱을 한다. 드레싱이 젖은 경우는 즉시 교환한다.</td></tr>
<tr><td>개인별 학습</td><td>QR code를 활용한 자율학습</td><td>흉강천자 환자간호</td></tr>
</table>

Ⅲ. 시나리오 흐름도 및 의사처방

1. 시나리오 흐름도

단계	Monitor setting	Patient setting	Student interventions
1	awRR: >30 HR: >120 BP: >140/80 SpO_2: < 76% 3분 이상 BT: 37.0℃	청진: No breathe sound on left lung Vocal sounds: (productive coughing) “헉, 갑자기 가슴이 너무 아파요” 아내: “우리 남편이 가슴이 너무 아프데요, 숨을 못 쉬겠대요. 빨리 어떻게 좀 해 주세요”	손씻기 자기소개 환자 확인 활력징후 측정 SpO_2 측정 폐음 청진 – 다른 간호사에게 도움요청 – 체위 변경(High Fowler's로) – 통증 사정 – 의사 처방내용 수행 (구두 처방내용: O_2 4L/min increase, Chest X-ray stat) – SpO_2 계속 관찰
2		– 의사가 환자 상태 보고간 후 흉곽천자 및 배액 처방남(이때 의사처방지 제시) Vocal sounds: (신음과 호흡곤란) 흉관 삽입 시: “아아~, 아파요”	– 흉곽천자 및 흉관삽입술에 대해 환자 및 보호자에게 설명 – premed IV – 흉관삽입술 준비 및 보조
3	awRR: < to 26 HR: < to 100 BP: < to 130/80 SpO_2: < to 90%, 5분 동안	청진: Breath sounds on left lung 약하게 들림 Vocal sounds: 간호사의 지시(배액 시스템 확인)에 따라 간간히 coughing	– 흉관 배액 시스템 작동 여부 관찰 – Emotional support

2. 의사 처방내역

처방	비고
1. Check Vital sign 2. NPO 3. Check EKG & cardiac enzyme(CK-MB, Troponin I) Labs 4. EKG 변화 시 CAG & PCI 예정 5. Aspirin 325mg PO, NTG 0.4mg 3T SL med 6. N/S 1L iv 10gtt, 7. O_2 2L/min supply via Nasal prong	

Ⅳ. 간호기록 및 디브리핑

1. 간호기록지

Date	Time	Nursing & Treatment	Sign

2. 디브리핑

방법	방법: □ 개인 □ 조별 □ 전체 □ with video □ without video	수행성찰
자료	□ 학생용 시뮬레이션 work sheet □ article □ handout □ 기타(조별 간호수행기록지, 개별 성찰일지)	
서술단계	– 대상자는 어떤 상황이었는가? – 가장 잘한 점은 무엇이었나? – 가장 어려웠던 점은 무엇이었나? – 전체적으로 환자간호를 어떻게 수행했다고 평가하는지? – 이와 비슷한 임상상황을 경험해 본 적이 있는지?	
분석단계	– 이 환자의 우선적인 문제가 무엇이라고 판단했는가? – 이 문제를 해결하기 위해 우선적으로 수행할 간호활동은 무엇이라고 판단했는가? – 실제로 이 간호활동을 수행했는가? – 수행했다면 그 결과를 확인하였는가? 확인의 근거는 무엇이었는가? – 실제로 간호활동을 수행하지 못했다면 그 이유는 무엇인가? – 우선적인 간호문제 이외에 다른 간호 문제는 없었는가?	
적용단계	– 오늘 배운 것을 기반으로 실제 상황에 어떻게 적용할 수 있겠는가? – 오늘 배운 것 중에서 가장 중요한 것 한 가지를 꼽으라면 무엇인가? – 실제 활용할 수 있다고 생각되는 가장 기억에 남는 것은?	

V-1. 평가도구

1. 간호수행능력

영역		항목	충분 (2점)	부족 (1점)	안함 (0점)	소계
사전 준비		손을 씻는다.				
		사례에 따라 준비가 필요한 물품이나 기구, 교육내용책자를 제시한다.				
간호사정		과거력을 확인한다.				
		주호소와 관련된 문진을 실시한다.				
		주호소와 관련된 신체검진을 실시 및 확인한다.				
간호중재		확인한 우선순위 간호문제 해결을 위한 간호중재를 실시한다. (보고 및 기록, 투약간호)				
		활력징후/SpO_2 측정/폐음 청진을 한다.				
		통증 사정을 한다.				
		체위를 변경(High Fowler's)한다.				
		의사처방내용을 수행한다.				
		흉곽천자 및 흉관삽입술에 대해 환자 및 보호자에게 설명한다.				
		premed IV / 흉관삽입술 준비 및 보조				
		흉관 배액 시스템 작동 여부 관찰				
		감정적인 지지를 제공한다.				
평가	학습	대상자의 간호문제가 해결된 것을 평가할 수 있는 구체적인 기준을 제시하였는가?				
		주어진 시간 안에 문제를 확인하고 해결하였는가?				
	태도	체계적으로 능숙하게 수행하였는가?				
합 계						

2. 수행에 대한 자신감

※ 시뮬레이션 학습방법을 통해 환자 간호에 대하여 스스로 느끼는 자신감을 아래 0~10 중에서 골라 표시해 주세요.

(0 = 매우 자신 없음) (10 = 매우 자신 있음)

0	1	2	3	4	5	6	7	8	9	10

3. 임상판단수행평가(간호교육평가원 시뮬레이션 표준안)

Lasater Clinical Judgement in Simulation

Course: ____________ Simulation: ____________ 차
Date: ______________ Instructor: _____________ Name(Option): ____________

인지					점수
구분	4(매우 잘함)	3(잘함)	2(미흡)	1(매우 미흡)	
초점을 맞춘 관찰	초점을 맞추며 관찰을 시행함. 유용한 정보를 얻기 위해 다양한 주/객관적인 자료를 관찰하고 모니터링함	규칙적으로 다양한 주/객관적인 자료를 관찰하고 모니터링함. 대부분의 유용한 자료를 인지하고는 있으나 미묘한 징후를 놓치기도 함	다양한 주/객관적 자료를 모니터링하려고 하나 자료 배열이 부족함. 주로 객관적인 자료에 초점을 두며 몇몇 중요한 자료를 놓침	임상상황과 자료를 혼란스러워함. 관찰이 조직적이지 못하고 중요한 자료를 놓침. 사정에 실수가 있음	
구분	4(매우 잘함)	3(잘함)	2(미흡)	1(매우 미흡)	
기대되는 양상과의 차이	자료에서 기대양상과 다른 미묘한 양상을 인지하고 이를 사정하려고 함	자료에서 대부분의 명확한 양상과 변이를 인지하고 있으며 이를 지속적으로 사정함	분명한 양상과 변이를 구분하였으나 중요한 정보를 놓침. 사정을 지속적으로 어떻게 해야 할지에 대한 확신이 없음	한 번에 한 가지 자료에만 집중하며, 대부분의 자료와 이상소견을 놓침. 사정 범위를 좁히지 못함	
구분	4(매우 잘함)	3(잘함)	2(미흡)	1(매우 미흡)	
정보 추구	중재를 계획하기 위해 적극적으로 정보를 수집함. 환자를 관찰하고 환자 및 가족과 상호작용하면서 유용한 주관적 자료를 수집	환자 및 가족으로부터 환자 상황에 대한 주관적 자료를 적극적으로 수집하나 가끔 중요한 단서를 놓침	환자 및 가족으로부터 추가적인 정보를 수집하는 데 있어 제한적임. 종종 어떤 자료가 필요한지 알지 못하고 관련없는 정보를 찾음	비효과적으로 정보를 찾으며 대부분 객관적 자료에 의존함. 환자 및 가족과 상호작용하는 것이 어려워 주관적인 자료를 수집하지 못함	
해석					점수
구분	4(매우 잘함)	3(잘함)	2(미흡)	1(매우 미흡)	
자료의 우선순위 설정	환자의 상태를 설명하는 데 있어 가장 관련성이 높은 중요한 자료에 집중함	전체적으로 가장 중요한 자료에 집중하면서 추가적으로 관련정보를 찾지만 관련성이 낮은 자료에도 관심을 보이기도 함	가장 중요한 자료에 집중하기는 하나 관련이 없거나 유용하지 않은 자료에도 관심을 가짐	어떤 자료가 중요한 것인지 알지 못하고 보이는 모든 자료에 관심을 가짐	

구분	4(매우 잘함)	3(잘함)	2(미흡)	1(매우 미흡)	
자료 이해	복잡하고 혼동스러운 상황에 직면했을 때 환자자료의 양상을 알아차리고 인식한 자료를 기존 양상(간호지식, 기초, 연구, 개인적 경험, 직관에 의한 기존 지식)과 비교. 성공적인 중재를 계획할 수 있음	대부분의 경우 환자의 자료 양상을 해석하고 중재를 계획하기 위해 기존 지식과 비교함. 해석과 비교를 하지 못하는 상황이 드물고 전문가 또는 경험 많은 간호사의 도움이 필요한 복잡한 경우에는 해석과 비교를 하지 못함	간단하고 익숙한 상황에서는 환자의 자료양상을 기존 지식과 비교 중재를 계획할 수 있으나, 다소 어려운 자료 및 상황에서는 해석을 하지 못하고 부적절하게 도움을 구함	간단하고 익숙한 상황에서도 자료를 해석하고 이해하지 못함. 문제를 진단하고 중재를 개발하는 데 있어 대부분 도움이 필요함	
반응					**점수**
구분	4(매우 잘함)	3(잘함)	2(미흡)	1(매우 미흡)	
차분하고 자신감 있는 태도	책임감이 있어 팀원에게 업무를 배분할 줄 알며 환자 및 가족을 안심시키는 역할을 수행함	일반적으로 리더쉽과 자신감을 표현하고 대부분의 상황을 통제하고 진정시킬 수 있으나 어렵거나 복잡한 상황에서는 스트레스를 보임	자신없는 지도자 역할을 보이고 비교적 단순한 상황에서 환자와 가족을 안심시키지만 쉽게 스트레스를 받으며 조직적이지 못함	간단하고 익숙한 상황을 제외하고는 스트레스를 받으며 조직적이지 못함. 자기조절 못하고 환자와 가족들을 불안하게 만들거나 협조를 얻지 못함	
구분	4(매우 잘함)	3(잘함)	2(미흡)	1(매우 미흡)	
분명한 의사소통	효과적으로 의사소통을 하고 간호중재를 설명함. 환자와 가족을 안심시키고, 대상자가 이해했는지 확인함. 팀원에게 중재방향을 설명하고 지시하며 이해를 했는지 확인함	전반적으로 의사소통을 잘하고 환자에게 주의깊게 설명함. 팀원에게 명확한 방향을 제시하고 효과적인 관계를 형성함	약간의 의사소통 능력을 보임. 환자 및 가족, 팀 구성원 간의 의사소통이 능숙하지 않음	의사소통에 어려움이 있고 설명이 혼란스러움. 방향이 명확하지 않거나 모순됨. 환자와 가족들을 혼란스럽고 불안하게 하며 지지적이지 못함	
구분	4(매우 잘함)	3(잘함)	2(미흡)	1(매우 미흡)	
잘 계획된 중재/ 융통성	환자에게 개별적으로 맞춤형 중재를 시행함. 환자를 직접 모니터링하며 반응을 보며 간호중재를 조정할 수 있음	관련 자료에 근거하여 중재를 시행함. 정기적으로 모니터링을 하지만 이에 근거해 간호중재를 조정하지는 못함	대부분 분명한 자료에 근거하여 중재를 시행함. 모니터링은 하지만 환자의 반응에 근거해서 중재를 조정하지 못함	해결 가능성이 있는 하나의 중재에 중점을 두고 있으나 모호하고 혼돈스러우며 불완전함. 가끔 모니터링을 하기도 함	

구분	4(매우 잘함)	3(잘함)	2(미흡)	1(매우 미흡)	
술기의 숙련성	고도의 숙련된 간호술기를 보여줌	속도 또는 정확성이 더 향상될 수 있지만 대부분의 숙련된 간호술기를 보여줌	주저하거나 효과적이지 못한 간호술기를 사용함	간호술기를 선택 또는 수행하지 못함	
반영					점수
구분	4(매우 잘함)	3(잘함)	2(미흡)	1(매우 미흡)	
평가/자기 분석	자신의 임상수행을 독립적으로 평가하고 분석함. 의사결정의 요점을 알고 대안을 제시하며, 여러 가지 대안 중 자신의 결정을 정확하게 평가함	중요한 사건이나 의사결정 중심으로 자신의 임상수행을 평가하고 분석함. 의사결정의 핵심요점을 알고 대안을 고려함	분명한 평가사항만을 언급함. 대안점을 떠올리지 못하고, 자신의 수행을 평가할 때 자기 보호적임	성의없게 평가를 하고 향후 수행하는 것을 향상시키려고 하지 않음. 자신의 의사결정과 선택에 대해 이를 평가하지 않고 정당화함	
구분	4(매우 잘함)	3(잘함)	2(미흡)	1(매우 미흡)	
개선 의지 여부	지속적으로 개선하고자 노력하고 간호 경험을 반영. 정확하게 강점과 약점을 식별하고 약점을 제거하는 구체적인 계획을 개발함	간호수행을 향상시키려는 의지가 있고, 경험을 반영하고 평가함. 강점과 약점을 식별할 수 있고, 약점 평가에 더 체계적임	지속적인 개선의 필요성을 인식하고 배우고 향상시키기 위해 노력함. 객관적인 평가가 필요함	간호수행 향상에 무관심함. 자신에 대해 무비판적이거나 지나칠 정도로 비판적임. 약점을 알지 못하며 개선의 필요를 찾지 못함	
합계					

출처: Lasatar Clinical Judgement Rubric (심가가 & 신현숙(2015). 임상판단평가도구의 신뢰도 및 타당도 검증. Child Health Nursing Research, 21(2), 160–167)

■ 인체모형 시뮬레이터(Human patient simulator)를 이용한 모듈개발 7

1-11 흉부수술 전 대상자 간호

I. 시뮬레이션 모듈 개요

1. 제목	흉부수술 전 대상자 간호
2. 모듈 운영	Instructor:
	Operator:
	시뮬레이션 유형: 표준화환자 또는 고충실도 시뮬레이터 및 단순 시뮬레이터 활용
	교육명: 흉부수술 전 대상자 간호
	실습환경: 병실
	시나리오 수준(단순, 복합): 단순
	시뮬레이션 운영 시간: 10분
	소그룹학습 시간: 30분
	디브리핑 시간: 20분
	디브리핑 장소: 디브리핑 룸
	평가기준: 개별 교수자 수업계획서 참조
3. 사례 요약	대상자는 30년 간의 흡연력을 가진 분으로 두달 전 NSCLCa stageⅡa 진단받고 치료 중으로 수술을 위해 금일 외래를 통해 입원하였다. 내일 오전 8시경 전신 마취하에 왼쪽 폐엽 절제술 예정이다. 오후 5시경 수술 전 교육을 위해 병실에서 만난 대상자는 수술에 대한 불안감으로 잠을 이룰 수 없다며 불안해하고 있다.
4. 대상자 추가정보	성별: 남성 나이: 67세 키: 166cm 몸무게: 58kg 종교: 기독교 직업: 없음 사회력: 흡연-30년간 1갑/일 ■ 의식: alert ■ V/S: BP: 145/85mmHg, P: 78회/분, RR: 19회/분, BT: 36.8℃
5. 사전학습 내용	사전간호지식: 1. 수술 전 환자를 위한 교육의 내용과 목적 2. 수술 전 환자를 위해 포함되어야 할 preop. checklist 내용 3. 수술 후 일반적인 합병증과 그 예방을 위한 간호중재 4. 수술 전 불안감소를 위한 간호중재

6. 학습목표	1. 병동입원 상황에서 수술 예정 대상자의 건강사정 및 면담을 통하여 환자의 건강상태를 파악할 수 있다. 2. 대상자의 불안을 감소시키기 위해 치료적 의사소통을 수행할 수 있다. 3. 수술 전 간호중재를 적용하여 주요 핵심기본간호술기(수술 전 간호, 피내주사)를 수행할 수 있다. 4. 간호문제의 우선순위를 정하고 우선순위에 따라 간호중재를 제공할 수 있다. 5. 대상자에게 수술 후 폐 합병증 관리를 위한 교육을 수행할 수 있다. 6. 간호 시 표준안전수칙을 지킨다(손씻기, 무균술).
7. 관련 학습성과	PO1: 다양한 교양 지식과 전공지식에 근거한 간호술을 통합적으로 실무에 적용한다. PO2: 대상자의 간호상황에 따른 핵심기본간호술을 선택하여 실행한다. PO3: 언어적, 비언어적 상호작용을 통한 치료적 의사소통술을 적용한다. PO6: 비판적 사고에 근거한 간호과정을 적용하고 임상적 추론을 실행한다.
8. 관련 핵심기본간호술	5. 피내주사 12. 수술 전 간호
9. 관련 임상실습교과목	성인간호학 실습
10.. 시뮬레이션 환경	□ 병실 □ SP 및 시뮬레이터(HPS)
11. 준비기구 및 물품	□ 활력징후 측정기구 □ 피내주사용 모형 □ 강화폐활량계 □ 처방에 따른 약물 및 주사용품 □ 의사처방지 □ 간호기록지 □ 수술 전 간호 체크리스트
12. 역할배정	그룹별 학생 수: ( )명 역할 1: 해당병실 담당 간호사(학생) 역할 2: 환자역할(교수/학생)
13. 학생수행업무	1. 소그룹학습 활동 – 대상자의 우선순위별 문제 목록 작성 – 수행을 위한 사전지식 학습 2. 시뮬레이션 수행 – 대상자의 건강문제 사정 – 처방에 따른 투약 및 간호 중재 수행 – 수행 후 디브리핑 및 성찰

Ⅱ. 간호수행 전 소그룹학습

※ 다음의 사례를 바탕으로 간호과정을 적용하고 시뮬레이션 수행 전 학습을 하시오.

<table>
<tr><td rowspan="6">상황 소개</td><td>사례요약</td><td colspan="3">대상자는 30년 간의 흡연력을 가진 분으로 두달 전 NSCLCa stageⅡa 진단받고 치료 중으로 수술을 위해 금일 외래를 통해 입원하였다. 내일 오전 8시경 전신 마취하에 왼쪽 폐엽 절제술 예정이다. 5pm경 수술 전 교육을 위해 병실에서 만난 대상자는 수술에 대한 불안감으로 잠을 이룰 수 없다며 불안해하고 있다.</td></tr>
<tr><td rowspan="2">대상자 정보</td><td rowspan="2">신호선</td><td>성별</td><td>남</td></tr>
<tr><td>연령</td><td>67세</td></tr>
<tr><td>주 호소</td><td>수술에 대한 불안감</td><td>진단명</td><td>NSCLCa</td></tr>
<tr><td>활력징후</td><td colspan="3">T: 36.8℃ P: 78회/분 R: 19회/분 BP: 145/85mmHg</td></tr>
<tr><td>추가 정보</td><td colspan="3">키: 166cm
몸무게: 58kg
종교: 기독교
직업: 없음
사회력: 흡연-30년간 1갑/일
■ 의식: alert</td></tr>
<tr><td rowspan="3">소그룹 학습</td><td>우선순위별 간호문제와 근거</td><td colspan="3"></td></tr>
<tr><td>우선순위별 간호진단</td><td colspan="3"></td></tr>
<tr><td>수행할 간호중재</td><td colspan="3"></td></tr>
<tr><td>소그룹 학습</td><td>수행을 위한 배경학습</td><td colspan="3">수술 전 환자를 위해 포함되어야 할 preop. check list 내용에는 어떤 것들이 있는가?
참조> 수술 전 준비 확인서</td></tr>
<tr><td>개인별 학습</td><td>QR code를 활용한 자율학습</td><td colspan="3">폐암환자 간호
수술전 환자교육</td></tr>
</table>

참조〉 수술 전 준비 확인서

등록번호
성 명
주민번호
병 동

수술 전 준비 확인서

수술실 도착 시간: __시__분

번호	확인내용	병동 확인			수술실 확인		
		예	아니오	미해당	예	아니오	미해당
1	환자 및 차트 확인	□	□	□	□	□	□
2	수술 동의서	□	□	□	□	□	□
3	수술 전 피부상태 이상 유무(□ 유 : □ 무)	□	□	□	□	□	□
4	수술부위의 피부준비(Shaving & Cleansing)	□	□	□	□	□	□
5	검사결과 확인(CBC/RUA/LFT/BTCT/흉부 X-ray/EKG 등)	□	□	□	□	□	□
6	금식 (□ 자정부터 □ 아침식사 후 □ 점심식사 후)	□	□	□	□	□	□
7	의치(전체·부분)/의안(좌·우)/콘텍트 렌즈/안경/보청기/가발 제거	□	□	□	□	□	□
8	화장 제거(입술/볼연지/매니큐어/페티큐어 등)	□	□	□	□	□	□
9	귀중품 제거(현금/핸드폰/시계/반지/목걸이/귀걸이/핀/피어싱)	□	□	□	□	□	□
10	내의 제거/환의 착용/Hair cap/환자 확인 팔찌)	□	□	□	□	□	□
11	의식상태(□ 명료 □ 기면 □ 혼미 □ 반의식 □ 무의식)	□	□	□	□	□	□
12	활력징후(T: P: R: BP:)	□	□	□	□	□	□
13	L-tube 삽입/Foley cath 삽입/자연배뇨/관장	□	□	□	□	□	□
14	Allergy(약물, 반창고 등) 유무 (□ 유: □ 무)	□	□	□	□	□	□
15	항생제 Skin test: 약명( ) 결과 (+/-)	□	□	□	□	□	□
16	Premedication 약명: 시간 / 서명:	□	□	□	□	□	□
17	수술 부위 표식 확인	□	□	□	□	□	□
18	수술 준비 약품	□	□	□	□	□	□
19	수술 준비 물품	□	□	□	□	□	□
20	기타	□	□	□	□	□	□

수 술 일 시: 20__년__월__일
병동 간호사: ______________
수술실간호사: ______________

Ⅲ. 시나리오 흐름도 및 의사처방

1. 시나리오 흐름도

시간	대상자 반응 (증상, 요구, 검진결과 등)	학습자 활동 (구체적 간호수행)	교육요점 (촉진활동, 단서 제공)
1	BP: 145/85mmHg P: 78회/분 RR: 19회/분 BT: 36.8℃ 환의를 입고 침상에 누워 있다. 내일 수술 예정임을 알고 있으며 수술에 대한 불안감이 높다(의식 명료함). 보호자: "환자가 내일 수술이 걱정되는지 잠을 이루지 못하는 것 같아요..."	- 손을 씻는다. - 의사처방을 확인하고 필요한 물품을 준비한다(inspirometer, AST 세트). - 병실로 들어가 대상자에게 간호사 자신을 소개하고, 대상자를 이중확인한다. - 활력징후와 통증정도를 사정한다. - 보호자의 이야기를 듣고 대상자의 주관적 증상 및 심리상태를 사정한다("무엇을 도와드릴까요? 아직 잠을 이루지 못하시나요?").	
2	(걱정된 목소리로)"좀 전에 마취과 선생님이 다녀갔어요. 무통주사에 대한 설명도 해줬구요... (동의서 작성여부에 대해 물으면) 동의서에 사인도 했어요. 내일 수술하기로 했는데... 괜찮을까요?" "수술은 얼마나 걸리나요?" "아프지 않나요?"	- 대상자의 불안과 걱정을 경청하며 정서적 지지를 한다. - 대상자에게 수술 동의서 작성 여부와 수술에 대한 이해도를 파악하는 질문을 한다.("내일 수술을 위해 저녁시간에 준비할 몇 가지 절차가 있습니다") - 수술 전 간호 체크리스트를 확인한다.	
3	(Inspirometer 시범이 끝난 후) "지금은 배 아플까봐 아무것도 못하겠는데...공 올리기는 지금 해야 하는 거죠?" 보호자: "금식하라고 하던데..물이 마시고 싶으면 어떻게 하죠?" "수술하고 나오면 바로 물먹어도 되나요?"	- 대상자에게 inspirometer의 목적과 절차를 설명하고 사용해 보도록 한 후 지지해준다. - 수술 전일 금식 및 장준비를 하도록 교육한다.	
4	(skin test를 하려고 할 때) "지금 꼭 해야만 하는 건가요?"	- 피내주사 목적과 절차를 대상자에게 설명한다. - 정확한 방법으로 수술전 항생제 반응검사를 수행한다.	
5		- 15분 뒤 결과 판독 후 물품을 정리정돈한다. - 수행결과를 대상자의 간호기록지에 기록한다.	

2. 의사 처방내역

처방	비고
■ (Pre op) Get op permission (+) Get premedication from Dept. Aneth.(+) Skin prep(shaving): both axilla & chest, whole abd(Niclean cream) (+) consult to CV: 협진 완료 (+) 수술전 항생제 변경: Triaxone Injection 1g IV → skin test 확인 !! ■ 마취과 Order General anesthesia (+) medication: glycopyrolate 1@ IM → 수술실 내려오기 30분 전에 투약 !	

Ⅳ. 간호기록 및 디브리핑

1. 간호기록지

Date	Time	Nursing & Treatment	Sign

2. 디브리핑

방법	방법: □ 개인　□ 조별　□ 전체　□ with video　□ without video	수행성찰
자료	□ 학생용 시뮬레이션 work sheet □ article □ handout □ 기타(조별 간호수행기록지, 개별 성찰일지)	
서술단계	– 대상자는 어떤 상황이었는가? – 가장 잘한 점은 무엇이었나? – 가장 어려웠던 점은 무엇이었나? – 전체적으로 환자간호를 어떻게 수행했다고 평가하는지? – 이와 비슷한 임상상황을 경험해 본 적이 있는지?	
분석단계	– 이 환자의 우선적인 문제가 무엇이라고 판단했는가? – 이 문제를 해결하기 위해 우선적으로 수행할 간호활동은 무엇이라고 판단했는가? – 실제로 이 간호활동을 수행했는가? – 수행했다면 그 결과를 확인하였는가? 확인의 근거는 무엇이었는가? – 실제로 간호활동을 수행하지 못했다면 그 이유는 무엇인가? – 우선적인 간호문제 이외에 다른 간호 문제는 없었는가?	
적용단계	– 오늘 배운 것을 기반으로 실제 상황에 어떻게 적용할 수 있겠는가? – 오늘 배운 것 중에서 가장 중요한 것 한 가지를 꼽으라면 무엇인가? – 실제 활용할 수 있다고 생각되는 가장 기억에 남는 것은?	

V-1. 평가도구

1. 간호수행능력

영역	항목	충분 (2점)	부족 (1점)	안함 (0점)	소계
사전 준비	손을 씻는다.				
	사례에 따라 준비가 필요한 물품이나 기구, 교육내용책자를 제시한다.				
간호사정	과거력을 확인한다.				
	주호소와 관련된 문진을 실시한다.				
	주호소와 관련된 신체검진을 실시 및 확인한다.				
간호중재	확인한 우선순위 간호문제 해결을 위한 간호중재를 실시한다. (보고 및 기록, 투약간호)				
	손을 씻는다.				
	의사처방을 확인하고 필요한 물품을 준비한다(inspirometer, AST 세트).				
	병실로 들어가 대상자에게 간호사 자신을 소개하고, 대상자를 이중확인한다.				
	활력징후와 통증정도를 사정한다.				
	보호자의 이야기를 듣고 대상자의 주관적 증상 및 심리상태를 사정한다. ("무엇을 도와드릴까요? 아직 잠을 이루지 못하시나요?")				
	대상자의 불안과 걱정을 경청하며 정서적 지지를 한다.				
	대상자에게 수술 동의서 작성 여부와 수술에 대한 이해도를 파악하는 질문을 한다("내일 수술을 위해 저녁시간에 준비할 몇 가지 절차가 있습니다").				
	수술 전 간호 체크리스트를 확인한다.				
	대상자에게 inspirometer의 목적과 절차를 설명하고 사용해 보도록 한 후 지지해준다.				
	수술 전일 금식 및 장준비를 하도록 교육한다.				
	피내주사 목적과 절차를 대상자에게 설명한다.				
	정확한 방법으로 수술전 항생제 반응검사를 수행한다.				
	15분 뒤 결과 판독 후 물품을 정리정돈 한다.				
	수행결과를 대상자의 간호기록지에 기록한다.				

평가	학습	대상자의 간호문제가 해결된 것을 평가할 수 있는 구체적인 기준을 제시하였는가?				
		주어진 시간 안에 문제를 확인하고 해결하였는가?				
	태도	체계적으로 능숙하게 수행하였는가?				
합 계						

2. 수행에 대한 자신감

※ 시뮬레이션 학습방법을 통해 환자 간호에 대하여 스스로 느끼는 자신감을 아래 0~10 중에서 골라 표시해 주세요.

(0 = 매우 자신 없음) (10 = 매우 자신 있음)

0	1	2	3	4	5	6	7	8	9	10

3. 임상판단수행평가(간호교육평가원 시뮬레이션 표준안)

Lasater Clinical Judgement in Simulation					
Course: ____________ Simulation: ____________ 차 Date: ____________ Instructor: ____________ Name(Option): ____________					
인지					점수
구분	**4(매우 잘함)**	**3(잘함)**	**2(미흡)**	**1(매우 미흡)**	
초점을 맞춘 관찰	초점을 맞추며 관찰을 시행함. 유용한 정보를 얻기 위해 다양한 주/객관적인 자료를 관찰하고 모니터링함	규칙적으로 다양한 주/객관적인 자료를 관찰하고 모니터링함. 대부분의 유용한 자료를 인지하고는 있으나 미묘한 징후를 놓치기도 함	다양한 주/객관적 자료를 모니터링하려고 하나 자료 배열이 부족함. 주로 객관적인 자료에 초점을 두며 몇몇 중요한 자료를 놓침	임상상황과 자료를 혼란스러워함. 관찰이 조직적이지 못하고 중요한 자료를 놓침. 사정에 실수가 있음	
구분	**4(매우 잘함)**	**3(잘함)**	**2(미흡)**	**1(매우 미흡)**	
기대되는 양상과의 차이	자료에서 기대양상과 다른 미묘한 양상을 인지하고 이를 사정하려고 함	자료에서 대부분의 명확한 양상과 변이를 인지하고 있으며 이를 지속적으로 사정함	분명한 양상과 변이를 구분하였으나 중요한 정보를 놓침. 사정을 지속적으로 어떻게 해야 할지에 대한 확신이 없음	한 번에 한 가지 자료에만 집중하며, 대부분의 자료와 이상소견을 놓침. 사정 범위를 좁히지 못함	

구분	4(매우 잘함)	3(잘함)	2(미흡)	1(매우 미흡)	
정보 추구	중재를 계획하기 위해 적극적으로 정보를 수집함. 환자를 관찰하고 환자 및 가족과 상호작용하면서 유용한 주관적 자료를 수집	환자 및 가족으로부터 환자 상황에 대한 주관적 자료를 적극적으로 수집하나 가끔 중요한 단서를 놓침	환자 및 가족으로부터 추가적인 정보를 수집하는 데 있어 제한적임. 종종 어떤 자료가 필요한지 알지 못하고 관련없는 정보를 찾음	비효과적으로 정보를 찾으며 대부분 객관적 자료에 의존함. 환자 및 가족과 상호작용하는 것이 어려워 주관적인 자료를 수집하지 못함	
해석					점수
구분	4(매우 잘함)	3(잘함)	2(미흡)	1(매우 미흡)	
자료의 우선 순위 설정	환자의 상태를 설명하는 데 있어 가장 관련성이 높은 중요한 자료에 집중함	전체적으로 가장 중요한 자료에 집중하면서 추가적으로 관련정보를 찾지만 관련성이 낮은 자료에도 관심을 보이기도 함	가장 중요한 자료에 집중하기는 하나 관련이 없거나 유용하지 않은 자료에도 관심을 가짐	어떤 자료가 중요한 것인지 알지 못하고 보이는 모든 자료에 관심을 가짐	
구분	4(매우 잘함)	3(잘함)	2(미흡)	1(매우 미흡)	
자료 이해	복잡하고 혼동스러운 상황에 직면했을 때 환자자료의 양상을 알아차리고 인식한 자료를 기존 양상(간호지식, 기초, 연구, 개인적 경험, 직관에 의한 기존 지식)과 비교. 성공적인 중재를 계획할 수 있음	대부분의 경우 환자의 자료 양상을 해석하고 중재를 계획하기 위해 기존 지식과 비교함. 해석과 비교를 하지 못하는 상황이 드물고 전문가 또는 경험 많은 간호사의 도움이 필요한 복잡한 경우에는 해석과 비교를 하지 못함	간단하고 익숙한 상황에서는 환자의 자료양상을 기존 지식과 비교 중재를 계획할 수 있으나, 다소 어려운 자료 및 상황에서는 해석을 하지 못하고 부적절하게 도움을 구함	간단하고 익숙한 상황에서도 자료를 해석하고 이해하지 못함. 문제를 진단하고 중재를 개발하는 데 있어 대부분 도움이 필요함	
반응					점수
구분	4(매우 잘함)	3(잘함)	2(미흡)	1(매우 미흡)	
차분하고 자신감 있는 태도	책임감이 있어 팀원에게 업무를 배분할 줄 알며 환자 및 가족을 안심시키는 역할을 수행함	일반적으로 리더쉽과 자신감을 표현하고 대부분의 상황을 통제하고 진정시킬 수 있으나 어렵거나 복잡한 상황에서는 스트레스를 보임	자신없는 지도자 역할을 보이고 비교적 단순한 상황에서 환자와 가족을 안심시키지만 쉽게 스트레스를 받으며 조직적이지 못함	간단하고 익숙한 상황을 제외하고는 스트레스를 받으며 조직적이지 못함. 자기조절 못하고 환자와 가족들을 불안하게 만들거나 협조를 얻지 못함	

구분	4(매우 잘함)	3(잘함)	2(미흡)	1(매우 미흡)	
분명한 의사 소통	효과적으로 의사소통을 하고 간호중재를 설명함. 환자와 가족을 안심시키고, 대상자가 이해했는지 확인함. 팀원에게 중재방향을 설명하고 지시하며 이해를 했는지 확인함	전반적으로 의사소통을 잘하고 환자에게 주의깊게 설명함. 팀원에게 명확한 방향을 제시하고 효과적인 관계를 형성함	약간의 의사소통 능력을 보임. 환자 및 가족, 팀 구성원 간의 의사소통이 능숙하지 않음	의사소통에 어려움이 있고 설명이 혼란스러움. 방향이 명확하지 않거나 모순됨. 환자와 가족들을 혼란스럽고 불안하게 하며 지지적이지 못함	
구분	4(매우 잘함)	3(잘함)	2(미흡)	1(매우 미흡)	
잘 계획된 중재/ 융통성	환자에게 개별적으로 맞춤형 중재를 시행함. 환자를 직접 모니터링하며 반응을 보며 간호중재를 조정할 수 있음	관련 자료에 근거하여 중재를 시행함. 정기적으로 모니터링을 하지만 이에 근거해 간호중재를 조정하지는 못함	대부분 분명한 자료에 근거하여 중재를 시행함. 모니터링은 하지만 환자의 반응에 근거해서 중재를 조정하지 못함	해결 가능성이 있는 하나의 중재에 중점을 두고 있으나 모호하고 혼돈스러우며 불완전함. 가끔 모니터링을 하기도 함	
구분	4(매우 잘함)	3(잘함)	2(미흡)	1(매우 미흡)	
술기의 숙련성	고도의 숙련된 간호술기를 보여줌	속도 또는 정확성이 더 향상될 수 있지만 대부분의 숙련된 간호술기를 보여줌	주저하거나 효과적이지 못한 간호술기를 사용함	간호술기를 선택 또는 수행하지 못함	
			반영		점수
구분	4(매우 잘함)	3(잘함)	2(미흡)	1(매우 미흡)	
평가/ 자기 분석	자신의 임상수행을 독립적으로 평가하고 분석함. 의사결정의 요점을 알고 대안을 제시하며, 여러 가지 대안 중 자신의 결정을 정확하게 평가함	중요한 사건이나 의사결정 중심으로 자신의 임상수행을 평가하고 분석함. 의사결정의 핵심요점을 알고 대안을 고려함	분명한 평가사항만을 언급함. 대안점을 떠올리지 못하고, 자신의 수행을 평가할 때 자기 보호적임	성의없게 평가를 하고 향후 수행하는 것을 향상시키려고 하지 않음. 자신의 의사결정과 선택에 대해 이를 평가하지 않고 정당화함	
구분	4(매우 잘함)	3(잘함)	2(미흡)	1(매우 미흡)	
개선 의지 여부	지속적으로 개선하고자 노력하고 간호 경험을 반영. 정확하게 강점과 약점을 식별하고 약점을 제거하는 구체적인 계획을 개발함	간호수행을 향상시키려는 의지가 있고, 경험을 반영하고 평가함. 강점과 약점을 식별할 수 있고, 약점 평가에 더 체계적임	지속적인 개선의 필요성을 인식하고 배우고 향상시키기 위해 노력함. 객관적인 평가가 필요함	간호수행 향상에 무관심함. 자신에 대해 무비판적이거나 지나칠 정도로 비판적임. 약점을 알지 못하며 개선의 필요를 찾지 못함	
			합계		

출처: Lasatar Clinical Judgement Rubric (심가가 & 신현숙(2015). 임상판단평가도구의 신뢰도 및 타당도 검증. Child Health Nursing Research, 21(2), 160–167)

2
PART

아동건강간호

2 PART 아동건강간호

■ 인체모형 시뮬레이터(Human patient simulator)를 이용한 모듈 1

2-1 발열 환아 간호

I. 시뮬레이션 모듈 개요

1. 제목	발열 환아 간호
2. 모듈 운영	Instructor:
	Operator:
	시뮬레이션 유형: High Fidelity Simulator(고성능 시뮬레이터) 활용
	교육명: 발열 환아 간호
	시나리오 수준(단순, 복합): 단순
	시뮬레이션 운영 시간: 15분
	소그룹학습 시간: 30분
	디브리핑 시간: 30분
	실습환경: 소아 병동
	디브리핑 장소: 디브리핑 룸
	평가기준: 평가표 별첨
3. 사례 요약	본 사례의 6세된 여자 환아는 5일 전부터 기침을 동반한 고열로 병원에 내원하여 폐렴을 진단받고 현재 소아과 병동에 입원치료 중이다. 수액으로 DNK2 500cc IV(60cc/hr)로 투여 중이며 PRN 처방으로 Maxibufen(Brufen) syrup po & Denogan 20mg/kg가 처방되어 있다. 환아는 2시간 전 BT: 38.5℃로 check되어 Maxibufen 5cc po medication했으나 fever 지속되어 보호자는 간호사에게 complain하고 있다.
4. 대상자 추가정보	키: 110m 몸무게: 18kg 보호자: 엄마 알레르기: 없음 가족력: 없음 과거력: 없음 예방접종: 접종 완료

5. 사전학습 내용	1. 발열 조절을 위한 간호중재 2. 열 발생기전
6. 학습목표	■ 발열 대상자의 활력징후, 통증을 사정할 수 있다 ■ 환자의 증상, 간호력, 수집된 자료에 근거하여 환자의 상태를 파악할 수 있다. ■ 수집된 자료 중 의미 있는 자료를 의사에게 정확히 보고할 수 있다. ■ 의사의 처방을 이해하고 올바르게 수행할 수 있다. ■ 수행한 간호활동을 정확하게 기록할 수 있다.
7. 관련 학습성과	PO1: 다양한 교양 지식과 전공지식에 근거한 간호술을 통합적으로 실무에 적용한다. PO2: 대상자의 간호상황에 따른 핵심기본간호술을 선택하여 실행한다. PO3: 언어적, 비언어적 상호작용을 통한 치료적 의사소통술을 적용한다. PO6: 비판적 사고에 근거한 간호과정을 적용하고 임상적 추론을 실행한다.
8. 관련 핵심기본간호술	1. 활력징후 측정 2. 경구투약 6. 정맥 수액 주입
9. 관련 임상실습교과목	아동간호학 실습
10. 시뮬레이션 환경	☐ 소아과 병동 **시뮬레이터(Simulator Needed)** ☐ Child Simulator **마네킹에 부착할 기구/장비(Equipment attached to mannequin)** ☐ ID band/Allergy band ☐ IV site(Peripheral)
11. 준비기구 및 물품	**약물/수액(Medications/Fluids)** ☐ Oral / IV ☐ Medication: DNK2 500cc IV(60cc/hr), Maxibufen, Denogan ☐ Route: 각각 oral, IV Oxygen equipment: set to ☐ SpO_2/Pulse Oxymetry **모니터(Monitor)** ☐ EKG ☐ NIBP ☐ SpO_2/Pulse Ox **진단검사(Diagnostics available)** ☐ Labs **실습 시 필요한 장비 (Equipment available in room)** ☐ Vital Sign Equipment ☐ IV infusion pump ☐ IV treatment cart
12. 역할배정	■ 그룹별 학생수(Recommended student group size): ( ) 명 ■ 역할 1: 간호사 ■ 역할 2: 보호자 ■ 교수: 담당의사
13. 학생수행업무	1. 소그룹학습 활동 – 대상자의 우선순위별 문제 목록 작성 – 수행을 위한 사전지식 학습 2. 시뮬레이션 수행 – 대상자의 건강문제 및 인식 정도 사정 – 대상자에게 적절한 교육방법을 통한 일대일 교육 – 수행 후 디브리핑 및 성찰

Ⅱ. 간호수행 전 소그룹학습

※ 다음의 사례를 바탕으로 간호과정을 적용하고 시뮬레이션 수행 전 학습을 하시오.

<table>
<tr><td rowspan="6">상황 소개</td><td>사례요약</td><td colspan="3">본 사례는 6세된 여자 환아로 5일 전부터 기침을 동반한 고열로 병원에 내원하여 폐렴을 진단받고 현재 소아과 병동에 입원치료 중이다. 환아는 아무것도 먹으려 하지 않으며 수액으로 DNK2 500cc IV(60cc/hr)로 투여 중이며 PRN 처방으로 Maxibufen syrup & Denogan 20mg/kg가 처방되어 있다. 환아는 2시간 전 BT: 38.5℃로 check되어 Maxibufen(Brufen) 5cc po medication했으나 fever 지속되어 간호사에게 complain하고 있다.</td></tr>
<tr><td rowspan="2">대상자 정보</td><td rowspan="2">박이슬</td><td>성별</td><td>여</td></tr>
<tr><td>연령</td><td>6세</td></tr>
<tr><td>주 호소</td><td>발열</td><td>진단명</td><td>Fever</td></tr>
<tr><td>활력징후</td><td colspan="3">T: 38.5℃ P: 124회/분 R: 24회/분 BP: 98/56mmHg</td></tr>
<tr><td>추가 정보</td><td colspan="3">키: 110cm
몸무게: 18kg
보호자: 엄마
알레르기: 없음
가족력: 없음
과거력: 없음
예방접종: 접종 완료</td></tr>
<tr><td rowspan="3">소그룹 학습</td><td>우선순위별 간호문제와 근거</td><td colspan="3"></td></tr>
<tr><td>우선순위별 간호진단</td><td colspan="3"></td></tr>
<tr><td>수행할 간호중재</td><td colspan="3"></td></tr>
</table>

소그룹 학습	수행을 위한 배경학습	**1. 발열 조절을 위한 간호중재는?** 1) fluid intake 증가 2) medication ① 해열제: 체온의 기준점을 상승시키는 물질(interleukin, prostaglandin)의 차단 ② 아동에게 특별한 경우를 제외하고 Aspirin은 투여하지 않음 ∵Reye syndrome의 발생과 연관 3) Others ① Tepid water massage – 30분 넘지 않도록 – 해열제 투여 후 1시간 30분 후 시행 – chilling 시: 담요 덮어주기 **2. 발열에 대한 병태생리** 1) 정상 체온 기준점 상승으로 유발: 시상하부 관련 2) 열생산 > 열소실 3) 열소실 기전의 장애: 열사병, 화상
개인별 학습	QR code를 활용한 자율학습	논문자료- 아동의 발열관리

Ⅲ. 시나리오 흐름도 및 의사처방

1. 시나리오 흐름도

단계별 상태 (시간)	대상자 반응 (증상, 요구, 검진결과 등)	학습자 활동 (구체적 간호수행)	교육요점 (촉진활동, 단서 제공)
Initial Stage : Baseline vital signs – T – P – R – BP – SpO_2 – Other symptom	 38.5℃ 124분 24회/분 98/56mmHg 96% irritability 칭얼거리고 보챔 – SpO_2 95~96%	– 활력징후 측정 – 간략하고 정확한 신체사정 – 수집된 자료 중 중요한 자료를 의사에게 전화 보고 – 의사에게 환자의 V/S에 대해 알리고 환아의 체온조절에 대한 투약 상의 – Pulse oxymetry 부착 및 모니터링 시행	산소포화도와 활력징후 측정
1_{st} state/interval	의사의 지시에 따른 해열제 투여 시작 → 활력징후의 재측정	의사에게 환아의 V/S과 마지막 해열제 투약시간에 대해 알림. Tepid massage를 위한 DP-set이나 tray를 준비해주고, 적실 수 있는 작은 수건이나 롱거즈, 온수 등을 준비하도록 교육	발열 경감을 위한 간호중재
2_{nd} state/interval	의사 병실에 도착 처방 실시	처방된 해열제를 투여	
3_{rd} state/interval	SpO_2 98%	폐렴이 심해질 수 있음을 알림	

2. 의사 처방내역

처방	비고
1. Check vital sign 2. NPO 3. Check Labs (CBC, CRP, E', chem', PT/aPTT, UA, urine culture, blood culture 2pair) 4. DNK2 500cc IV(60cc/hr) 5. prn) Maxibupen(Brufen) 0.3cc~0.4cc/kg PO Denogan 20mg/kg + N/S 50cc IV 6. Continuous SpO_2 monitoring	

Ⅳ. 간호기록 및 디브리핑

1. 간호기록지

Date	Time	Nursing & Treatment	Sign

2. 디브리핑

방법	방법: □ 개인 □ 조별 □ 전체 □ with video □ without video	수행성찰
자료	□ 학생용 시뮬레이션 work sheet □ article □ handout □ 기타(조별 간호수행기록지, 개별 성찰일지)	
서술단계	– 대상자는 어떤 상황이었는가? – 가장 잘한 점은 무엇이었나? – 가장 어려웠던 점은 무엇이었나? – 전체적으로 환자간호를 어떻게 수행했다고 평가하는지? – 이와 비슷한 임상상황을 경험해 본 적이 있는지?	
분석단계	– 이 환자의 우선적인 문제가 무엇이라고 판단했는가? – 이 문제를 해결하기 위해 우선적으로 수행할 간호활동은 무엇이라고 판단했는가? – 실제로 이 간호활동을 수행했는가? – 수행했다면 그 결과를 확인하였는가? 확인의 근거는 무엇이었는가? – 실제로 간호활동을 수행하지 못했다면 그 이유는 무엇인가? – 우선적인 간호문제 이외에 다른 간호 문제는 없었는가?	
적용단계	– 오늘 배운 것을 기반으로 실제 상황에 어떻게 적용할 수 있겠는가? – 오늘 배운 것 중에서 가장 중요한 것 한 가지를 꼽으라면 무엇인가? – 실제 활용할 수 있다고 생각되는 가장 기억에 남는 것은?	

V. 평가도구

1. 간호수행능력

영역		항목	충분 (2점)	부족 (1점)	안함 (0점)	소계
사전 준비		손을 씻는다.				
		사례에 따라 준비가 필요한 물품이나 기구를 확인한다.				
대상자 확인		자기 소개를 한다.				
		환자 이름을 확인한다.				
대상자 사정		주호소 증상의 특징과 양상을 질문한다.				
		사회력을 수집한다.				
		과거 질병이나 현재 질병을 확인한다.				
		과거 수술력을 수집한다.				
		가족력을 수집한다.				
		현재 복용약물에 대한 정보를 수집한다.				
		활력징후를 측정한다.				
간호중재		활력징후를 측정한다.				
		의사에게 활력징후와 환자 상태를 보고한다.				
		마지막 해열제 투약시간에 대한 정보를 의사에게 제공한다.				
		현재 투여 중인 수액에 대해 설명한다.				
		처방된 해열제를 구강 투여한다.				
		처방된 Tarasyn 10mg을 IV로 투여한다.				
		대상자 상태 및 변화를 재사정한다.				
평가	학습	대상자의 간호문제가 해결된 것을 평가할 수 있는 구체적인 기준을 제시한다.				
		주어진 시간 안에 문제를 확인하고 해결한다.				
	태도	체계적으로 능숙하게 수행한다.				
합 계						

2. 학습태도 자가평가

※ 다음의 질문들을 읽고 귀하의 생각과 일치하는 해당란에 V표 하시기 바랍니다.

번호	내 용	매우 그렇다	그렇다	보통이다	아니다	전혀 아니다
		5	4	3	2	1
1	수업에 대한 흥미가 유발되고 학습의욕도 증진되었다.					
2	Debriefing을 통하여 활발한 토론과 의견의 공유가 이루어졌다.					
3	이 학습방법을 통해 간호문제에 체계적으로 접근할 수 있게 되었다.					
4	이 학습방법을 통해 전공 분야에 대한 관심이 많아졌다.					
5	이 학습방법을 통해 나 자신의 강점과 약점을 인식하게 되었다.					
6	임상 실습에 대한 불안이 감소되었다.					
7	지금까지 학습한 지식을 가지고 대상자의 상황을 파악할 수 있었다.					
8	간호문제를 정확히 규명하고 우선순위를 설정할 수 있었다.					
9	설정된 문제의 우선순위에 대한 합리적인 근거를 찾을 수 있었다.					
10	문제를 해결할 수 있는 적절한 중재방법을 찾을 수 있었다.					
11	중재내용에 대한 합리적인 근거를 찾을 수 있었다.					
12	간호중재 목표를 달성했는지에 대한 성과확인 기준을 제시할 수 있었다.					
합 계						
기타 의견						

3. 수행에 대한 자신감

※ 시뮬레이션 학습방법을 통해 환자 간호에 대하여 스스로 느끼는 자신감을 아래 0~10 중에서 골라 표시해 주세요.

(0 = 매우 자신 없음) (10 = 매우 자신 있음)

0	1	2	3	4	5	6	7	8	9	10

■ 인체모형 시뮬레이터(Human patient simulator)를 이용한 모듈-2

2-2 열성경련 환아 간호

Ⅰ. 시뮬레이션 모듈 개요

1. 제목	열성경련 환아 간호
2. 모듈 운영	Instructor:
	Operator:
	시뮬레이션 유형: High Fidelity Simulator(고성능 시뮬레이터) 활용
	교육명: 열성경련 환아 간호
	시나리오 수준(단순, 복합): 복합
	시뮬레이션 운영 시간: 15분
	소그룹학습 시간: 30분
	디브리핑 시간: 30분
	실습환경: 소아 응급실
	디브리핑 장소: 디브리핑 룸
	평가기준: 평가표 별첨
3. 사례 요약	본 사례의 4세된 남자 환아는 4일 전부터 cough & sputum을 동반한 고열로 병원에 내원하여 R/O APT(Acute pharyngotonsilitis)를 진단받고 수액으로 DNK2 500cc IV(50cc/hr)로 투여하면서 현재 응급실에서 observation 중이다.
4. 대상자 추가정보	키: 105cm 몸무게: 11kg 보호자: 엄마 알레르기: 없음 가족력: 없음 과거력: 없음 예방접종: 접종 완료
5. 사전학습 내용	사전간호지식 : 발열 환아에 대한 대처 발열 환아의 체온조절 및 투약(용량 포함) 열성경련 환아의 응급처치 열성경련 환아 부모와의 치료적 의사소통
	열성경련 환아의 치료 및 간호

6. 학습목표	■ 발열 대상자의 활력징후, 통증을 사정한다. ■ 열성경련 환아의 응급처치를 이해한다. ■ 환자의 증상, 간호력, 수집된 자료에 근거하여 환자의 상태를 파악한다. ■ 수집된 자료 중 의미 있는 자료를 의사에게 정확히 보고한다. ■ 의사의 처방을 이해하고 올바르게 수행한다. ■ 경련 시 응급처치와 그에 따른 간호기록을 할 수 있다.
7. 관련 학습성과	PO1: 다양한 교양 지식과 전공지식에 근거한 간호술을 통합적으로 실무에 적용한다. PO2: 대상자의 간호상황에 따른 핵심기본간호술을 선택하여 실행한다. PO3: 언어적, 비언어적 상호작용을 통한 치료적 의사소통술을 적용한다. PO6: 비판적 사고에 근거한 간호과정을 적용하고 임상적 추론을 실행한다.
8. 관련 핵심기본간호술	1. 활력징후 측정 6. 정맥 수액 주입
9. 관련 임상실습 교과목	아동간호학 실습
10. 시뮬레이션 환경	☐ 소아 응급실 **시뮬레이터(Simulator Needed)** ☐ Child Simulator **마네킹에 부착할 기구/장비** **(Equipment attached to mannequin)** ☐ ID band/Allergy band ☐ IV site ☐ Peripheral
11. 준비기구 및 물품	**약물/수액(Medications/Fluids)** ☐ Oral / IV ☐ Medication: DNK2 500cc IV(60cc/hr), Ativan, Tylenol or Ibrofen, Tarasyn, ☐ Dosage: Syrup 각각 kg당 0.4cc, Ativan 0.2mg ☐ Route: 각각 oral, IV **마네킹에 부착할 기구/장비** ☐ Oxygen equipment : set to ☐ SpO_2/Pulse Oxymetry **모니터(Monitor)** ☐ EKG ☐ NIBP ☐ SpO_2/Pulse Ox **진단검사(Diagnostics available)** ☐ Labs **실습 시 필요한 장비** **(Equipment available in room)** ☐ Vital Sign Equipment ☐ IV infusion pump ☐ IV treatment cart (Equipment attached to manikin)
12. 역할배정	■ 그룹별 학생수(Recommended student group size): (　　) 명 ■ 역할 1: 간호사 ■ 역할 2: 보호자 ■ 교수: 담당의사
13. 학생수행업무	1. 소그룹학습 활동 – 대상자의 우선순위별 문제 목록 작성 – 수행을 위한 사전지식 학습 2. 시뮬레이션 수행 – 대상자의 건강문제 및 인식 정도 사정 – 대상자에게 적절한 교육방법을 통한 일대일 교육 – 수행 후 디브리핑 및 성찰

Ⅱ. 간호수행 전 소그룹학습

※ 다음의 사례를 바탕으로 간호과정을 적용하고 시뮬레이션 수행 전 학습을 하시오.

<table>
<tr><td rowspan="6">상황 소개</td><td>사례요약</td><td colspan="4">본 사례의 4세된 남자 환아는 4일 전부터 cough & sputum을 동반한 고열로 병원에 내원하여 R/o APT(Acute pharyngotonsilitis)를 진단받고 현재 응급실에서 observation 중이다. 갑자기 환아가 경련을 함으로써 이에 대한 적절한 대처와 보호자와의 치료적 의사소통이 필요한 상황이다.</td></tr>
<tr><td rowspan="2">대상자 정보</td><td rowspan="2">김연우</td><td>성별</td><td colspan="2">남</td></tr>
<tr><td>연령</td><td colspan="2">4세</td></tr>
<tr><td>주 호소</td><td>Seizure like motion</td><td>진단명</td><td colspan="2">Febrile convulsion</td></tr>
<tr><td>활력징후</td><td colspan="4">T: 39.5℃ P: 124회/분 R: 24회/분 BP: 98/56mmHg, SpO_2: 95~96%</td></tr>
<tr><td>추가 정보</td><td colspan="2">키: 105cm
몸무게: 11kg
보호자: 엄마
알레르기: 없음
가족력: 없음
과거력: 없음</td><td colspan="2">■ 경련 양상
• Both eyeball deviation: 있음
• 4-extremities rigidity: 있음
• Lip cyanosis: 있음
• Duration: 2분</td></tr>
<tr><td rowspan="4">소그룹 학습</td><td>우선순위별 간호문제와 근거</td><td colspan="4"></td></tr>
<tr><td>우선순위별 간호진단</td><td colspan="4"></td></tr>
<tr><td>수행할 간호중재</td><td colspan="4"></td></tr>
<tr><td>수행을 위한 배경학습</td><td colspan="4">1. 열성 경련의 3가지 형태
2. 열성 경련 시 관리
3. 열성 경련 시 검사방법</td></tr>
<tr><td>개인별 학습</td><td>QR code를 활용한 자율학습</td><td colspan="4">논문자료 –
열성경련 환아의 간호중재</td></tr>
</table>

Ⅲ. 시나리오 흐름도 및 의사처방

1. 시나리오 흐름도

단계별 상태	대상자 반응 (증상, 요구, 검진결과 등)	학습자 활동 (구체적 간호수행)	교육요점 (촉진활동, 단서 제공)
Initial Stage: Baseline vital signs – T – P – R – BP – SpO_2 – Other symptom	 39.5℃ 140회/분 36회/분 98/56mmHg 96% irritability 칭얼거리고 보챔 – SpO_2: 95~96% 보호자(엄마)가 계속 안고 환아 머리에 수건을 대고 환아를 달래고 있다.	– 활력징후 측정 – 간략하고 정확한 신체사정 – 의사에게 환자의 V/S에 대해 알리고 환아의 체온에 대한 투약 상의 – Pulse oxymetry 부착 및 모니터링 시행	산소포화도와 활력징후 측정
1_{st} state/interval	보호자가 갑자기"여기 좀 도와주세요. 애기가 이상해요"라고 소리를 지르며 의료진을 찾고 있다. 갑자기 환아의 몸이 뻣뻣해지고 눈동자가 위로 향하고 있다.	– 간호사가 환아의 침상에 간 후 의사에게 환아의 상황에 대해 신속하고 간단하게 상황을 notify한다. – 의사에게서 처방된 항경련제를 정맥 투약하고 nasal prong으로 O_2 4L/min을 바로 공급하였다.	의료진과 환자상태에 대한 정확한 의사소통 의료진과의 의사소통을 통한 적절한 약물과 산소 투여
2_{nd} state/interval	급하게 의사는 환아의 병상에 도착해서 환아를 관찰하고 있다. 보호자(엄마)는 애기가 왜 이런 거예요? 라고 흥분해서 말한다.	– 환아는 Ativan 투여 후 바로 경련을 멈추었고 nasal prong을 통해 산소를 투여받고 있는지 확인한다. – 경련이 멈춘 후 환아의 활력징후를 측정한다. – 환아의 bed side에 Ativan 2mg를 prep한다.	경련 후 간호
3_{rd} state/interval	보호자는 환아를 보며 계속 울고 있다. 왜 경련을 했는지에 대해 의료진에게 묻고 있다. 환아는 Ativan 투여 후 계속 자고 있다.	– 환아의 부모에게 열성 경련의 관리(체온조절 간호–Teppid massage 등에 대해 설명하고 주기적으로 체온 측정에 대해 설명한다.) – 추후 경련 재발 가능성에 대해 설명해 준다. – 첫 경련인 경우, 경련 원인 확인을 위해 추후 뇌파검사(electro encephalogram)가 실시될 수 있음을 설명해 준다. – 경련 당시의 환아의 상태를 경련 시간, 경련의 형태(전체적 또는 부분적) 등을 자세히 기록한다.	보호자와의 치료적 의사소통

2. 의사 처방내역

처방	비고
1. Check vital sign 2. NPO 3. Check Labs (CBC, CRP, E', chem', PT/aPTT, UA, urine culture,blood culture 2pair) 3. DNK2 500cc IV(50cc/hr) 4. Ativan 2mg IV, Ativan 2mg bedside prep prn) tylenol po 4cc, tarasyn 10mg IV 5. O_2 4L/min Supply via Nasal prong and Continuous SpO_2 monitoring	

Ⅳ. 간호기록 및 디브리핑

1. 간호기록지

Date	Time	Nursing & Treatment	Sign

2. 디브리핑

방법	방법: □ 개인 □ 조별 □ 전체 □ with video □ without video	수행성찰
자료	□ 학생용 시뮬레이션 work sheet □ article □ handout □ 기타(조별 간호수행기록지, 개별 성찰일지)	
서술단계	– 대상자는 어떤 상황이었는가? – 가장 잘한 점은 무엇이었나? – 가장 어려웠던 점은 무엇이었나? – 전체적으로 환자간호를 어떻게 수행했다고 평가하는지? – 이와 비슷한 임상상황을 경험해 본 적이 있는지?	
분석단계	– 이 환자의 우선적인 문제가 무엇이라고 판단했는가? – 이 문제를 해결하기 위해 우선적으로 수행할 간호활동은 무엇이라고 판단했는가? – 실제로 이 간호활동을 수행했는가? – 수행했다면 그 결과를 확인하였는가? 확인의 근거는 무엇이었는가? – 실제로 간호활동을 수행하지 못했다면 그 이유는 무엇인가? – 우선적인 간호문제 이외에 다른 간호 문제는 없었는가?	
적용단계	– 오늘 배운 것을 기반으로 실제 상황에 어떻게 적용할 수 있겠는가? – 오늘 배운 것 중에서 가장 중요한 것 한 가지를 꼽으라면 무엇인가? – 실제 활용할 수 있다고 생각되는 가장 기억에 남는 것은?	

V. 평가도구

1. 간호수행능력

영역		항목	충분 (2점)	부족 (1점)	안함 (0점)	소계
사전 준비		손을 씻는다.				
		사례에 따라 준비가 필요한 물품이나 기구를 확인한다.				
대상자 확인		자기 소개를 한다.				
		환자 이름을 확인한다.				
대상자 사정		환아의 증상의 특징과 양상을 확인한다.				
		과거 질병이나 현재 질병을 확인한다.				
		과거 경련 경험을 수집한다.				
		가족력을 수집한다.				
		현재 복용약물에 대한 정보를 수집한다.				
		활력징후를 측정한다.				
간호중재		활력징후를 측정한다.				
		의사에게 활력징후와 환자상태를 보고한다.				
		마지막 해열제 투약시간에 대한 정보를 의사에게 제공한다.				
		현재 투여 중인 수액에 대해 설명한다.				
		처방된 정확한 항경련제를 정맥투여한다.				
		처방된 항경련제를 추후 경련 가능성에 대비하여 Bed side에 준비한다.				
		대상자 상태 및 변화를 재사정한다.				
		보호자에게 체온관리 방법에 대해 교육한다.				
		추후 경련재발 가능성에 대해 설명하고 경련 원인 확인을 위한 검사(EEG) 예정에 대해 설명한다.				
평가	학습	대상자의 간호문제가 해결된 것을 평가할 수 있는 구체적인 기준을 제시한다.				
		주어진 시간 안에 문제를 확인하고 해결한다.				
	태도	체계적으로 능숙하게 수행한다.				
합 계						

2. 학습태도 자가평가

※ 다음의 질문들을 읽고 귀하의 생각과 일치하는 해당란에 V표 하시기 바랍니다.

번호	내 용	매우 그렇다	그렇다	보통 이다	아니다	전혀 아니다
		5	4	3	2	1
1	수업에 대한 흥미가 유발되고 학습의욕도 증진되었다.					
2	Debriefing을 통하여 활발한 토론과 의견의 공유가 이루어졌다.					
3	이 학습방법을 통해 간호문제에 체계적으로 접근할 수 있게 되었다.					
4	이 학습방법을 통해 전공 분야에 대한 관심이 많아졌다.					
5	이 학습방법을 통해 나 자신의 강점과 약점을 인식하게 되었다.					
6	임상 실습에 대한 불안이 감소되었다.					
7	지금까지 학습한 지식을 가지고 대상자의 상황을 파악할 수 있었다.					
8	간호문제를 정확히 규명하고 우선순위를 설정할 수 있었다.					
9	설정된 문제의 우선순위에 대한 합리적인 근거를 찾을 수 있었다.					
10	문제를 해결할 수 있는 적절한 중재방법을 찾을 수 있었다.					
11	중재내용에 대한 합리적인 근거를 찾을 수 있었다.					
12	간호중재 목표를 달성했는지에 대한 성과확인 기준을 제시할 수 있었다.					
합 계						
기타 의견						

3. 수행에 대한 자신감

※ 시뮬레이션 학습방법을 통해 환자 간호에 대하여 스스로 느끼는 자신감을 아래 0~10 중에서 골라 표시해 주세요.

(0 = 매우 자신 없음) (10 = 매우 자신 있음)

0	1	2	3	4	5	6	7	8	9	10

■ 인체모형 시뮬레이터(Human patient simulator)를 이용한 모듈 3

2-3 급성 호흡곤란 환아 간호

Ⅰ. 시뮬레이션 모듈 개요

1. 제목	급성 호흡곤란 환아 간호
2. 모듈 운영	Instructor:
	Operator:
	시뮬레이션 유형: High Fidelity Simulator(고성능 시뮬레이터) 활용
	교육명: 급성 호흡곤란 환아 간호
	시나리오 수준(단순, 복합): 단순
	시뮬레이션 운영 시간: 15분
	소그룹학습 시간: 30분
	디브리핑 시간: 30분
	실습환경: 소아 응급실
	디브리핑 장소: 디브리핑룸
	평가기준: 평가표 별첨
3. 사례개요	본 사례의 5세된 남자 환아는 일주일 전부터 간헐적인 기침과 가래가 있었으며, 1시간 전 친구들과 놀이방에서 놀다가 갑자기 호흡곤란을 호소하여 병원에 내원하였다. 환아는 2년 전 개인병원에서 천식을 진단받고 한동안 병원을 다녔으며, 최근에는 특별한 증상이 없었으며, 환아의 할머니는 급성 천식 발작으로 사망하신 가족력이 있다.
4. 대상자 추가정보	키: 110cm 몸무게: 14kg 보호자: 엄마 알레르기: 없음 가족력: 할머니가 천식으로 사망 과거력: 없음
5. 사전학습 내용	소아천식의 정의 소아천식의 증상 천식발생의 생리학적 기전(염증 과정과 기관지 수축) 천식환자의 치료와 흡입요법(Nebulizer)
6. 학습목표	■ 급성호흡부전을 보이는 환아의 증상과 징후를 사정한다. ■ 천식 환아에게 적합한 중재를 확인한다. ■ 흡인요법의 목적(기관지 확장 및 기도 분비물 배출 촉진)을 설명할 수 있다. ■ 수집된 자료 중 의미 있는 자료를 의사에게 정확히 보고한다. ■ 천식 환아의 체중에 근거한 정확한 투약을 할 수 있다.

7. 관련 학습성과	PO1: 다양한 교양 지식과 전공지식에 근거한 간호술을 통합적으로 실무에 적용한다. PO2: 대상자의 간호상황에 따른 핵심기본간호술을 선택하여 실행한다. PO3: 언어적, 비언어적 상호작용을 통한 치료적 의사소통술을 적용한다. PO6: 비판적 사고에 근거한 간호과정을 적용하고 임상적 추론을 실행한다.
8. 관련 핵심기본간호술	1. 활력징후 측정 2. 경구투약 6. 정맥 수액 주입
9. 관련 임상실습 교과목	아동간호학 실습
10. 시뮬레이션 환경	□ 소아과 병동 **시뮬레이터(Simulator Needed)** □ Child Simulator **마네킹에 부착할 기구/장비(Equipment attached to mannequin)** □ ID band/Allergy band □ IV site □ Peripheral
11. 준비기구 및 물품	**약물/수액(Medications/Fluids)** □ Oral/IV □ Medication: Ventolin ampule, Ventoin puff □ Dosage: □ Route: nebulizer **소도구(Props)** □ Oxygen equipment : set to □ SpO_2/Pulse Oximetry **모니터(Monitor)** □ EKG □ NIBP □ SpO_2/Pulse Ox **진단검사(Diagnostics available)** □ Labs **실습 시 필요한 장비** **(Equipment available in room)** □ Vital Sign Equipment □ IV infusion pump □ IV treatment cart
12. 역할배정	▪ 그룹별 학생수(Recommended student group size): ( ) 명 ▪ 역할 1: 간호사 ▪ 역할 2: 보호자 ▪ 교수: 담당의사
13. 학생수행업무	1. 소그룹학습 활동 – 대상자의 우선순위별 문제 목록 작성 – 수행을 위한 사전지식 학습 2. 시뮬레이션 수행 – 대상자의 건강문제 및 인식 정도 사정 – 대상자에게 적절한 교육방법을 통한 일대일 교육 – 수행 후 디브리핑 및 성찰

Ⅱ. 간호수행 전 소그룹학습

※ 다음의 사례를 바탕으로 간호과정을 적용하고 시뮬레이션 수행 전 학습을 하시오.

<table>
<tr><td rowspan="6">상황 소개</td><td>사례요약</td><td colspan="3">본 사례의 5세된 남자 환아는 일주일 전부터 간헐적인 기침과 가래가 있었으며, 1시간 전 친구들과 놀이방에서 놀다가 갑자기 호흡곤란을 호소하여 병원에 내원하였다. 환아는 2년 전 개인병원에서 천식을 진단받고 한동안 병원을 다녔으며, 최근에는 특별한 증상이 없었다. 환아의 할머니는 급성 천식 발작으로 사망하신 가족력이 있다.</td></tr>
<tr><td rowspan="2">대상자 정보</td><td rowspan="2">김다율</td><td>성별</td><td>남</td></tr>
<tr><td>연령</td><td>5세</td></tr>
<tr><td>주 호소</td><td>Dyspnea</td><td>진단명</td><td>Asthma</td></tr>
<tr><td>활력징후</td><td colspan="3">BP: 101/63mmHg, P: 108회/분, R: 32회/분, T: 36.5℃, SpO_2: 93~94%</td></tr>
<tr><td>추가 정보</td><td colspan="3">키: 110cm
몸무게: 14kg
보호자: 엄마
알레르기: 없음
가족력: 할머니가 천식 발작으로 사망
과거력: 없음</td></tr>
<tr><td rowspan="6">소그룹 학습</td><td rowspan="4">수행할 간호중재</td><td rowspan="2"></td><td>객관적</td><td></td></tr>
<tr><td>주관적</td><td></td></tr>
<tr><td rowspan="2"></td><td>객관적</td><td></td></tr>
<tr><td>주관적</td><td></td></tr>
<tr><td>우선순위별 간호진단</td><td colspan="3"></td></tr>
<tr><td>수행할 간호중재</td><td colspan="3"></td></tr>
</table>

소그룹 학습 | **수행을 위한 배경학습**

1. 소아천식의 정의는 무엇인가?

소아천식은 가장 대표적인 아동기의 폐 질환으로 학령기 아동의 4.3%를 차지한다. 한두 살 때에 기관지염을 3번 이상 앓은 경우에는 커서 천식이 되는 수가 많다고 한다. 천식이란 숨 쉴 때 들어오는 여러 가지 자극 물질에 대한 기관지의 과민반응으로, 기관지를 비롯한 기도점막에 염증이 생겨 부어오르며 기관지가 좁아져서 천명(쌕쌕거리는 호흡음)을 동반한 기침과 호흡곤란이 발작적으로 나타나는 질환이다. 일단 호전이 되면 대부분의 경우 거의 정상 상태로 회복이 되기는 하나 반복적으로 자주 재발하는 특징을 가진 호흡기질환이다.

- 호흡통로에 염증이 생기고, 협착을 야기하는 다양한 물질에 대해 감성이 증가되며, 공기의 원활한 흐름을 방해하여 호흡에 어려움을 느끼게 된다.

2. 소아천식의 증상

1) 천명(wheezing): 천명이란 기도가 좁아져서 숨을 내쉴 때 쌕쌕거리거나 가랑가랑하는 호흡음이 나타나는 것을 말한다.
2) 기침과 객담(cough & sputum)
3) 호흡곤란(dyspnea)

3. 천식발생의 생리학적 기전(염증과정과 기관지 수축)

천식의 병인은 간단하게 설명할 수 있는 것이 아니다. 그 중에서 상당한 요인을 차지하고 있는 것이 알레르기와 유전적 소인, 특이 항원에 대한 IgE 과다 생산, 외부 자극에 대해 과도한 기관지 수축을 들 수 있다.

- 이처럼 천식이 증가하는 것은 모유 대신 우유를 먹이고 이유식을 조기에 사용하는 것과 더불어 침대, 카펫, 커튼 사용과 아파트에 거주하는 등 서구화된 생활양식 및 대기 오염 등이 중요한 원인으로 지적되고 있다.
- 그러나 실제로 알레르기 단독으로만 천식을 일으키는 경우보다는 감염이라든지, 자율신경계의 실조(失調), 내분비계의 이상, 수용체의 차단 상태, 정신적인 요인 등이 복합적으로 작용해서 천식을 일으키게 된다. 게다가 천식의 유전적인 소인이 있는 경우에, 여기에 알레르기 반응 등의 후천적인 원인이 더해져서 천식을 일으킬 가능성이 한층 더 높아진다.

4. 천식환자의 치료와 흡입요법(Nebulizer)

1) 환경요법(회피요법)
2) 집먼지진드기 없애기 위한 환경관리
3) 약물 요법: 기관지확장제, 항염증제, 항히스타민제,

* 흡입제제 흡입 시에는 약물이 직접 폐로 작용하게 되어 10분 이내에 효과가 나타난다.

- 하지만 흡입치료의 경우에는 여러 가지 교육 및 기술이 필요하며 5세 이하의 소아에게는 사용하기가 어려운 단점이 있다.

4) 면역요법은 원인 항원을 일정한 양, 3~5년간 피하주사하는 것으로 경증 내지 중증의 기관지천식 환자에게만 사용하는 것이 바람직하며, 알레르기 질환을 치료하는 안전하고 효과적인 방법이다.

개인별 학습 | **QR code를 활용한 자율학습**

소아천식의 원인과 치료

Ⅲ. 시나리오 흐름도 및 의사처방

1. 시나리오 흐름도

단계별 상태 (시간)	대상자 반응 (증상, 요구, 검진결과 등)	학습자 활동 (구체적 간호수행)	교육요점 (촉진활동, 단서 제공)
Initial Stage : Baseline vital signs – T – P – R – BP – SpO_2 – Other symptom	 36.5℃ 108회/분 32회/분 101/63mmHg 93% irritability 불안해하고 칭얼거리고 보챔	– 활력징후 측정 – 간략하고 정확한 신체사정 – 수집된 자료 중 중요한 자료를 의사에게 알린다 – Pulse oxymetry 부착 및 모니터링 시행	산소포화도와 활력징후 측정
1_{st} state/interval	환아는 숨이 찬 목소리로 울고 있다. 환아의 보호자는 빨리 무언가를 해달라고 재촉하고 있다	– 의사의 처방에 따른 흡입요법(Ventolin nebulizer)의 목적 설명 후 시작 – Pulse oxymetry 부착 및 지속적인 모니터링 시행(SpO_2 95% 이상 유지되는지를 확인한다)	산소포화도 측정과 흡입요법
2_{nd} state/interval	환아는 흡입요법을 마치고 수액을 맞으며 자고 있음	– 환아의 활력징후 및 산소 포화도를 재측정한다. – 환아의 불안이 감소되었는지 사정한다. – 환아의 호흡수가 정상으로 회복되었는지 확인한다. (BP: 102/63mmHg, HR: 102회/분, RR: 24회/분, BT: 36.4℃)	환자 상태의 재사정
3_{rd} state/interval	SpO_2 monitoring	– 천식은 유전적 요인과 환경적 요인이 합쳐져서 생기는 대표적인 알레르기 질환임을 설명하고 갑자기 심해질 수 있음을 알림. – 기관지 염증으로 인해 겨울철 갑자기 발생할 수 있음을 알리고 처방된 휴대용 흡인제 사용법에 대해 교육한다.	질환 및 휴대용 흡인제제 사용법에 대한 교육

2. 의사 처방내역

처방	비고
1. Check Vital sign 2. NPO 3. Check Labs (ABGA, CBC, CRP, E', chem', PT/aPTT, UA) / Nebulizer 후 ABGA flu 4. DNK2 500cc IV(40cc/hr) Ventolin nebulizer(Ventoin 1@ + normal saline 4cc) q4hr → Ventoin 2puff 5. O_2 4L/min Supply via Nasal prong and Continuous SpO_2 monitoring	

Ⅳ. 간호기록 및 디브리핑

1. 간호기록지

Date	Time	Nursing & Treatment	Sign

2. 디브리핑

방법	방법: □ 개인 □ 조별 □ 전체 □ with video □ without video	수행성찰
자료	□ 학생용 시뮬레이션 work sheet □ article □ handout □ 기타(조별 간호수행기록지, 개별 성찰일지)	
서술단계	– 대상자는 어떤 상황이었는가? – 가장 잘한 점은 무엇이었나? – 가장 어려웠던 점은 무엇이었나? – 전체적으로 환자간호를 어떻게 수행했다고 평가하는지? – 이와 비슷한 임상상황을 경험해 본 적이 있는지?	
분석단계	– 이 환자의 우선적인 문제가 무엇이라고 판단했는가? – 이 문제를 해결하기 위해 우선적으로 수행할 간호활동은 무엇이라고 판단했는가? – 실제로 이 간호활동을 수행했는가? – 수행했다면 그 결과를 확인하였는가? 확인의 근거는 무엇이었는가? – 실제로 간호활동을 수행하지 못했다면 그 이유는 무엇인가? – 우선적인 간호문제 이외에 다른 간호 문제는 없었는가?	
적용단계	– 오늘 배운 것을 기반으로 실제 상황에 어떻게 적용할 수 있겠는가? – 오늘 배운 것 중에서 가장 중요한 것 한 가지를 꼽으라면 무엇인가? – 실제 활용할 수 있다고 생각되는 가장 기억에 남는 것은?	

V. 평가도구

1. 간호수행능력

영역		항목	충분 (2점)	부족 (1점)	안함 (0점)	소계
사전 준비		손을 씻는다.				
		사례에 따라 준비가 필요한 물품이나 기구를 확인한다.				
대상자 확인		자기 소개를 한다.				
		환자 이름을 확인한다.				
대상자 사정		주호소 증상의 특징과 양상을 질문한다.				
		과거 질병이나 현재 질병을 확인한다.				
		과거 수술력을 수집한다.				
		가족력을 수집한다.				
		현재 복용약물에 대한 정보를 수집한다.				
		활력징후를 측정한다.				
간호중재		활력징후를 측정한다.				
		의사에게 활력징후와 환자상태를 보고한다.				
		활력징후 및 산소포화도 측정 정보를 의사에게 제공한다.				
		현재 투여 중인 수액에 대해 설명한다.				
		처방된 흡인요법을 실시한다.				
		대상자 호흡상태 및 변화를 재사정하고 산소포화도를 지속적으로 모니터링한다.				
평가	학습	대상자의 간호문제가 해결된 것을 평가할 수 있는 구체적인 기준을 제시한다.				
		주어진 시간 안에 문제를 확인하고 해결한다.				
	태도	체계적으로 능숙하게 수행한다.				
합 계						

2. 학습태도 자가평가

※ 다음의 질문들을 읽고 귀하의 생각과 일치하는 해당란에 V표 하시기 바랍니다.

번호	내 용	매우 그렇다	그렇다	보통 이다	아니다	전혀 아니다
		5	4	3	2	1
1	수업에 대한 흥미가 유발되고 학습의욕도 증진되었다.					
2	Debriefing을 통하여 활발한 토론과 의견의 공유가 이루어졌다.					
3	이 학습방법을 통해 간호문제에 체계적으로 접근할 수 있게 되었다.					
4	이 학습방법을 통해 전공 분야에 대한 관심이 많아졌다.					
5	이 학습방법을 통해 나 자신의 강점과 약점을 인식하게 되었다.					
6	임상 실습에 대한 불안이 감소되었다.					
7	지금까지 학습한 지식을 가지고 대상자의 상황을 파악할 수 있었다.					
8	간호문제를 정확히 규명하고 우선순위를 설정할 수 있었다.					
9	설정된 문제의 우선순위에 대한 합리적인 근거를 찾을 수 있었다.					
10	문제를 해결할 수 있는 적절한 중재방법을 찾을 수 있었다.					
11	중재내용에 대한 합리적인 근거를 찾을 수 있었다.					
12	간호중재 목표를 달성했는지에 대한 성과확인 기준을 제시할 수 있었다.					
합 계						
기타 의견						

3. 수행에 대한 자신감

※ 시뮬레이션 학습방법을 통해 환자 간호에 대하여 스스로 느끼는 자신감을 아래 0~10 중에서 골라 표시해 주세요.

(0 = 매우 자신 없음) (10 = 매우 자신 있음)

0	1	2	3	4	5	6	7	8	9	10

■ 인체모형 시뮬레이터(Human patient simulator)를 이용한 모듈 4

2-4 골절 환아 간호

I. 시뮬레이션 모듈 개요

1. 제목	골절 환아 간호
2. 모듈 운영	Instructor:
	Operator:
	시뮬레이션 유형: High Fidelity Simulator(고성능 시뮬레이터) 활용
	교육명: 골절 환아 간호
	시나리오 수준(단순, 복합): 단순
	사전 브리핑 시간: 30분
	시뮬레이션 운영 시간: 15분
	디브리핑 시간: 30분
	실습 환경: 소아응급실
	디브리핑 장소: 디브리핑 룸
	평가기준: 평가표 별첨
3. 사례 요약	본 사례의 10세된 남자 환아는 내원 1시간 전 놀이터 미끄럼틀에서 놀다가 앞으로 미끄러지면서 오른쪽 손바닥을 짚은 후 Rt wrist pain & swelling이 동반되어 소아응급실에 내원하였다.
4. 대상자 추가정보	연령: 10세 성별: 남자 키: 136cm 몸무게: 27kg 종교: 없음 과거력: 없음
5. 사전학습 내용	1. 골절 환아에 대한 대처 2. 골절 환아에 필요한 치료 및 간호
6. 학습목표	■ 골절 환아의 활력징후, 통증을 사정한다. ■ 환자의 증상, 간호력, 수집된 자료에 근거하여 환자의 상태를 파악한다. ■ 수집된 자료 중 의미 있는 자료를 의사에게 정확히 보고한다. ■ 환아의 진단적 검사의 종류에 대해 이해한다. ■ 골절 환아의 비수술적 요법(도수: closed reduction, 고정: immobilization)에 대해 이해한다.
7. 관련 학습성과	PO1: 다양한 교양 지식과 전공지식에 근거한 간호술을 통합적으로 실무에 적용한다. PO2: 대상자의 간호상황에 따른 핵심기본간호술을 선택하여 실행한다. PO3: 언어적, 비언어적 상호작용을 통한 치료적 의사소통술을 적용한다. PO6: 비판적 사고에 근거한 간호과정을 적용하고 임상적 추론을 실행한다.

8. 관련 핵심기본간호술	1. 활력징후 측정 2. 경구투약 6. 정맥 수액 주입
9. 관련 임상실습 교과목	아동간호학 실습
10. 시뮬레이션 환경	□ 소아 응급실 **시뮬레이터(Simulator Needed)** □ Child Simulator **마네킹에 부착할 기구/장비** **(Equipment attached to mannequin)** □ ID band/Allergy band □ IV site □ Peripheral
11. 준비기구 및 물품	**약물/수액(Medications/Fluids)** □ Oral / IV □ Medication: Tylenol, Tarasyn □ Dosage: 각각 8cc, 10mg □ Route: 각각 oral, IV **마네킹에 부착할 기구/장비** **(Equipment attached to mannequin)** □ Oxygen equipment : set to □ SpO_2/Pulse Oxymetry **모니터(Monitor)** □ EKG □ NIBP □ SpO_2/Pulse Ox **진단검사(Diagnostics available)** □ Labs **실습시 필요한 장비(Equipment available in room)** □ Vital Sign Equipment □ IV infusion pump □ IV treatment cart
12. 역할배정	■ 그룹별 학생수(Recommended student group size): (　　) 명 ■ 역할 1: 간호사 ■ 역할 2: 보호자 ■ 교수: 담당의사
13. 학생수행업무	1. 소그룹학습 활동 – 대상자의 우선순위별 문제 목록 작성 – 수행을 위한 사전지식 학습 2. 시뮬레이션 수행 – 대상자의 건강문제 및 인식 정도 사정 – 대상자에게 적절한 교육방법을 통한 일대일 교육 – 수행 후 디브리핑 및 성찰

Ⅱ. 간호수행 전 소그룹학습

※ 다음의 사례를 바탕으로 간호과정을 적용하고 시뮬레이션 수행 전 학습을 하시오.

<table>
<tr><td rowspan="6">상황
소개</td><td>사례요약</td><td colspan="3">본 사례는 10세된 남자 환아로 내원 1시간 전 놀이터 미끄럼틀에서 놀다가 앞으로 미끄러지면서 오른쪽 손바닥을 짚은 후 Rt wrist pain & swelling이 동반되어 병원에 내원하였다.</td></tr>
<tr><td rowspan="2">대상자
정보</td><td rowspan="2">오영환</td><td>성별</td><td>남</td></tr>
<tr><td>연령</td><td>10세</td></tr>
<tr><td>주 호소</td><td>Rt wrist pain</td><td>진단명</td><td>Rt radius-ulnar Fx</td></tr>
<tr><td>활력징후</td><td colspan="3">T: 36.5℃ BP: 118/66mmHg HR: 104회/분 RR: 24회/분</td></tr>
<tr><td>추가 정보</td><td colspan="3">키: 136cm
몸무게: 26kg
보호자: 엄마
알레르기: 없음
가족력: 없음
과거력: 없음
• LOM(Limitation of Motion) 있음</td></tr>
<tr><td rowspan="6">소그룹
학습</td><td rowspan="4">우선순위별
간호문제와
근거</td><td rowspan="2"></td><td>객관적</td><td></td></tr>
<tr><td>주관적</td><td></td></tr>
<tr><td rowspan="2"></td><td>객관적</td><td></td></tr>
<tr><td>주관적</td><td></td></tr>
<tr><td>우선순위별
간호진단</td><td colspan="3"></td></tr>
<tr><td>수행할
간호중재</td><td colspan="3"></td></tr>
</table>

	수행을 위한 배경학습	**1. 소아골절의 특징** 1) 성장판이 존재한다. 2) 소아는 골막이 두껍고 뼈가 유연해서 완전골절이나 전위골절이 드물다. 3) 골절 후 과성장(Overgrowth)이 발생한다(골절된 쪽이 1~2cm 더 자란다.). **2. 치료 및 간호는?** 소아의 경우 골절이 치유되는 속도가 빠르고 저절로 교정되는 경우가 많아 비수술적 방법으로 치료한다. 초기에는 부목과 석고캐스트를 시행한다. **3. 소아골절의 합병증과 예후는?** 1) 불유합이나 지연 유합의 경우는 드무나 자연교정의 범위를 넘어서는 무리한 비수술적 치료를 계속하다가 부전유합이 발생하는 경우가 많음 2) 골절 후 과성장(overgrowth)이 발생
개인별 학습	QR code를 활용한 자율학습	소아골절의 치료와 예후 소아골절과 성장판 손상

Ⅲ. 시나리오 흐름도 및 의사처방

1. 시나리오 흐름도

단계별 상태 (시간)	대상자 반응 (증상, 요구, 검진결과 등)	학습자 활동 (구체적 간호수행)	교육요점 (촉진활동, 단서 제공)
Initial Stage : Baseline vital signs – T – P – R – BP – SpO_2 – Other symptom	 36.5℃ 104회/분 24회/분 118/66mmHg 95~96% – Rt wrist pain	– 활력징후 측정 – 간략하고 정확한 신체사정 – 수집된 자료 중 중요한 자료를 의사에게 알림	신체사정과 건강력 사정
1_{st} state/interval	손목 부분이 너무 아프다고 얘기함	– 간호사는 통증사정 Scale(NRS)를 이용하여 통증 정도를 확인한다. – 의사에게 환자의 V/S과 통증 정도에 대해 알리고 통증조절에 대해 상의 – 처방된 진통제를 투여한다.	통증사정과 진통제 투여
2_{nd} state/interval	의사의 처방대로 X-ray를 찍도록 한다.	골절 여부를 확인하기 위해 X-ray를 check해야 함을 설명한다.	검사의 목적 설명
3_{rd} state/interval	의사는 closed reduction을 실시한다. reduction 후 제대로 선열이 맞추어졌는지 확인하기 위해 f/u X-ray를 찍도록 한다.	– Closed reduction 실시할 때 통증이 유발됨을 설명한다. – Closed reduction 후 f/u X-ray를 찍는 이유를 설명한다.	검사의 목적 설명
4th state/interval	의사는 long arm splint를 apply함	– Immobilization의 목적과 성장판 보호를 위해 long arm splint를 apply을 설명하고 long arm splint를 apply 후 S/M/C(Sensory, motor, circulation)을 확인하기 위해 손가락을 움직여 보도록 한다. Splint apply 항상 splint를 건조하게 유지함을 설명한다.	splint apply 후 관리법

2. 의사 처방내역

처방	비고
1. Check vital sign 2. NPO 3. Check op Labs (필요시) 4. prn) tylenol po 8cc or tarasyn 10mg IV 5. Rt wrist AP/Lat 6. Rt long arm splint apply	

Ⅳ. 간호기록 및 디브리핑

1. 간호기록지

Date	Time	Nursing & Treatment	Sign

2. 디브리핑

방법	방법: ☐ 개인 ☐ 조별 ☐ 전체 ☐ with video ☐ without video	수행성찰
자료	☐ 학생용 시뮬레이션 work sheet ☐ article ☐ handout ☐ 기타(조별 간호수행기록지, 개별 성찰일지)	
서술단계	- 대상자는 어떤 상황이었는가? - 가장 잘한 점은 무엇이었나? - 가장 어려웠던 점은 무엇이었나? - 전체적으로 환자간호를 어떻게 수행했다고 평가하는지? - 이와 비슷한 임상상황을 경험해 본 적이 있는지?	
분석단계	- 이 환자의 우선적인 문제가 무엇이라고 판단했는가? - 이 문제를 해결하기 위해 우선적으로 수행할 간호활동은 무엇이라고 판단했는가? - 실제로 이 간호활동을 수행했는가? - 수행했다면 그 결과를 확인하였는가? 확인의 근거는 무엇이었는가? - 실제로 간호활동을 수행하지 못했다면 그 이유는 무엇인가? - 우선적인 간호문제 이외에 다른 간호 문제는 없었는가?	
적용단계	- 오늘 배운 것을 기반으로 실제 상황에 어떻게 적용할 수 있겠는가? - 오늘 배운 것 중에서 가장 중요한 것 한 가지를 꼽으라면 무엇인가? - 실제 활용할 수 있다고 생각되는 가장 기억에 남는 것은?	

V. 평가도구

1. 간호수행능력

영역		항목	충분 (2점)	부족 (1점)	안함 (0점)	소계
사전 준비		손을 씻는다.				
		사례에 따라 준비가 필요한 물품이나 기구를 확인한다.				
대상자 확인		자기 소개를 한다.				
		환자 이름을 확인한다.				
대상자 사정		주호소 증상의 특징과 양상을 확인한다.				
		사회력을 수집한다.				
		과거 질병이나 현재 질병을 확인한다.				
		과거 수술력을 수집한다.				
		가족력을 수집한다.				
		현재 복용약물에 대한 정보를 수집한다.				
		활력징후를 측정한다.				
간호중재		활력징후를 측정한다.				
		의사에게 활력징후와 통증정도를 알린다.				
		처방된 진통제를 구강 또는 정맥 투여한다.				
		처방된 Tarasyn 10mg을 IV로 투여한다.				
		대상자 상태 및 변화를 재사정한다.				
평가	학습	대상자의 간호문제가 해결된 것을 평가할 수 있는 구체적인 기준을 제시한다.				
		주어진 시간 안에 문제를 확인하고 해결한다.				
	태도	체계적으로 능숙하게 수행한다.				
합 계						

2. 학습태도 자가평가

※ 다음의 질문들을 읽고 귀하의 생각과 일치하는 해당란에 V표 하시기 바랍니다.

번호	내 용	매우 그렇다	그렇다	보통 이다	아니다	전혀 아니다
		5	4	3	2	1
1	수업에 대한 흥미가 유발되고 학습의욕도 증진되었다.					
2	Debriefing을 통하여 활발한 토론과 의견의 공유가 이루어졌다.					
3	이 학습방법을 통해 간호문제에 체계적으로 접근할 수 있게 되었다.					
4	이 학습방법을 통해 전공 분야에 대한 관심이 많아졌다.					
5	이 학습방법을 통해 나 자신의 강점과 약점을 인식하게 되었다.					
6	임상 실습에 대한 불안이 감소되었다.					
7	지금까지 학습한 지식을 가지고 대상자의 상황을 파악할 수 있었다.					
8	간호문제를 정확히 규명하고 우선순위를 설정할 수 있었다.					
9	설정된 문제의 우선순위에 대한 합리적인 근거를 찾을 수 있었다.					
10	문제를 해결할 수 있는 적절한 중재방법을 찾을 수 있었다.					
11	중재내용에 대한 합리적인 근거를 찾을 수 있었다.					
12	간호중재 목표를 달성했는지에 대한 성과확인 기준을 제시할 수 있었다.					
합 계						

기타 의견

3. 수행에 대한 자신감

※ 시뮬레이션 학습방법을 통해 환자 간호에 대하여 스스로 느끼는 자신감을 아래 0~10 중에서 골라 표시해 주세요.

(0 = 매우 자신 없음) (10 = 매우 자신 있음)

0	1	2	3	4	5	6	7	8	9	10

3
PART

여성건강간호

3 PART 여성건강간호

■ 인체모형 시뮬레이터(Human patient simulator)를 이용한 모듈 1

3-1 분만 후 출혈 산모 간호

I. 시나리오 모듈 개요

1. 제목	분만 후 출혈(post-partum bleeding) 산모의 간호
2. 모듈 운영	Instructor:
	Operator:
	시뮬레이션 유형: High Fidelity Simulator(고성능 시뮬레이터) 활용
	교육명: 분만 후 출혈 산모의 간호
	시나리오 수준(단순, 복합): 단순
	시뮬레이션 운영 시간: 15분
	소그룹학습 시간: 30분
	디브리핑 시간: 30분
	실습환경: 분만실
	디브리핑 장소: 디브리핑 룸
	평가기준: 평가표 별첨
3. 사례 요약	본 사례의 46세 여자 환자로 Preg 39wks+5로 4시간 전 분만실에서 자연분만(Normal delivery)하였다. 산모는 preg 16wks에 임신중독증(pre-eclampsia)을 진단받았으며 분만 시 약 800cc 가량의 출혈이 동반되어 분만실에서 치료 중이다. 태아 Bwt: 4.1kg, 분만 중 Oxytocin 투여함.
4. 대상자 추가정보	성별: 여성 연령: 46세 키: 156cm 몸무게: 68kg 종교: 없음 직업: 가정주부
5. 사전학습 내용	사전간호지식 : 산후출혈의 정의, 진단, 증상, 치료 및 간호

6. 학습목표	■ 과다 출혈환자의 활력징후를 측정하고 사정한다. ■ 환자의 증상, 과거력, 수집된 자료에 근거하여 환자의 상태를 파악한다. ■ 수집된 자료 중 의미있는 자료를 의사에게 정확히 알린다. ■ 의사의 처방을 이해하고 올바르게 수행한다.
7. 관련 학습성과	PO1: 다양한 교양 지식과 전공지식에 근거한 간호술을 통합적으로 실무에 적용한다. PO2: 대상자의 간호상황에 따른 핵심기본간호술을 선택하여 실행한다. PO3: 언어적, 비언어적 상호작용을 통한 치료적 의사소통술을 적용한다. PO6: 비판적 사고에 근거한 간호과정을 적용하고 임상적 추론을 실행한다.
8. 관련 핵심기본간호술	1. 활력징후 측정 6. 정맥 수액 주입
9. 관련 임상실습 교과목	여성간호학 실습
10. 시뮬레이션 환경	□ 분만실 **시뮬레이터(Simulator Needed)** □ Sim mon Simulator **마네킹에 부착할 기구/장비(Equipment attached to mannequin)** □ ID band/Allergy band □ IV site □ Peripheral
11. 준비기구 및 물품	**약물/수액(Medications/Fluids)** □ Oral / IV □ Medication: N/S 1L IV(200cc/hr), P-RBC (Packed RBC), FFP(Fresh Frozen Plasma), PC(Platelet concentrate), Norepinephrine □ Dosage: Norepinephrine 20mg □ Route: 각각 IV **소도구(Props)** □ Female genitalia □ Oxygen equipment: set to □ SpO_2/Pulse Oxymetry **모니터(Monitor)** □ EKG □ NIBP □ SpO_2/Pulse Ox **진단검사(Diagnostics available)** □ Labs **실습 시 필요한 장비 (Equipment available in room)** □ Vital Sign Equipment □ IV infusion pump □ IV treatment cart
12. 역할배정	■ 그룹별 학생수(Recommended student group size): (　　)명 ■ 역할 1: 간호사 ■ 역할 2: 보호자 ■ 교수: 담당의사
13) 학생수행업무	1. 소그룹학습 활동 - 대상자의 우선순위별 문제 목록 작성 - 수행을 위한 사전지식 학습 2. 시뮬레이션 수행 - 대상자의 건강문제 및 인식 정도 사정 - 대상자에게 적절한 교육방법을 통한 일대일 교육 - 수행 후 디브리핑 및 성찰

Ⅱ. 간호수행 전 소그룹학습

※ 다음의 사례를 바탕으로 간호과정을 적용하고 시뮬레이션 수행 전 학습을 하시오.

<table>
<tr><td rowspan="7">상황 소개</td><td>사례요약</td><td colspan="3">본 사례의 46세 여자 환자로 Preg 39wks+5로, preg 16wks에 임신중독증(pre-eclampsia)을 진단받았으며, 4시간 전 OO산부인과에서 자연분만(normal delivery)하였다. 산모는 약 800cc 가량의 출혈이 동반되어 내원함</td></tr>
<tr><td rowspan="2">대상자 정보</td><td rowspan="2">김수정</td><td>성별</td><td>여</td></tr>
<tr><td>연령</td><td>46세</td></tr>
<tr><td>주 호소</td><td>Vaginal bleeding</td><td>진단명</td><td>Postpartum hemorrhage(bleeding)
R/O Uterine atony</td></tr>
<tr><td>활력징후</td><td colspan="3">BP: 89/52mmHg, HR: 124회/분, RR: 24회/분, BT: 35.5℃</td></tr>
<tr><td>추가 정보</td><td colspan="3">다출산력: 있음(5명)
자궁절개 출산력: 있음
태아 Bwt: 4.1kg, 분만 중 Oxytocin 투여함</td></tr>
<tr style="display:none"></tr>
<tr><td rowspan="8">소그룹 학습</td><td rowspan="6">우선순위별 간호문제와 근거</td><td rowspan="2"></td><td>객관적</td><td></td></tr>
<tr><td>주관적</td><td></td></tr>
<tr><td rowspan="2"></td><td>객관적</td><td></td></tr>
<tr><td>주관적</td><td></td></tr>
<tr><td rowspan="2"></td><td>객관적</td><td></td></tr>
<tr><td>주관적</td><td></td></tr>
<tr><td>우선순위별 간호진단</td><td colspan="3"></td></tr>
<tr><td>수행할 간호중재</td><td colspan="3"></td></tr>
</table>

<table>
<tr>
<td>소그룹
학습</td>
<td>수행을
위한
배경학습</td>
<td>1. 산후 출혈(Postpartum bleeding)의 정의는?
분만 후 24시간 이내에 500mL 이상 출혈

2. 산후 출혈의 원인
1) 자궁이완(가장 흔한 원인)
2) 산후출혈이 예견되는 경우는 다음과 같다.
– 산도손상(거대아분만, 겸자분만, 자궁내조작, 제왕절개술, 다른 자궁절개 후 질식분만)
– 자궁을 이완시키는 마취제의 과도한 농도 사용
– 자궁의 과도 팽창(태아거대증, 다태아, 양수과다증)
– 분만진통 중 자궁수축이 지나치게 강력했거나 효과적이지 않은 수축이 지속되었던 경우
– 옥시토신을 사용한 경우
– 이미 수축된 자궁을 계속 주무르고 짜내면서 서둘러 태반만출을 시키려는 행위

3. 산후 출혈의 치료
자궁이완: 저부 마사지, 자궁수축제 투여, 필요 시 수혈</td>
</tr>
<tr>
<td>개인별
학습</td>
<td>QR code를
활용한
자율학습</td>
<td>산후출혈의 종류와
치료 및 간호중재</td>
</tr>
</table>

Ⅲ. 시나리오 흐름도 및 의사처방

1. 시나리오 흐름도

단계별 상태 (시간)	대상자 반응 (증상, 요구, 검진결과 등)	학습자 활동 (구체적 간호수행)	교육요점 (촉진활동, 단서 제공)
Initial Stage : Baseline vital signs – T – P – R – BP – SpO_2 – Other symptom	 35.5℃ 124회/분 24회/분 89/52mmHg 88~89% (Reservoir bagmask 15L/min 할 예정으로) 환자가 계속 불안해 하고 Abd pain 호소함.	– 활력징후를 측정한다. – Bed side monitoring & Pulse oximetry apply – 수집된 자료 중 중요한 자료를 의사에게 전화 보고한다. – 산모의 불안을 사정한다. – Leg elevation	활력징후 측정, 출혈환자 사정, Bed side monitoring
1_{st} state/interval	산부인과 의사는 내진을 한 후 자궁저부 마사지를 하고 있다. 환자는 지속적으로 불안해 하며 신음소리를 낸다. 활력징후를 지속적으로 모니터링한다. (→ BP: 86/53mmHg, HR: 126회/분, RR: 24회/분, BT: 35.9℃)	– 간호사는 패드양을 측정하고 혈액손실량을 확인한다. – 정서적 지지를 한다. – 양쪽에 굵은 바늘로 정맥로를 확보하고 처방된 승압제를 투여한다.	출혈량 측정 및 환자사정
2_{nd} state/interval	Vaginal bleeding이 지속되며 환자는 어지러움을 호소하였다. 의사는 중심정맥관을 삽입하였다. – SpO_2 지속적 측정	– 초응급 수혈 필요성에 대해 설명 후 의사(인턴)가 수혈동의서에 서명을 받는다. – 수혈처방에 따라 수혈을 실시한다. – 정서적 지지를 실시한다. – 처방된 산소를 투여한다. – 삽입된 중심정맥관을 통해 승압제와 혈액을 옮겨 투여한다.	혈액량 손실에 따른 수혈간호
3_{rd} state/interval	Bleeding이 멈추지 않아 의사는 혈관조영실에 embolization (색전술)을 arrange한다.	– 간호사는 emergency emolization을 위해 both femoral area skin prep을 실시한다. – 지속적인 Bed side monitoring을 실시한다.	Bleeding control이 되지 않을 때 응급 처치 (embolization)의 준비

2. 의사 처방내역

처방	비고
1. Check vital sign 2. NPO 3. Leg elevation 4. Check OP Labs(CBC, CRP, E', chem', PT/aPTT, UA, ABO/Rh/X-matching), EKG check 3. Normal saline 1L(120cc/hr) 4. P-RBC 4U, PC 10U, FFP 3U Transfusion 5. Norepinephrine 20mg + D5W 200cc → 0.04ug/kg/min 6. NIBP & Continuous SpO_2 monitoring 7. O_2 supply via reservoir bag mask 15L/min inhalation. 8. Foley catheterization 9. C-line insertion 10. I/O check(bleeding Check)	

Ⅳ. 간호기록 및 디브리핑

1. 간호기록지

Date	Time	Nursing & Treatment	Sign

2. 디브리핑

방법	방법: ☐ 개인 ☐ 조별 ☐ 전체 ☐ with video ☐ without video	수행성찰
자료	☐ 학생용 시뮬레이션 work sheet ☐ article ☐ handout ☐ 기타(조별 간호수행기록지, 개별 성찰일지)	
서술단계	– 대상자는 어떤 상황이었는가? – 가장 잘한 점은 무엇이었나? – 가장 어려웠던 점은 무엇이었나? – 전체적으로 환자간호를 어떻게 수행했다고 평가하는지? – 이와 비슷한 임상상황을 경험해 본 적이 있는지?	
분석단계	– 이 환자의 우선적인 문제가 무엇이라고 판단했는가? – 이 문제를 해결하기 위해 우선적으로 수행할 간호활동은 무엇이라고 판단했는가? – 실제로 이 간호활동을 수행했는가? – 수행했다면 그 결과를 확인하였는가? 확인의 근거는 무엇이었는가? – 실제로 간호활동을 수행하지 못했다면 그 이유는 무엇인가? – 우선적인 간호문제 이외에 다른 간호 문제는 없었는가?	
적용단계	– 오늘 배운 것을 기반으로 실제 상황에 어떻게 적용할 수 있겠는가? – 오늘 배운 것 중에서 가장 중요한 것 한 가지를 꼽으라면 무엇인가? – 실제 활용할 수 있다고 생각되는 가장 기억에 남는 것은?	

V. 평가도구

1. 간호수행능력

<table>
<tr><th rowspan="2" colspan="2">영역</th><th rowspan="2">항목</th><th>충분</th><th>부족</th><th>안함</th><th rowspan="2">소계</th></tr>
<tr><th>(2점)</th><th>(1점)</th><th>(0점)</th></tr>
<tr><td rowspan="2" colspan="2">사전 준비</td><td>손을 씻는다.</td><td></td><td></td><td></td><td></td></tr>
<tr><td>사례에 따라 준비가 필요한 물품이나 기구를 확인한다.</td><td></td><td></td><td></td><td></td></tr>
<tr><td rowspan="2" colspan="2">대상자 확인</td><td>자기 소개를 한다.</td><td></td><td></td><td></td><td></td></tr>
<tr><td>대상자 이름을 확인한다.</td><td></td><td></td><td></td><td></td></tr>
<tr><td rowspan="6" colspan="2">대상자
사정</td><td>주호소 증상의 특징과 양상을 확인한다.</td><td></td><td></td><td></td><td></td></tr>
<tr><td>임신기간 동안 발생한 과거력을 사정한다.</td><td></td><td></td><td></td><td></td></tr>
<tr><td>과거 수술력을 수집한다.</td><td></td><td></td><td></td><td></td></tr>
<tr><td>가족력을 수집한다.</td><td></td><td></td><td></td><td></td></tr>
<tr><td>현재 복용약물에 대한 정보를 수집한다.</td><td></td><td></td><td></td><td></td></tr>
<tr><td>활력징후를 측정한다.</td><td></td><td></td><td></td><td></td></tr>
<tr><td rowspan="7" colspan="2">간호중재</td><td>활력징후를 측정한다.</td><td></td><td></td><td></td><td></td></tr>
<tr><td>의사에게 활력징후와 환자 상태를 보고한다.</td><td></td><td></td><td></td><td></td></tr>
<tr><td>환자의 혈액량 손실을 활력징후와 함께 지속적으로 모니터링한다.</td><td></td><td></td><td></td><td></td></tr>
<tr><td>처방된 혈액을 수혈과 수액을 중심정맥관을 통해 투여한다.</td><td></td><td></td><td></td><td></td></tr>
<tr><td>처방된 승압제를 정확한 용량으로 투여한다.</td><td></td><td></td><td></td><td></td></tr>
<tr><td>대상자 상태 및 변화를 재사정한다.</td><td></td><td></td><td></td><td></td></tr>
<tr><td>지혈되지 않는 출혈에 대한 응급 색전술을 준비한다.</td><td></td><td></td><td></td><td></td></tr>
<tr><td rowspan="3">평가</td><td rowspan="2">학습</td><td>대상자의 간호문제가 해결된 것을 평가할 수 있는 구체적인 기준을 제시한다.</td><td></td><td></td><td></td><td></td></tr>
<tr><td>주어진 시간 안에 문제를 확인하고 해결한다.</td><td></td><td></td><td></td><td></td></tr>
<tr><td>태도</td><td>체계적으로 능숙하게 수행한다.</td><td></td><td></td><td></td><td></td></tr>
<tr><td colspan="3">합 계</td><td colspan="4"></td></tr>
</table>

2. 학습태도 자가평가

※ 다음의 질문들을 읽고 귀하의 생각과 일치하는 해당란에 V표 하시기 바랍니다.

번호	내 용	매우 그렇다	그렇다	보통 이다	아니다	전혀 아니다
		5	4	3	2	1
1	수업에 대한 흥미가 유발되고 학습의욕도 증진되었다.					
2	Debriefing을 통하여 활발한 토론과 의견의 공유가 이루어졌다.					
3	이 학습방법을 통해 간호문제에 체계적으로 접근할 수 있게 되었다.					
4	이 학습방법을 통해 전공 분야에 대한 관심이 많아졌다.					
5	이 학습방법을 통해 나 자신의 강점과 약점을 인식하게 되었다.					
6	임상실습에 대한 불안이 감소되었다.					
7	지금까지 학습한 지식을 가지고 대상자의 상황을 파악할 수 있었다.					
8	간호문제를 정확히 규명하고 우선순위를 설정할 수 있었다.					
9	설정된 문제의 우선순위에 대한 합리적인 근거를 찾을 수 있었다.					
10	문제를 해결할 수 있는 적절한 중재방법을 찾을 수 있었다.					
11	중재내용에 대한 합리적인 근거를 찾을 수 있었다.					
12	간호중재 목표를 달성했는지에 대한 성과 확인 기준을 제시할 수 있었다.					
합 계						
기타 의견						

3. 수행에 대한 자신감

※ 시뮬레이션 학습방법을 통해 환자 간호에 대하여 스스로 느끼는 자신감을 아래 0~10 중에서 골라 표시해 주세요.

(0 = 매우 자신 없음) (10 = 매우 자신 있음)

0	1	2	3	4	5	6	7	8	9	10

■ 인체모형 시뮬레이터(Human patient simulator)를 이용한 모듈 2

3-2 항암화학요법 대상자 간호

Ⅰ. 시나리오 모듈 개요

1. 제목	항암화학요법 대상자 간호
2. 모듈 운영	Instructor:
	Operator:
	시뮬레이션 유형: High Fidelity Simulator(고성능 시뮬레이터) 활용
	교육명: 부인과 질환(난소암) 간호
	시나리오 수준(단순, 복합): 복합
	시뮬레이션 운영 시간: 15분
	디브리핑 시간: 30분
	실습장소: 응급실 또는 부인과 병실
	디브리핑 장소: 디브리핑 룸
	평가기준: 평가표 별첨
3. 사례개요	본 사례의 28세 여자 환자는 2년 전 Ovarian cancer(Malignant neoplasm of tubo-ovarian) 진단받고 laparoscopic-oophorectomy & Radical op후 외래 f/u 중이며 일주일 전 항암치료 후 갑자기 fever(up to 39℃) check되어 병원에 내원함
4. 대상자 추가정보	키: 166cm 몸무게: 58kg 종교: 없음 직업: 회사원 ANC: 440/uL
5. 사전학습 내용	발열 환자의 사정 부인과 종양 환자의 함암치료 후 발열 기전 및 대처
6. 학습목표	■ 발열 대상자의 활력징후, 통증을 사정한다. ■ 환자의 증상, 간호력, 수집된 자료에 근거하여 환자의 상태를 파악한다. ■ 수집된 자료 중 의미 있는 자료(ANC, CRP)를 의사에게 정확히 보고한다. ■ 면역력 저하와 관련한 감염 위험성을 감소시키기 위한 간호수행을 한다. ■ 의사의 처방을 이해하고 올바르게 수행한다.

7. 관련 학습성과	PO1: 다양한 교양 지식과 전공지식에 근거한 간호술을 통합적으로 실무에 적용한다. PO2: 대상자의 간호상황에 따른 핵심기본간호술을 선택하여 실행한다. PO3: 언어적, 비언어적 상호작용을 통한 치료적 의사소통술을 적용한다. PO6: 비판적 사고에 근거한 간호과정을 적용하고 임상적 추론을 실행한다.
8. 관련 핵심기본간호술	1. 활력징후 측정 6. 정맥 수액 주입
9. 관련 임상실습 교과목	여성간호학 실습
10. 환경준비	☐ 부인과 병동 **시뮬레이터(Simulator Needed)** ☐ Adult Simulator **마네킹에 부착할 기구/장비** **(Equipment attached to mannequin)** ☐ ID band/Allergy band ☐ IV site(Peripheral)
11. 준비기구 및 물품	**약물/수액(Medications/Fluids)** ☐ Oral / IV ☐ Medication: Normal saline 1000cc IV(80cc/hr), Denogan, Neutrogin 250mg, tantum oral gargling, cefazoline ☐ Dosage: Neutrogin 250ug, cefazoline 1g, tantum oral gargling 500cc ☐ Route: 각각 oral, IV Oxygen equipment: set to ☐ SpO_2/Pulse Oxymetry **모니터(Monitor)** ☐ EKG ☐ NIBP ☐ SpO_2/Pulse Ox **진단검사(Diagnostics available)** ☐ Labs **실습 시 필요한 장비** **(Equipment available in room)** ☐ Vital Sign Equipment ☐ IV infusion pump ☐ IV treatment cart
12. 역할배정	■ 그룹별 학생수(Recommended student group size): (　　) 명 ■ 역할 1: 간호사 ■ 역할 2: 보호자 ■ 교수: 담당의사
13. 학생수행업무	1. 소그룹학습 활동 - 대상자의 우선순위별 문제 목록 작성 - 수행을 위한 사전지식 학습 2. 시뮬레이션 수행 - 대상자의 건강문제 및 인식 정도 사정 - 대상자에게 적절한 교육방법을 통한 일대일 교육 - 수행 후 디브리핑 및 성찰

Ⅱ. 간호수행 전 소그룹학습

※ 다음의 사례를 바탕으로 간호과정을 적용하고 시뮬레이션 수행 전 학습을 하시오.

<table>
<tr><td rowspan="6">상황 소개</td><td>사례요약</td><td colspan="3">본 사례의 28세 여자 환자는 2년 전 Ovarian cancer(Malignant neoplasm of tubo-ovarian) 진단받고 laparoscopic oophorectomy & Radical op. 후 외래 f/u 중이며 일주일 전 항암치료 후 갑자기 fever(up to 39℃)check되어 병원에 내원함</td></tr>
<tr><td rowspan="2">대상자 정보</td><td rowspan="2">황은주</td><td>성별</td><td>여</td></tr>
<tr><td>연령</td><td>23세</td></tr>
<tr><td>주 호소</td><td>Fever</td><td>진단명</td><td>Neutropenic fever</td></tr>
<tr><td>활력징후</td><td colspan="3">BP: 98/56mmHg P: 124회/분 R: 24회/분 T: 38.5℃</td></tr>
<tr><td>추가 정보</td><td colspan="3">키: 166cm 몸무게: 58kg
종교: 없음 직업: 회사원 *ANC: 440/㎕</td></tr>
<tr><td rowspan="8">소그룹 학습</td><td rowspan="6">우선순위별 간호문제와 근거</td><td rowspan="2"></td><td>객관적</td><td></td></tr>
<tr><td>주관적</td><td></td></tr>
<tr><td rowspan="2"></td><td>객관적</td><td></td></tr>
<tr><td>주관적</td><td></td></tr>
<tr><td rowspan="2"></td><td>객관적</td><td></td></tr>
<tr><td>주관적</td><td></td></tr>
<tr><td>우선순위별 간호진단</td><td colspan="3"></td></tr>
<tr><td>수행할 간호중재</td><td colspan="3"></td></tr>
</table>

<table>
<tr><td>소그룹
학습</td><td>수행을
위한
배경학습</td><td>1. 항암요법 후 발열의 원인은?
화학 항암제의 부작용 중에 하나인 백혈구, 적혈구, 혈소판 등의 혈구 수치의 감소, 백혈구 수치가 감소하면 감염발생에 취약하며 염증으로 인한 발열과 오한 증상이 나타난다.

2. 항암요법 후 면역력 저하된 환자의 감염예방을 위한 간호는?
1) 손씻기
2) 구강 간호
3) 마스크 착용
4) 백혈구 수치 감소와 같이 면역력이 저하될 때는 채소와 야채도 익혀 먹는다.</td></tr>
<tr><td>개인별
학습</td><td>QR code를
활용한
자율학습</td><td>항암화학요법과 감염예방 관리</td></tr>
</table>

Ⅲ. 시나리오 흐름도 및 의사처방

1. 시나리오 흐름도

단계별 상태 (시간)	대상자 반응 (증상, 요구, 검진결과 등)	학습자 활동 (구체적 간호수행)	교육요점 (촉진활동, 단서 제공)
Initial Stage : Baseline vital signs – T – P – R – BP – Other symptom	 39℃ 110회/분 24회/분 98/56mmHg –"기운이 없고 온몸이 쑤시고 아파요." (VAS –5점)	– 활력징후 측정 – 간략하고 정확한 신체사정 – 수집된 자료 중 중요한 자료를 의사에게 전화 보고 – 의사에게 환자의 V/S에 대해 알림 – 의사처방의 검사 진행 – 검사 진행 후 의사의 지시에 따른 해열제 투여시작 → 해열제 투여	활력징후 측정 (pulse oximetry)
1_{st} state/interval	Lab finding; ■ WBC–1.1×103/㎕ ■ Hb–11.9g/dL ■ Neutrophil –40.1% ■ E–ANC–440/㎕ ■ sodium–128 mEq/L ■ CRP–57 g/dL ■ ESR–10mm^3 – 활력징후의 재측정 37.9℃ 102회/분 24회/분 98/56mmHg SpO_2 98% – 의사 병실에 도착	– 의사에게 환자의 V/S과 검사 결과 알림 – 해열제 투약시간에 대해 알림 – 면역력저하와 관련한 감염예방을 위한 간호수행(환자에게 마스크 착용시키기, 구강가글방법) * ANC 계산법 = WBC/1000×netrophil×10	감염과 관련한 비정상 혈액검사결과
2_{nd} state/interval	– 약물투여 처방 실시 (Neutrogin inj) – 약물투여 처방 실시 (Cefazolin inj)	– 의사의 지시에 따른 Neutrogin inj 투여 시작 → Neutrogin inj 투여, Cefazolin inj(항생제 투여 근거를 설명한다.)	정확한 약물투여
3_{rd} state/interval	– 활력징후의 재측정 37.5℃ 98회/분 24회/분 98/56mmHg SpO_2 98%	– 조혈제 투여 후 근육통이 발생할 수 있음을 설명한다. – 이차감염 발생이 되지 않도록 환자의 개인위생교육을 보호자에게 같이 교육한다(마스크 착용/익히지 않은 음식섭취를 제한한다./충분한 휴식을 위하도록 한다./손씻기 /방문객을 제한하다.).	면역력 저하와 관련한 이차감염 예방교육

2. 의사 처방내역

처방	비고
1. Check Vital sign 2. Check Labs(CBC, CRP, ESR, E', chem'), Blood culture(X2), UA, Urine culture 3. Chest X-ray 4. Normal saline 1L(80cc/hr) 5. prn) Denogan 1g + NS100cc mixed IV slowly—if BT>38.5℃ notify to Dr 6. prn) Neutrogin 250ug IV–if ANC>500 notify to Dr 7. tantum oral gargling tid 8. cefazoine 1g IV q8hr	

Ⅳ. 간호기록 및 디브리핑

1. 간호기록지

Date	Time	Nursing & Treatment	Sign

2. 디브리핑

방법	방법: □ 개인 □ 조별 □ 전체 □ with video □ without video	수행성찰
자료	□ 학생용 시뮬레이션 work sheet □ article □ handout □ 기타(조별 간호수행기록지, 개별 성찰일지)	
서술단계	– 대상자는 어떤 상황이었는가? – 가장 잘한 점은 무엇이었나? – 가장 어려웠던 점은 무엇이었나? – 전체적으로 환자간호를 어떻게 수행했다고 평가하는지? – 이와 비슷한 임상상황을 경험해 본 적이 있는지?	
분석단계	– 이 환자의 우선적인 문제가 무엇이라고 판단했는가? – 이 문제를 해결하기 위해 우선적으로 수행할 간호활동은 무엇이라고 판단했는가? – 실제로 이 간호활동을 수행했는가? – 수행했다면 그 결과를 확인하였는가? 확인의 근거는 무엇이었는가? – 실제로 간호활동을 수행하지 못했다면 그 이유는 무엇인가? – 우선적인 간호문제 이외에 다른 간호 문제는 없었는가?	
적용단계	– 오늘 배운 것을 기반으로 실제 상황에 어떻게 적용할 수 있겠는가? – 오늘 배운 것 중에서 가장 중요한 것 한 가지를 꼽으라면 무엇인가? – 실제 활용할 수 있다고 생각되는 가장 기억에 남는 것은?	

V. 평가도구

1. 간호수행능력 평가

영역		항목	충분 (2점)	부족 (1점)	안함 (0점)	소계
사전 준비		손을 씻는다.				
		사례에 따라 준비가 필요한 물품이나 기구를 확인한다.				
대상자 확인		자기소개를 한다.				
		환자 이름을 확인한다.				
대상자 사정		주호소 증상의 특징과 양상을 질문한다.				
		사회력을 수집한다.				
		과거 질병이나 현재 질병을 확인한다.				
		과거 수술력을 수집한다.				
		가족력을 수집한다.				
		현재 복용약물에 대한 정보를 수집한다.				
		활력징후를 측정한다.				
간호중재		의사에게 활력징후와 환자상태를 보고한다.				
		의사 처방과 관련된 혈액검사를 시행한다.				
		처방된 Denogan 1g + NS 100cc mixed IV 투여한다.				
		마지막 해열제 투약시간에 대한 정보를 의사에게 제공한다.				
		의사에게 활력징후와 환자상태를 보고한다.				
		비정상적인 혈액검사를 의사에게 보고한다.				
		면역력저하와 관련한 감염예방을 위한 간호수행한다(마스크 착용 / 구강 가글링).				
		처방된 Neutrogin 250ug IV 투여한다.				
		처방된 Cefazoine 1g IV를 투여한다.				
		대상자 상태 및 변화를 재 사정한다.				
		조혈제 투여 후 근육통이 발생할 수 있음을 설명한다.				
		이차감염 발생이 되지 않도록 환자의 개인위생교육을 보호자에게 같이 교육한다(마스크 착용 / 익히지 않은 음식섭취를 제한한다. / 충분한 휴식을 위하도록 한다. / 손을 씻는다. / 방문객을 제한한다.).				
평가	학습	대상자의 간호문제가 해결된 것을 평가할 수 있는 구체적인 기준을 제시한다.				
		주어진 시간 안에 문제를 확인하고 해결한다.				
	태도	체계적으로 능숙하게 수행한다.				
합계						

2. 학습태도 자가평가

※ 다음의 질문들을 읽고 귀하의 생각과 일치하는 해당란에 V표 하시기 바랍니다.

번호	내 용	매우 그렇다	그렇다	보통이다	아니다	전혀 아니다
		5	4	3	2	1
1	수업에 대한 흥미가 유발되고 학습의욕도 증진되었다.					
2	Debriefing을 통하여 활발한 토론과 의견의 공유가 이루어졌다.					
3	이 학습방법을 통해 간호문제에 체계적으로 접근할 수 있게 되었다.					
4	이 학습방법을 통해 전공 분야에 대한 관심이 많아졌다.					
5	이 학습방법을 통해 나 자신의 강점과 약점을 인식하게 되었다.					
6	임상실습에 대한 불안이 감소되었다.					
7	지금까지 학습한 지식을 가지고 대상자의 상황을 파악할 수 있었다.					
8	간호문제를 정확히 규명하고 우선순위를 설정할 수 있었다.					
9	설정된 문제의 우선순위에 대한 합리적인 근거를 찾을 수 있었다.					
10	문제를 해결할 수 있는 적절한 중재방법을 찾을 수 있었다.					
11	중재내용에 대한 합리적인 근거를 찾을 수 있었다.					
12	간호중재 목표를 달성했는지에 대한 성과확인 기준을 제시할 수 있었다.					
합 계						
기타 의견						

3. 수행에 대한 자신감

※ 시뮬레이션 학습방법을 통해 환자 간호에 대하여 스스로 느끼는 자신감을 아래 0~10 중에서 골라 표시해 주세요.

(0 = 매우 자신 없음) (10 = 매우 자신 있음)

0	1	2	3	4	5	6	7	8	9	10

■ 인체모형 시뮬레이터(Human patient simulator)를 이용한 모듈 3

3-3 감염성 질환 대상자 간호

I. 시나리오 모듈 개요

1. 제목	감염성 질환 대상자 간호
2. 모듈 운영	Instructor:
	Operator:
	시뮬레이션 유형: High Fidelity Simulator(고성능 시뮬레이터) 활용
	교육명: 골반내 감염(pelvic inflammatory disease: PID) 환자 간호
	시나리오 수준(단순, 복합): 복합
	시뮬레이션 운영 시간: 15분
	소그룹학습 시간: 30분
	디브리핑 시간: 30분
	실습장소: 응급실 또는 부인과 병실
	디브리핑 장소: 디브리핑 룸
	평가기준: 평가표 별첨
3. 사례 요약	본 사례의 23세 여자 환자는 일주일 전부터 LLQ pain, Nausea & Vomiting 동반되어 개인병원에서 장염이라 듣고 치료하다가 호전 없고 2일 전부터 fever, 점액질의 악취가 나는 질 분비물이 동반되어 응급실을 통해 입원함
4. 추가정보	키: 161cm 몸무게: 58kg 직업: 회사원 종교: 없음 악취가 나는 점액질의 질분비물
5. 사전학습 내용	사전간호지식: 골반내 감염 환자의 위험 요소, 임상 증상 및 간호 중재 습득 1. 골반내 감염의 정의 및 원인 2. 골반내 감염의 증상 3. 골반내 감염의 치료 및 간호
6. 학습목표	■ 감염 대상자의 활력징후, 통증을 사정한다. ■ 환자의 증상, 간호력, 수집된 자료에 근거하여 환자의 상태를 파악한다. ■ 수집된 자료 중 의미 있는 자료(ESR, CRP)를 의사에게 정확히 보고한다. ■ 의사의 처방을 이해하고 올바르게 수행한다.

7. 관련 학습성과	PO1: 다양한 교양 지식과 전공지식에 근거한 간호술을 통합적으로 실무에 적용한다. PO2: 대상자의 간호상황에 따른 핵심기본간호술을 선택하여 실행한다. PO3: 언어적, 비언어적 상호작용을 통한 치료적 의사소통술을 적용한다. PO6: 비판적 사고에 근거한 간호과정을 적용하고 임상적 추론을 실행한다.
8. 관련 핵심기본간호술	1. 활력징후 측정 6. 정맥 수액 주입
9. 관련 임상실습교과목	여성간호학 실습
10. 시뮬레이션 환경	□ 소아과 병동 **시뮬레이터(Simulator Needed)** □ Child Simulator **마네킹에 부착할 기구/장비** **(Equipment attached to mannequin)** □ ID band/Allergy band □ IV site(Peripheral)
11. 준비기구 및 물품	**약물/수액(Medications/Fluids)** □ Oral / IV □ Medication: Normal saline 1L, Denogan 1g, Tylenol 600mg, Yamatetan 2g □ Dosage: 각각 5cc, 10mg □ Route: 각각 oral, IV Oxygen equipment : set to □ SpO_2/Pulse oximetry **모니터(Monitor)** □ EKG □ NIBP □ SpO_2/Pulse oximetry **진단검사(Diagnostics available)** □ Labs **실습 시 필요한 장비** **(Equipment available in room)** □ Vital Sign Equipment □ IV infusion pump □ IV treatment cart
12. 역할배정	▪ 그룹별 학생수(Recommended student group size): ( ) 명 ▪ 역할 1: 간호사 ▪ 역할 2: 보호자 ▪ 교수: 담당의사
13. 학생수행업무	1. 소그룹학습 활동 – 대상자의 우선순위별 문제 목록 작성 – 수행을 위한 사전지식 학습 2. 시뮬레이션 수행 – 대상자의 건강문제 및 인식 정도 사정 – 대상자에게 적절한 교육방법을 통한 일대일 교육 – 수행 후 디브리핑 및 성찰

Ⅱ. 간호수행 전 소그룹학습

※ 다음의 사례를 바탕으로 간호과정을 적용하고 시뮬레이션 수행 전 학습을 하시오.

<table>
<tr><td rowspan="7">상황
소개</td><td>사례요약</td><td colspan="3">본 사례의 23세 여자 환자는 일주일 전부터 LLQ pain, Nausea & Vomiting 동반되어 개인병원에서 장염이라 듣고 치료하다가 호전 없고 2일 전부터 fever, 악취가 나는 점액질의 질 분비물이 동반되어 응급실을 통해 입원함</td></tr>
<tr><td rowspan="2">대상자
정보</td><td rowspan="2">강염증</td><td>성별</td><td>여</td></tr>
<tr><td>연령</td><td>23세</td></tr>
<tr><td>주 호소</td><td>LLQ Pain, Nausea, Fever</td><td>진단명</td><td>PID</td></tr>
<tr><td>활력징후</td><td colspan="3">T: 38℃ P: 112회/분 R: 22회/분 BP: 120/60mmHg</td></tr>
<tr><td>추가 정보</td><td colspan="3">키: 161cm
몸무게: 58kg
직업: 회사원
종교: 없음
악취가 나는 점액질의 질 분비물</td></tr>
<tr style="display:none"></tr>
<tr><td rowspan="8">소그룹
학습</td><td rowspan="6">우선순위별
간호문제와
근거</td><td rowspan="2"></td><td>객관적</td><td></td></tr>
<tr><td>주관적</td><td></td></tr>
<tr><td rowspan="2"></td><td>객관적</td><td></td></tr>
<tr><td>주관적</td><td></td></tr>
<tr><td rowspan="2"></td><td>객관적</td><td></td></tr>
<tr><td>주관적</td><td></td></tr>
<tr><td>우선순위별
간호진단</td><td colspan="3"></td></tr>
<tr><td>수행할
간호중재</td><td colspan="3"></td></tr>
</table>

소그룹 학습	수행을 위한 배경학습	사전간호지식: 골반내 감염 환자의 위험 요소, 임상 증상 및 간호 중재 습득 **1. 골반내 감염의 정의 및 원인** 골반내 염증이란 박테리아 혹은 드물게 바이러스 감염에 의해 여성의 골반 내에 있는 자궁, 난관, 난소 복막 등 부속장기에 염증이 생기는 질환으로 10대 후반부터 20~30대에 문제가 되는 질환이며, 이 중 난관 주위에 발생하는 골반염은 나팔관이 좁아져 자궁외 임신을 유발해 불임의 원인이 되기도 한다. 대부분 하부 성기에 침입한 각종 세균의 상행 감염에 의하여 발생하며 질환의 경과는 원인 세균에 대한 개체저항력은 물론, 침입한 특수미생물의 균주와 독력에 따라 차이가 있다. **2. 골반내 감염의 증상** 증상은 처음에 점액질의 끈적끈적한 분비물에서 비정상 질출혈이나 복통으로 진행되며, 골반과 하복부 통증, 근육경직, 고열 등 증상 동반한다. 만약 복막염까지 야기된 경우에는 오심, 구토, 복부 압통 등이 동반하게 되며, 대부분의 경우 생리 기간 혹은 생리 직후에 증상이 나타난다. **3. 골반내 감염의 치료는?** 골반염 치료의 핵심은 감별된 각 원인균에 맞는 항생제를 선택하는 것이 중요하다. 감염치료, 증상완화, 합병증 예방이 골반염 치료의 3대 목표라고 할 수 있다.
개인별 학습	QR code를 활용한 자율학습	급성 골반내 감염의 원인, 증상, 치료

Ⅲ. 시나리오 흐름도 및 의사처방

1. 시나리오 흐름도

단계별 상태 (시간)	대상자 반응 (증상, 요구, 검진결과 등)	학습자 활동 (구체적 간호수행)	교육요점 (촉진활동, 단서 제공)
Initial Stage : Baseline vital signs – T – P – R – BP – SpO_2 – Other symptom	 38.5℃ 100회/분 24회/분 110/70mmHg 99% LLQ pain-VAS 8점 nausea & vomiting-2회 소변볼 때 작열감과 빈뇨 있음	– 활력징후 측정 – 간략하고 정확한 신체사정 & 정확한 문진(복부 촉진) – 수집된 자료 중 중요한 자료를 의사에게 전화 보고 – 의사에게 환자의 V/S과 통증점수에 대하여 정확히 보고	1. 산소포화도와 활력징후 측정 2. Pulse oximetry 부착
1_{st} state/interval	의사의 지시에 따른 검사 진행한다. – 혈액검사, 초음파 ■ WBC-$10.1 \times 10^3/\mu l$ ■ Neutrophil-82.6% ■ CRP-78mg/dL ■ ESR-$30mm^3$ – 초음파 결과 확인함 – 활력징후의 재측정 38.5℃ 100회/분 24회/분 110/70mmHg 99% LLQ pain-VAS 7점	의사에게 환자의 V/S과 검사 결과에 대하여 보고한다.	감염과 관련한 비정상적인 혈액검사 및 초음파 결과
2_{nd} state/interval	– 의사 환자 방문함 – 의사의 지시에 따른 해열제, 항생제, 진통제 투여 시작 활력징후의 재측정 38℃ 100회/분 24회/분 110/70mmHg 99% LLQ pain-VAS 7점	처방된 Denogan 1g + NS 100cc mixed IV slowly 투여한다. – 처방된 항생제 Yamatetan 2g IV-bid 정확히 투여한다. – 처방된 진통제 Tylenol 600mg po 투여한다. (확정진단으로 NPO 해제함)	정확한 약물 투여

단계별 상태 (시간)	대상자 반응 (증상, 요구, 검진결과 등)	학습자 활동 (구체적 간호수행)	교육요점 (촉진활동, 단서 제공)
3_{rd} state/interval	활력징후의 재측정 37℃ 88회분 24회/분 110/70mmHg 99% LLQ pain-VAS 3점	- 환자에게 2주 이상 항생제 꾸준한 사용이 필요함을 설명한다. - 환자에게 외래 정기적인 관찰이 필요함을 교육한다. - 환자에게 해당질환에 대한 교육 진행한다.	환자질환에 대한 이해 및 교육진행

2. 의사 처방내역

처방	비고
1. NPO 2. Check vital sign 3. Check Labs(CBC, CRP, ESR, E', chem'), Blood culture(X2), UA, Urine culture 4. Chest, PA, Abdomen Supire/Erect 5. Pevic sonography 6. Normal saline 1L(80cc/hr) 7. prn) Denogan 1g + NS 100cc mixed IV slowly— if BT>38.5℃ notify to Dr 8. prn) Tylenol 600mg p.o if VAS>5 notify to Dr 9. Yamatetan 2g IV q12hr 10. Check pain scale	

Ⅳ. 간호기록 및 디브리핑

1. 간호기록지

Date	Time	Nursing & Treatment	Sign

2. 디브리핑

방법	방법: □ 개인 □ 조별 □ 전체 □ with video □ without video	수행성찰
자료	□ 학생용 시뮬레이션 work sheet □ article □ handout □ 기타(조별 간호수행기록지, 개별 성찰일지)	
서술단계	– 대상자는 어떤 상황이었는가? – 가장 잘한 점은 무엇이었나? – 가장 어려웠던 점은 무엇이었나? – 전체적으로 환자간호를 어떻게 수행했다고 평가하는지? – 이와 비슷한 임상상황을 경험해 본 적이 있는지?	
분석단계	– 이 환자의 우선적인 문제가 무엇이라고 판단했는가? – 이 문제를 해결하기 위해 우선적으로 수행할 간호활동은 무엇이라고 판단했는가? – 실제로 이 간호활동을 수행했는가? – 수행했다면 그 결과를 확인하였는가? 확인의 근거는 무엇이었는가? – 실제로 간호활동을 수행하지 못했다면 그 이유는 무엇인가? – 우선적인 간호문제 이외에 다른 간호 문제는 없었는가?	
적용단계	– 오늘 배운 것을 기반으로 실제 상황에 어떻게 적용할 수 있겠는가? – 오늘 배운 것 중에서 가장 중요한 것 한 가지를 꼽으라면 무엇인가? – 실제 활용할 수 있다고 생각되는 가장 기억에 남는 것은?	

V. 평가도구

1. 간호수행능력 평가

영역		항목	충분 (2점)	부족 (1점)	안함 (0점)	소계
사전 준비		손을 씻는다.				
		사례에 따라 준비가 필요한 물품이나 기구를 확인한다.				
대상자 확인		자기 소개를 한다.				
		대상자 이름을 확인한다.				
대상자 사정		주호소 증상의 특징과 양상을 질문한다.				
		사회력을 수집한다.				
		과거 질병이나 현재 질병을 확인한다.				
		과거 수술력을 수집한다.				
		가족력을 수집한다.				
		현재 복용약물에 대한 정보를 수집한다.				
		활력징후를 측정한다.				
간호중재		의사에게 활력징후와 통증, 환자상태를 보고한다.				
		의사 처방과 관련된 혈액검사와 초음파를 시행한다.				
		의사에게 활력징후와 통증, 환자상태를 보고한다.				
		처방된 해열제 Denogan 1g + NS 100cc mixed IV 투여한다.				
		처방된 항생제 Yamatetan 1g IV 투여한다.				
		처방된 진통제 Tylenol 600mg po 투여한다				
		대상자 상태 및 변화를 활력징후와 통증으로 재사정한다.				
		대상자에게 2주 이상 항생제 꾸준한 사용이 필요함을 설명한다.				
		대상자에게 외래 정기적인 관찰이 필요함을 교육한다.				
		대상자에게 해당질환에 대한 교육 진행한다.				
평가	학습	대상자의 간호문제가 해결된 것을 평가할 수 있는 구체적인 기준을 제시한다.				
		주어진 시간 안에 문제를 확인하고 해결한다.				
	태도	체계적으로 능숙하게 수행한다.				
합 계						

2. 학습태도 자가평가

※ 다음의 질문들을 읽고 귀하의 생각과 일치하는 해당란에 V표 하시기 바랍니다.

번호	내 용	매우 그렇다	그렇다	보통 이다	아니다	전혀 아니다
		5	4	3	2	1
1	수업에 대한 흥미가 유발되고 학습의욕도 증진되었다.					
2	Debriefing을 통하여 활발한 토론과 의견의 공유가 이루어졌다.					
3	이 학습방법을 통해 간호문제에 체계적으로 접근할 수 있게 되었다.					
4	이 학습방법을 통해 전공 분야에 대한 관심이 많아졌다.					
5	이 학습방법을 통해 나 자신의 강점과 약점을 인식하게 되었다.					
6	임상 실습에 대한 불안이 감소되었다.					
7	지금까지 학습한 지식을 가지고 대상자의 상황을 파악할 수 있었다.					
8	간호문제를 정확히 규명하고 우선순위를 설정할 수 있었다.					
9	설정된 문제의 우선순위에 대한 합리적인 근거를 찾을 수 있었다.					
10	문제를 해결할 수 있는 적절한 중재방법을 찾을 수 있었다.					
11	중재내용에 대한 합리적인 근거를 찾을 수 있었다.					
12	간호중재 목표를 달성했는지에 대한 성과확인 기준을 제시할 수 있었다.					
합 계						
기타 의견						

3. 수행에 대한 자신감

※ 시뮬레이션 학습방법을 통해 환자 간호에 대하여 스스로 느끼는 자신감을 아래 0~10 중에서 골라 표시해 주세요.

(0 = 매우 자신 없음) (10 = 매우 자신 있음)

0	1	2	3	4	5	6	7	8	9	10

4
PART

지역사회건강간호

PART 4 지역사회건강간호

■ 표준화 환자(Standardized patient)를 이용한 모듈 1

4-1 만성질환관리-보건 교육

Ⅰ. 시뮬레이션 모듈 개요

1. 제목	만성질환관리-보건 교육
2. 모듈 운영	Instructor:
	Operator:
	시뮬레이션 유형: 표준화 환자(SP) or 역할극(Role Play) 활용
	교육명: 고혈압·당뇨 만성질환관리
	교육자: 보건소 고혈압, 당뇨교실 교육 간호사
	교육 대상자: 지역사회 주민
	실습환경: 보건소, 대사증후군관리센터
	시나리오 수준(단순, 복합): 단순
	시뮬레이션 운영 시간: 10분
	소그룹학습 시간: 30분
	디브리핑 시간: 30분
	디브리핑 장소: 디브리핑 룸
	평가기준: 개별 교수자 수업계획서 참조
3. 사례 요약	지역의 OOO보건소를 방문한 최영순씨는 5년 전부터 고혈압으로 진단받고 혈압약을 복용 중이다. 남편과 자식들과 함께 살고 있으며 주부로서 가족들을 돌보며 집안일을 해오고 있다. OOO보건소에서 의사 진찰 후 매주 수, 금요일 오전에 운영 중인 대사증후군관리센터로 refer되었다. 방문한 첫째 날 해당 강좌의 간호사와 만나 상담교육을 받고 있다. OOO보건소에서 기본 혈액검사를 실시한 결과 FBS 116mg/dL인 상태이다.

4. 대상자 추가정보	성별: 여성 연령: 52세 키: 156cm 몸무게: 68kg 종교: 없음 직업: 가정주부 음주/흡연력: 없음 폐경: 50세
5. 사전학습 내용	사전간호지식: 고혈압의 유발원인, 병태생리, 약물, 대사증후군관련요인 1. 고혈압 병태생리 2. 고혈압 약물 3. 대사증후군 정의 4. 고혈압, 대사증후군 환자의 사정 5. 대상자와의 치료적 의사소통을 통한 면담기법
6. 학습목표	1. 고혈압 질환관리에 대한 교육을 할 수 있다. 2. 대사증후군 관리의 필요성을 설명할 수 있다. 3. 당뇨질환의 예방교육을 할 수 있다. 4. 고혈압 식단을 교육할 수 있다. 5. 운동요법을 교육할 수 있다. 6. 수행한 간호활동을 정확하게 기록한다.
7. 관련 학습성과	PO1. 다양한 교양지식과 전공지식에 근거한 간호기술을 지역사회간호학 실무에 적용한다. PO3. 언어적, 비언어적 상호작용을 통한 치료적 의사소통술을 적용한다.
8. 관련 핵심기본간호술	1. 활력징후: 혈압측정 2. 피하주사(간이 혈당측정검사 포함)
9. 관련 임상실습교과목	지역사회간호학 실습
10. 시뮬레이션 환경	□ 보건소 내의 만성질환 관리교실(책상, 의자, 조직도 등) □ 표준화 환자(Standardized Patient)
11. 준비기구 및 물품	□ 고혈압 식단 처방전 □ 대사증후군 교육 책자 □ 운동 처방전 □ 고혈압 교육 책자 □ 대상자 내방 기록지 ※송파구보건소 QR cord 참조
12. 역할배정	그룹별 학생 수: ( )명 역할 1(교육자): 보건소 대사증후군관리센터 간호사(학생) 역할 2(대상자 or 가족): 고혈압/대사증후군 환자역할(교수/SP/학생)
13. 학생수행업무	1. 소그룹학습 활동 – 대상자의 우선순위별 문제 목록 작성 – 수행을 위한 사전지식 학습 2. SP 시뮬레이션 수행 – 대상자의 건강문제 및 인식 정도 사정 – 대상자에게 적절한 교육방법을 통한 일대일 교육 – 수행 후 디브리핑 및 성찰

Ⅱ. 간호수행 전 소그룹학습

※ 다음의 사례를 바탕으로 간호과정을 적용하고 시뮬레이션 수행 전 학습을 하시오.

<table>
<tr><td rowspan="6">상황 소개</td><td>사례요약</td><td colspan="3">지역의 OOO보건소를 방문한 52세의 최영순씨는 5년 전부터 고혈압 진단받고 혈압 약을 복용 중이다. 남편과 자식들과 함께 살고 있으며 주부로서 가족들을 돌보며 집안일을 해오고 있다. 키 156cm에 몸무게 68kg이며, 최근 보건소에서 측정한 FBS는 116mg/dL이었으나 혈당 관리에 대한 이해가 부족하다. 보건소에서 의사 진찰 후 매주 수, 금요일 오전에 운영 중인 대사증후군관리센터로 refer되어 방문한 첫째 날 해당 강좌의 간호사와 만나 상담과 교육을 받고 있다. 현재 고혈압 당뇨교실의 상담실에서 책상에 앉아 마주보며 교육간호사와 일대 일 면담 교육을 시행하고 있다.</td></tr>
<tr><td rowspan="2">대상자 정보</td><td rowspan="2">최영순</td><td>성별</td><td>여</td></tr>
<tr><td>연령</td><td>52세</td></tr>
<tr><td>주 호소</td><td>혈압과 비만관리의 어려움</td><td>진단명</td><td>고혈압, 대사증후군</td></tr>
<tr><td>활력징후</td><td colspan="3">T: 36.7℃ P: 72회/분 R: 18회/분 BP: 140/70mmHg</td></tr>
<tr><td>추가 정보</td><td colspan="3">가족력: 부-10년 전 뇌졸중으로 사망, 모-당뇨, 고혈압으로 약 복용 중
흡연력: 없음, 음주: 소량
과거력 및 복용약물: 5년 전 고혈압 진단으로 고혈압약 복용 중
특별히 하는 운동은 없고 가족들과 야식을 즐겨함</td></tr>
<tr><td rowspan="8">소그룹 학습</td><td rowspan="6">우선순위별 간호문제와 근거</td><td rowspan="2"></td><td>객관적</td><td></td></tr>
<tr><td>주관적</td><td></td></tr>
<tr><td rowspan="2"></td><td>객관적</td><td></td></tr>
<tr><td>주관적</td><td></td></tr>
<tr><td rowspan="2"></td><td>객관적</td><td></td></tr>
<tr><td>주관적</td><td></td></tr>
<tr><td>우선순위별 간호진단</td><td colspan="3"></td></tr>
<tr><td>수행할 간호중재</td><td colspan="3"></td></tr>
</table>

PART 4 | 지역사회건강간호

소그룹 학습	수행을 위한 배경학습	1. 고혈압 및 대사증후군의 정의는? 치료 및 간호는? 2. 식습관과 생활습관 개선을 위해 어떠한 대상자 교육전략이 필요한가?
개인별 학습	QR code를 활용한 자율학습	보건소 홈페이지 대사증후군 정의 및 치료 고혈압의 병태생리 및 치료약물 논문자료 – 중년여성의 복부비만과 심혈관질환

Ⅲ. SP or Role Play 훈련대본

<table>
<tr><td>1. 상황요약</td><td colspan="4">지역의 OOO보건소를 방문한 52세의 최영순씨는 5년 전부터 고혈압으로 진단받고 혈압 약을 복용 중이다. 남편, 자녀들과 함께 살고 있으며 주부로서 가족들을 돌보며 집안일을 해오고 있다. 음주와 흡연력은 없으며, 키 156cm에 몸무게 68kg로 BMI 27.9로 비만인 상태이며, FBS 116mg/dL 인 상태이다. OOO보건소에서 3~9월 중 매주 수, 금요일 오전에 운영 중인 고혈압 당뇨교실을 방문한 첫째 날, 해당 강좌의 교육 간호사와 만나 책상에 앉아 고혈압 식이표를 보며 일대일 상담교육을 진행 중이다.</td></tr>
<tr><td>2. 대상자(SP) 역할</td><td colspan="4">52세의 가정주부로 가족과 함께 살고 있으며 사회적, 경제적으로 양호한 상태이다. 야식을 즐겨하는 습관이 있어 비만한 모습이며 별도의 운동을 실천하고 있지는 않다.</td></tr>
<tr><td>3. 주 증상</td><td>고혈압, 비만관리의 어려움 호소</td><td>진단명</td><td colspan="2">고혈압, 대사증후군</td></tr>
<tr><td>4. 대상자 이름</td><td colspan="4">최영순</td></tr>
<tr><td rowspan="3">5. SP 특성</td><td>연령: 52세</td><td colspan="3">성별: 여성</td></tr>
<tr><td>신장: 156cm</td><td colspan="2">체중: 68kg</td><td>FBS: 110mg/dL</td></tr>
<tr><td colspan="4">병색/표정/기분/목소리/자세/몸짓/외모/복장: 환자는 복부 비만이 심한 모습으로 방문한 OOO보건소의 고혈압 당뇨교실에서 교육 간호사와 일대일 면담교육을 받고 있는 상태이며 외적 모습은 양호한 상태로 고혈압 질환 및 비만, 운동의 필요성에 대하여 크게 걱정하고 있지 않는 모습으로 처방된 고혈압 식단표와 운동처방표를 보고 있다.</td></tr>
<tr><td>6. 중재절차</td><td colspan="4">■ 시작: 교육 간호사와 인사와 함께 교육 목적을 설명한다.
■ 중간: 고혈압질환의 진단 시부터 현재까지의 관리상황에 대하여 이야기하며 고혈압 관리교육과 함께 비만 관리, 운동 요법, 고혈압 식단 관리에 대하여 교육한다.
■ 종료: 정기적 교육 참여와 스스로 적극적 관리를 약속하며 교육 내용과 고혈압 질환 관리 실천사항에 대하여 점검하고 비만관리를 위해 운동 및 고혈압 식단 실천을 약속한다.</td></tr>
<tr><td>7. 간호력</td><td colspan="4">■ 환자의 주 호소: "혈압 약을 평생 먹어야 하나요?", "야식 먹는 습관이 있어서 살빼기가 어려워요.", "폐경이 되고나서부터 몸이 무겁고 여기 저기 아파요."
■ 질병의 경과: 가족 중 혼자 고혈압 질환으로 가족들의 무관심 속에 고혈압관리의 필요성과 중요성을 인식하고 있지 못하며 실천하기 어려워한다.
■ 과거 병력: 유년시절 특별한 질환은 없었으며 대체로 건강한 편이었다.
■ 사회력: 가족들과 함께 살고 있으며 사회적으로 건강하다.
■ 가족력: 아버지가 뇌졸중으로 사망</td></tr>
<tr><td>8. 현재 투여되는 약물</td><td colspan="4">항고혈압 약제(ACE inhibitor, Calcium channel blocker)</td></tr>
<tr><td>9. 교육 요구</td><td colspan="4">고혈압 - 고혈압관리, 비만관리, 운동요법, 고혈압 식단관리
대사증후군 - 경계혈당, 비만</td></tr>
<tr><td>10. SP가 재현해야 하는 증상</td><td colspan="4">피곤한 모습이나 열심히 교육받고 있는 모습을 보인다.</td></tr>
<tr><td>11. SP가 학생(간호사)에게 해야 하는 질문</td><td colspan="4">"고혈압약을 평생 먹어야 하나요?", "살을 빼는 게 혈압하고 관련이 있나요?", "운동을 하긴 해야 하는데 습관이 안 돼 작심삼일이에요."</td></tr>
</table>

Ⅳ. 시나리오 흐름도(SP 훈련대본)

※ 동료 학습자와 사례에 기반하여 적절한 상담교육 시나리오를 작성해 보시오.

	예상되는 교육 간호사 질문이나 설명	환자 답변
1		
2		
3		
4		
5		
6		
7		
8		
9		
10		
11		
12		
13		
14		
15		

※ 다음의 표준 시나리오와 비교해 보고 다시 연습해 보시오.

	예상되는 교육 간호사 질문이나 설명	환자 답변
1	최영순님 안녕하세요? 처음 뵙겠습니다. 이쪽으로 앉으세요.	(웃는 얼굴로 책상 앞 의자에 앉으며) "안녕하세요."
2	최영순님, 저희 ○○○보건소의 고혈압 당뇨 교육은 처음이신가요?	"네. 처음이에요." "집안 살림을 해야 해서 시간 내기가 어렵더라구요."
3	네. 잘 오셨습니다. 지금부터라도 고혈압관리를 적극적으로 하시는 것이 중요합니다.	"네. 그래야 될 것 같아서 오게 되었어요."
4	먼저 지금 고혈압약은 어떻게 복용하고 계신가요?	"네. 한 달에 한번 병원에 가서 진찰하고 고혈압약을 처방받아 매일 아침에 한 번씩 먹고 있어요."
5	혈압약은 빠지지 않고 잘 드시고 계신가요?	"네. 약은 정확히 먹으려고 해요. 가끔 깜빡해서 안 먹을 때도 있어요."
6	지금 키와 몸무게가 어떻게 되시죠?	"좀 전에 보건소에서 재어보니 키 156cm에 몸무게 68kg 나오더라구요."
7	네. 키와 몸무게를 기준으로 계산한 비만도는 20~25 사이가 정상인데 현재 BMI 27.9로 비만인 상태이십니다.	"살을 빼긴 빼야 하는데 매일 잠자기 전에 식구들이 뭘 자꾸 시켜먹으니까 저도 함께 먹었죠."
8	혈압과 체중은 대체로 정비례하므로 체중을 줄이면 혈압은 그만큼 떨어집니다. 혹시 비만 관리를 하시고 계신가요?	"아뇨. 나이가 들고 폐경이 와서 자연스럽게 살이 찐 것이라고 생각했어요." "살빼기도 힘들잖아요. 운동을 해야 하는 것은 알고 있는데 매일 시간 내기가 어려워요."
9	현재 최영순님의 표준체중을 계산해 보니 50.4kg이 정상체중으로 나옵니다. 현재 68kg으로 적어도 10kg을 감량하셔야 합니다.	(놀라는 표정으로) "그렇게나 많이 빼야 되는 것이군요."
10	오늘 검사하신 혈당검사 결과 110이 나왔는데 이에 대해 어떻게 생각하세요?	"왜요 혈당이 110이면 높은 건가요? 당뇨는 아니고 아직 정상인 것으로 알고 있는데요."
11	네. 당뇨는 아직 아니지만 지금 복부비만과 운동부족으로 인해 정상 혈당수치를 벗어났어요. 정상은 100미만이어야 하는데 당뇨 전 단계에 해당합니다. 관리하지 않으시면 당뇨로 진행될 수도 있어요. 지금부터는 식이조절과 함께 처방된 규칙적인 운동으로 고혈압관리와 당뇨 예방을 적극적으로 하셔야 합니다.	"아 진짜요? 당뇨까지는 생각하지도 못했는데요.... 관리해야 하는데... 큰일이네요." "10kg을 어떻게 빼나요? 금방 빠지지도 않을 텐데요."
12	우선 표에 나와 있는 고혈압 식단으로 되도록 드십시오. 혈압과 염분은 밀접한 관계가 있으니 짜게 드시지 않도록 하고 국물류는 가급적 피해야 합니다.	"항상 김치, 된장, 고추장을 즐겨 먹는데요." "떡볶이나 라면도 무지 좋아하는데 그것도 피해야 하나요?"
13	소금이 많이 함유된 김치, 젓갈류, 장아찌, 간장, 된장, 고추장류는 적극적으로 피하세요. 떡이나 라면은 칼로리만 높고 혈당을 빨리 올리니 자제하셔야 합니다.	"네." (식단표에 메모를 하면서)

14	간식과 야식도 적게 드시거나 삼가셔야 합니다. 대신 칼륨이 함유된 사과, 호박, 감자 등과 단백질 함유 식품, 식이섬유 식품, 해조류, 버섯류와 잡곡 등은 적극적으로 섭취하십시오.	"네." (식단표에 메모를 하면서)
15	고혈압 질환의 운동지침에서 권장하는 운동종류로는 걷기, 조깅, 수영, 사이클링 정도이며 자각적 운동 강도로 '편하다 ~ 약간 힘들다' 정도로 주당 3~7회의 빈도로 운동하시면 됩니다. 1회 운동시간은 30~60분 정도 하십시오. 다음에는 운동교육에 대한 상담을 좀 더 전문적으로 받도록 해드릴게요.	"네. 일단 쉽게 할 수 있는 걷기부터 30분씩 해야겠네요." "운동교육을 받으면 진짜 실천할 수 있을까요? 저는 작심삼일이에요... 뱃살을 줄이기는 해야 하는데요..."
16	○○○보건소의 대사증후군관리교실 교육에 매주 꾸준히 나오셔서 교육과 체크를 받으시면서 관리하시면 고혈압 관리에 도움이 되실 겁니다.	"네. 매주마다 빠지지 않고 교육에 나오도록 할게요."
17	그럼 다음 교육시간에 뵙겠습니다. 안녕히 가십시오.	"네. 감사합니다."

V. 간호기록 및 디브리핑

1. 간호기록지

Date	Time	Nursing & Treatment	Sign

2. 디브리핑

방법	방법: ☐ 개인 ☐ 조별 ☐ 전체 ☐ with video ☐ without video	수행성찰
자료	☐ 학생용 시뮬레이션 work sheet ☐ article ☐ handout ☐ 기타(조별 간호수행기록지, 개별 성찰일지)	
서술단계	– 대상자는 어떤 상황이었는가? – 가장 잘한 점은 무엇이었나? – 가장 어려웠던 점은 무엇이었나? – 전체적으로 환자간호를 어떻게 수행했다고 평가하는지? – 이와 비슷한 임상상황을 경험해 본 적이 있는지?	
분석단계	– 이 환자의 우선적인 문제가 무엇이라고 판단했는가? – 이 문제를 해결하기 위해 우선적으로 수행할 간호활동은 무엇이라고 판단했는가? – 실제로 이 간호활동을 수행했는가? – 수행했다면 그 결과를 확인하였는가? 확인의 근거는 무엇이었는가? – 실제로 간호활동을 수행하지 못했다면 그 이유는 무엇인가? – 우선적인 간호문제 이외에 다른 간호 문제는 없었는가?	
적용단계	– 오늘 배운 것을 기반으로 실제 상황에 어떻게 적용할 수 있겠는가? – 오늘 배운 것 중에서 가장 중요한 것 한 가지를 꼽으라면 무엇인가? – 실제 활용할 수 있다고 생각되는 가장 기억에 남는 것은?	

Ⅵ-1. 평가도구

1. 간호수행능력

영역		항목	충분 (2점)	부족 (1점)	안함 (0점)	소계
사전 준비		손 씻기를 한다.				
		활력징후를 위한 혈압계, 체온계, 혈당기가 든 가방을 준비한다.				
대상자 확인		대상자를 확인한다.				
대상자 사정		대상자의 과거력을 확인한다.				
		주호소와 관련된 문진을 실시한다.				
		주호소와 관련된 신체검진을 실시하고 결과를 확인한다.				
간호중재		대상자에게 고혈압 질환의 관리 방법을 교육한다.				
		고혈압 약 복용방법에 대해 교육한다.				
		고혈압 식단을 교육한다.				
		대사증후군과 당뇨 전단계 관리의 중요성과 예방법을 교육한다.				
		운동요법의 중요성과 실천을 교육한다.				
		대상자의 상태를 상담/교육 기록지에 기록한다.				
평가	학습	대상자의 간호문제가 해결된 것을 평가할 수 있는 구체적인 기준을 제시하였는가?				
		주어진 시간 안에 문제를 확인하고 해결하였는가?				
	태도	체계적으로 능숙하게 수행하였는가?				
합 계						

2. 의사소통능력

※ 다음의 언어적, 비언어적 행위에 대한 평가를 하시오.

[5 = 아주 그렇다 4 = 그렇다 3 = 잘 모르겠다 2 = 그렇지 않다 1 = 전혀 그렇지 않다]

간호사(학생)는			5	4	3	2	1
도 입	1	자신을 환자나 환자 가족에게 소개했다.					
	2	병실을 방문한 이유를 환자나 가족에게 쉽고 적절한 용어로 설명했다.					
관계형성	3	원활한 소통을 위해 미소를 곁들여 긍정적인 태도로 대화를 했다.					
	4	환자나 가족에게 설명을 이해했는지 확인하는 질문을 했다.					
	5	환자 혹은 환자가족과 대화를 할 때 눈을 맞추었다.					
	6	상황에서 일어나는 갈등을 인지하고 왜 그런 갈등이 일어났는지 알아보고 중재하려고 노력했다.					
	7	환자나 가족과 대화 시 의료관련 전문용어를 사용하지 않았다.					
교육/격려	8	간호행위를 하기 전 먼저 그 목적을 환자에게 설명했다.					
	9	환자나 가족에게 시술, 질병 또는 치료에 대해 이해할 수 있는 말로 설명하고 교육했다.					
	10	상황에 맞게 적절한 목소리의 어조나 크기로 대화를 했다.					
대상자 존중	11	환자의 말을 중단시키지 않고 경청했다.					
	12	상황에 대해 환자나 가족 구성원이 어떻게 느끼는지 물었다.					
만약 전문의학용어를 사용했다면 나열하시오.			총 점 :				

3. 학습태도 자가평가

※ 다음의 질문들을 읽고 귀하의 생각과 일치하는 해당란에 V표 하시기 바랍니다.

번호	내 용	매우 동의	동의	보통	반대	매우 반대
		5	4	3	2	1
1	표준화 환자와의 만남이 매우 현실적이었다.					
2	표준화 환자와의 만남은 학생의 지식을 측정하기 위한 좋은 방법이다.					
3	표준화 환자와의 만남은 학생의 기술을 측정하기 위해 좋은 방법이다.					
4	표준화 환자와의 만남은 유용한 학습경험이었다.					
5	표준화 환자의 피드백은 건설적이었다.					
6	실제 현장의 환자와 같이 느껴졌다.					
7	표준화 환자와의 만남을 통해 내 능력에 대한 자신감이 생겼다.					
8	표준화 환자와의 만남을 통해 간호수행에 안정감이 생겼다.					
9	표준화 환자와의 만남은 환자와의 관계 형성 능력을 측정하기 위한 좋은 방법이다.					
10	표준화 환자와의 만남은 매우 가치 있는 일이다					
합 계						
기타 의견						

4. 수행에 대한 자신감

※ 시뮬레이션 학습방법을 통해 환자 간호에 대하여 스스로 느끼는 자신감을 아래 0~10 중에서 골라 표시해 주세요.

(0 = 매우 자신 없음) (10 = 매우 자신 있음)

0	1	2	3	4	5	6	7	8	9	10

Ⅵ-2. 평가도구(SP용)

※ 간호수행태도

번호	채점항목	평가	
1	간호수행 전에 손소독제를 이용하여 손을 씻었다.	예	아니오
2	간호수행 시 대상자와 치료적 의사소통을 하였다.	예	아니오
3	간호수행을 하기 전 왜 교육이 필요하고 어떻게 교육할 것인지에 대해 설명을 해 주었다.	예	아니오

※ 환자/간호사간 관계형성

번호	채점항목	평가	
4	친근감을 유도하였다.	예	아니오
5	개방형 질문과 폐쇄형 질문을 적절히 사용하여 질문하였다.	예	아니오
6	한 번에 한 가지씩 질문하였다.	예	아니오
7	내가 설명을 할 수 있도록 도와주었다(내 말을 가로채지 않았다).	예	아니오
8	내 질문이나 대답에 대해 학생이 이해한 것이 맞는지 확인하였다. (예: ~라는 말씀이신가요?)	예	아니오
9	눈맞춤을 비롯하여 내 말을 경청하는 태도가 좋았다.	예	아니오
10	쉬운 용어를 사용하여 설명하였다.	예	아니오
11	나의 걱정과 감정에 대해 공감을 표현해 주었다.	예	아니오
12	설명을 구체적으로 또는 체계적으로 하여 알아듣기 쉬웠다.	예	아니오
13	내가 설명을 이해하였는지 물어보았다.	예	아니오
14	궁금증을 해결할 수 있도록 내게 질문할 기회를 주었다.	예	아니오
15	간호사에게서 신뢰감을 느꼈다.	예	아니오

※ SP로부터 받은 피드백

잘한 점	개선해야 할 점

■ 표준화 환자(Standardized patient)를 이용한 모듈 2

4-2 만성폐쇄성폐질환을 가진 독거노인 방문간호

I. 시뮬레이션 모듈 개요

1. 제목	만성폐쇄성폐질환을 가진 독거노인 방문간호
2. 모듈 운영	Instructor:
	Operator:
	시뮬레이션 유형: 표준화 환자(SP) or 역할극(Role Play) 활용
	교육명: 만성폐쇄성폐질환(COPD) 대상자 간호
	교육자: 방문간호사
	교육 대상자: COPD를 가진 독거노인
	시나리오 수준(단순, 복합): 단순
	시뮬레이션 운영 시간: 15분
	소그룹학습 시간: 30분
	디브리핑 시간: 20분
	실습장소: 시뮬레이션 룸
	디브리핑 장소: 디브리핑 룸
	비디오 녹화 여부: 녹화
	평가기준: 교수 수업계획서 참조
3. 사례 요약	독거노인인 하철수님은 기침과 가래가 심해지고 완만한 계단을 오르기도 힘들어져 2년 전 보건소 진찰 결과 만성폐쇄성폐질환(COPD)을 진단받았다. 유년 시절부터 기침, 가래와 감기가 계속 반복되어 왔고 20대 초반 군대시절부터 담배를 피워 왔으며 그 이후 담배를 줄였고 약 2년 가까이 보건소의 처방약을 복용하고 있으나 최근 다시 기침, 가래가 심해졌다. 2년 전보다 숨이 더 차고 거의 매일 밤 잠들기가 쉽지 않다고 한다. 독거로 인해 영양 상태는 양호하지 못한 상태이며, 담배를 줄였다고는 하나 하루에 2~3개의 담배를 피우고 있는 상태이다. 보건소 사례관리방문보건팀 간호사가 가정방문을 나가 환자의 증상 및 관리 정도를 사정하고 교육하고 있다.

4. 대상자 추가정보	성별: 남성 나이: 75세 키: 163cm 몸무게: 58kg 종교: 무교 직업: 무직 주돌봄 가족: 없음(부인과 3년 전 사별) 가족력: 없음 흡연력: 흡연 45년간 1갑/주 음주: 2~3회/주 복용약물: 기관지 확장제, 항생제 진단명: COPD
5. 사전학습 내용	사전간호 지식: COPD의 유발원인, 병태생리, 약물 사전간호 수기: COPD 환자 신체검진 및 건강력 사정 대상자와의 치료적 의사소통을 통한 면담기법
6. 학습목표	1. 방문간호를 위한 대상자 사정을 할 수 있다. 2. 대상자에게 금연교육을 시행할 수 있다. 3. 호흡운동 및 상·하지 근력 운동법을 교육하고 시범보일 수 있다. 4. 적절한 식이 및 활동교육을 할 수 있다. 5. 수행한 간호활동에 대한 간호기록을 수행한다.
7. 관련 학습성과	PO1: 다양한 교양지식과 전공지식에 근거한 간호기술을 지역사회간호학 실무에 적용한다. PO2: 대상자의 간호 상황에 따른 핵심기본간호기술을 선택하여 실행한다. PO3: 언어적, 비언어적 상호작용을 통한 치료적 의사소통술을 적용한다.
8. 관련 핵심기본간호술	활력징후 측정
9. 관련 임상실습교과목	지역사회간호학 실습
10. 시뮬레이션 환경	□ 지역사회 가정 방문 상황(독거 가정) □ 표준화 환자(Standardized Patient) or 학생간 Role Play
11. 준비기구 및 물품	□ 대상자 간호 기록지 □ 방문간호 가방
12. 역할배정	그룹별 학생 수: (　　)명 상담자 역할 (학생): 보건소 사례관리 가정방문간호사 대상자 역할 (교수자/SP/학생): COPD 노인환자
13. 학생수행업무	1. 소그룹학습 활동 – 대상자의 우선순위별 문제 목록 작성 – 수행을 위한 사전지식 학습 2. SP 시뮬레이션 수행 – 대상자의 건강문제 및 인식 정도 사정 – 대상자에게 적절한 교육방법을 통한 일대일 교육 – 수행 후 디브리핑 및 성찰

Ⅱ. 간호수행 전 소그룹학습

※ 다음의 사례를 바탕으로 간호과정을 적용하고 시뮬레이션 수행 전 학습을 하시오.

<table>
<tr><td rowspan="6">상황 소개</td><td>사례요약</td><td colspan="3">독거노인인 하철수님은 기침과 가래가 심해지고 완만한 계단을 오르기도 힘들어져 2년 전 보건소에서 진찰 결과 만성폐쇄성폐질환(COPD)을 진단받았다. 유년시절부터 기침, 가래와 감기가 계속 반복되어 왔고 20대 초반 군대시절부터 담배를 피워왔으며 그 이후 담배를 줄였고 약 2년 가까이 보건소의 처방약을 복용하고 있으나 최근 다시 기침, 가래가 심해졌다. 2년 전보다 숨이 더 차고 거의 매일 밤 잠들기가 쉽지 않다고 한다. 보건소 사례관리팀에서 가정방문을 나가 간호사가 환자의 증상 및 관리정도를 사정하고 교육하는 상황이다.</td></tr>
<tr><td rowspan="2">대상자 정보</td><td rowspan="2">하철수</td><td>성별</td><td>남성</td></tr>
<tr><td>연령</td><td>75세</td></tr>
<tr><td>주 호소</td><td>호흡곤란, 기침, 객담</td><td>진단명</td><td>COPD</td></tr>
<tr><td>활력징후</td><td colspan="3">T: 36.7℃ P: 72회/분 R: 18회/분 BP: 140/70mmHg FBS: 110mg/dL</td></tr>
<tr><td>추가 정보</td><td colspan="3">독거로 인해 영양 상태는 양호하지 못한 상태이며, 담배를 줄였다고는 하나 하루에 2~3개비의 담배를 피우고 계시며 우울감을 보이고 계신다.</td></tr>
<tr><td rowspan="8">소그룹 학습</td><td rowspan="6">우선순위별 간호문제와 근거</td><td rowspan="2"></td><td>객관적</td><td></td></tr>
<tr><td>주관적</td><td></td></tr>
<tr><td rowspan="2"></td><td>객관적</td><td></td></tr>
<tr><td>주관적</td><td></td></tr>
<tr><td rowspan="2"></td><td>객관적</td><td></td></tr>
<tr><td>주관적</td><td></td></tr>
<tr><td>우선순위별 간호진단</td><td colspan="3"></td></tr>
<tr><td>수행할 간호중재</td><td colspan="3"></td></tr>
</table>

소그룹 학습	수행을 위한 배경학습	1. COPD의 병태생리 및 주증상은? 2. COPD 환자의 증상 완화를 위한 약물적, 비약물적 치료 방법은? 3. 대상자의 금연을 위해 어떠한 교육전략이 필요한가?
개인별 학습	QR code를 활용한 자율학습	COPD의 발병기전과 분류 논문자료 - CODP 환자의 삶의 질 COPD와 흡연의 관계 MDI, DPI 약물 사용

Ⅲ. SP or Role Play 훈련대본

<table>
<tr><td>1. 상황요약</td><td colspan="3">독거노인인 하철수님은 기침과 가래가 심해지고 완만한 계단을 오르기도 힘들어져 2년 전 보건소에서 진찰 결과 만성폐쇄성폐질환(COPD)을 진단받았다. 이후부터 하루에 4~5개비 정도로 담배를 줄였고 약 2년 가까이 보건소의 처방약을 복용하고 있으나 최근 다시 기침, 가래가 심해지고 있다. 거의 매일 밤 한 시간 가량을 잠에 못 들며 2년 전보다 숨이 더 차고 많이 힘들어진 상태이다. 취약계층을 위한 보건소 사례관리팀 간호사가 가정방문을 하여 건강사정을 하고 있다.</td></tr>
<tr><td>2. 대상자(SP) 역할</td><td colspan="3">기초생활 수급자이며 독거인 상태로 체격은 신장 163cm, 체중 58kg으로 다소 외소하며 돌봄제공자의 부재로 인해 영양 상태 및 전반적인 건강상태가 취약하다. 다소 위축되어 있고 마른기침과 객담이 계속되며 호흡곤란을 호소하고 있으나 손에 담배를 들고 있는 상황이다.</td></tr>
<tr><td>3. 주 증상</td><td>기침, 객담, 호흡곤란</td><td>진단명</td><td>만성폐쇄성 폐질환</td></tr>
<tr><td>4. 대상자 이름</td><td colspan="3">하철수</td></tr>
<tr><td rowspan="3">5. SP 특성</td><td>연령: 75세</td><td colspan="2">성별: 남성</td></tr>
<tr><td>신장: 163cm</td><td colspan="2">체중: 58kg</td></tr>
<tr><td colspan="3">병색/표정/기분/목소리/자세/몸짓/외모/복장: 환자는 마르고 쇠약해 보이는 모습으로 방문한 가정은 집의 안팎이 정리되지 않은 상태이며 입은 옷은 낡고 지저분한 상태로 대화 시 호흡하기 힘들어 함. 다소 위축되어 보이며 신체적 활동을 많이 하지 않는 상황에서 바닥에 앉아 있음</td></tr>
<tr><td>6. 중재절차</td><td colspan="3">■ 시작: 방문간호사가 방문하여 인사와 함께 방문 목적을 설명함
■ 중간: COPD의 진단 시부터 현재까지의 관리상황에 대하여 이야기하며 금연교육과 함께 만성폐쇄성 폐질환의 관리에 대하여 교육함
■ 종료: 정기적 방문을 약속하며 교육 내용과 COPD관리 실천사항에 대하여 점검하고 금연을 다짐받음</td></tr>
<tr><td>7. 간호력</td><td colspan="3">■ 환자의 주호소: “평소 기침이 나서 불편한데 잠들기도 쉽지 않아서 사는 게 사는 게 아니에요.” “요즘은 밥 먹을 때도 점점 힘이 들어요.”
■ 질병의 경과: COPD는 독거로 인해 돌봄 제공을 받지 못하고 있음
■ 과거력: 유년시절부터 기침, 가래와 감기를 계속 반복되었으며 20대 초반부터 담배를 피워왔음
■ 사회력: 사별한 독거노인이며 특별한 사회적 활동이 없음
■ 가족력: 모름</td></tr>
<tr><td>8. 현재 투여되는 약물</td><td colspan="3">기관지 확장제(복용약물, 흡입제)</td></tr>
<tr><td>9. 교육 요구</td><td colspan="3">COPD-호흡 운동법, 기도청결법, 식단관리, 운동요법</td></tr>
<tr><td>10. SP가 재현해야 하는 증상</td><td colspan="3">대화 시 숨이 차는 모습으로 두려움과 위축되어 우울한 모습을 보인다.
담배를 만지작거리며 피고 싶은 욕구를 보인다.
기관지확장 흡입제를 서투르게 사용한다.</td></tr>
<tr><td>11. SP가 학생(간호사)에게 해야 하는 질문</td><td colspan="3">“계속 이러다 죽는 거겠죠?”
“보건소에서 준 약도 먹었고 담배도 예전보다 많이 줄였는데 왜 이렇게 안 낫는 거죠?”</td></tr>
</table>

Ⅳ. 시나리오 흐름도(SP 훈련대본)

※ 동료 학습자와 사례에 기반하여 적절한 상담교육 시나리오를 작성해 보시오.

	예상되는 교육 간호사 질문이나 설명	환자 답변
1		
2		
3		
4		
5		
6		
7		
8		
9		
10		
11		
12		
13		
14		
15		

※ 다음의 표준 시나리오와 비교해 보고 다시 연습해 보시오.

	예상되는 교육 간호사 질문이나 설명	환자 답변
1	하철수님, 안녕하세요? 처음 뵙겠습니다.	(부끄러워하며 천천히 걸으면서 현관 앞으로 나와 기운 없이 문을 열어 줌) "안녕하세요. 뭐 이런 데까지 오셔서... 보건소에서 나오신 거죠?"
2	하철수님, 지난주에 전화드렸던 ○○○보건소 방문간호사 ○○○입니다. 기억나시죠? 요즘은 어떠세요?	"네. 걱정이 되서 오신건가요?" "계속 숨이 차니까 돌아다니기 힘들어서 거의 집에서만 생활하죠. 계속 이러다 죽겠죠 뭐..."
3	네. 많이 힘드시군요... 숨쉬기가 여전히 힘이 든다는 말씀이시죠?	"네(힘들게 흡기와 호기를 하면서). "이렇게 숨쉬기가 힘든다니까요(객담 섞인 기침을 하며)." "보건소에서 준 약도 먹었고 담배도 예전보다 많이 줄였는데 왜 이렇게 안 낫는 거죠?"
4	숨이 많이 찰 때 먹는 약은 매일 드시죠? 기관지확장제 입으로 들이마시는 것은 잘 하고 계시나요?	"네, 약은 가끔 까먹을 때도 있어요... 숨찰 때 그건 사용하고 있어요."
5	혹시 제가 그 흡입제를 어떻게 사용하고 계시는지 봐도 될까요?	"네. 이렇게 하고 있어요...(흡입제 사용 시범을 보인다)."
6	숨을 참고 충분히 들이마셔야 됩니다. 스테로이드가 들어 있어서 마시고 나서는 꼭 입을 헹구어주셔야 하고요.	"아... 입을 헹구지는 않았는데... 알겠어요."
7	지금 힘이 드시더라도 호흡운동을 꾸준히 하시는 것이 중요합니다.	"호흡운동이요? 숨쉬기요?"
8	'입술 오므리기 호흡법' 이라고 합니다. 최대한 숨을 많이 들이마신 상태에서 10초 동안 입술을 오므리면서 휘파람을 불 듯이 숨을 내쉬시는 겁니다(시범을 보임).	"아", "네"(설명을 들으면서 따라해 봄).
9	지금하신 것처럼 호흡운동을 꾸준히 하시면 숨쉬기도 좋아지시고 불안한 마음도 편안해질 수 있습니다.	"따라해 보니 생각보다 힘이 드네요."
10	기침도 계속 나시죠? 지금 피우고 계신 담배는 반드시 금연을 하셔야 합니다.	"담배요? 그래도 옛날보다 많이 줄였는데요."
11	담배를 끊는 게 얼마나 힘든지 잘 압니다. 하지만 담배를 줄이시는 것보다 금연을 하시는 것이 폐건강을 위해 가장 중요한 치료방법입니다. 꼭 끊어야 돼요. 보건소에서 하는 금연교실에 한번 나오실래요?	"평생 피웠는데요. 이제 기침이 심해지고 담배 값도 너무 비싸서 담배피기도 힘들어요." "끊긴 해야죠. 근데 맘처럼 쉽게 안되네요..."
12	다음 주 화요일 2시에 있는 금연교실에 꼭 나오시기 바랍니다.	"소용없을 텐데요... 보건소에서 도와주신다면 한번 가볼까요? 알았습니다."
13	또 먼지나 매연이 많은 곳은 피하시는 것이 좋습니다. 기침하실 때나 평소에도 가래가 많으신가요?	"네. 가래는 계속 있어요. 잠잘 때도 계속... 잠자기가 힘들어요."

14	가래는 수시로 뱉어내시고 하루에 물을 1L 이상 드셔야 가래가 묽어져 뱉어내기 쉬워지고 기관지도 깨끗해질 수 있습니다.	음... 음...(가래 섞인 기침을 하며)
15	식사는 혼자하고 계신 건가요? 식사는 잘 하세요?	"그렇죠. 혼자 사니까" "혼자 먹는데 입맛도 없고 챙겨주는 사람이 없으니.. 가끔 구청에서 도시락을 갖다 줘서 먹기도 하고요."
16	식사는 거르지 마시고 입맛이 없으시더라도 조금씩 자주 드시는 것이 좋습니다. 계란, 육류, 생선, 두부 등 단백질이 풍부한 것으로 꾸준히 드셔야 합니다.	"밥상 차리기가 귀찮아서.. 단백질이요? 그게 뭐가 있어요?" "네. 고기는 비싸서요... 두부라도 많이 먹을게요."
17	신체활동은 어느 정도 하시나요? 꾸준히 하는 운동은 있으세요?	"뭐... 딱히 하는 일도 없고 주로 집에서 텔레비전 보느라 밖에 잘 안 나가요. 버스나 지하철 타고 친구들 만나고... 특별히 하는 운동은 없어요."
18	규칙적으로 걷는 운동이나 팔, 다리를 움직이고 힘을 기르는 운동을 매일 조금씩이라도 하면 폐 기능에도 좋습니다. 아까 알려드린 호흡운동과 함께 꾸준히 하셔야 합니다.	"네... 운동하면 숨 찰까봐 잘 안했는데... 해야되겠네요. 가능한 많이 걷고 움직이려고 해볼게요."
19	제가 설명해 드린 부분을 일주일 동안 꾸준히 실천하도록 보세요.	"네. 노력해야죠. 고맙습니다."
20	그럼 다음 방문 때 찾아뵙겠습니다.	"안녕히 가세요."

V. 간호기록 및 디브리핑

1. 간호기록지

Date	Time	Nursing & Treatment	Sign

2. 디브리핑

방법	방법: ☐ 개인 ☐ 조별 ☐ 전체 ☐ with video ☐ without video	수행성찰
자료	☐ 학생용 시뮬레이션 work sheet ☐ article ☐ handout ☐ 기타(조별 간호수행기록지, 개별 성찰일지)	
서술단계	– 대상자는 어떤 상황이었는가? – 가장 잘한 점은 무엇이었나? – 가장 어려웠던 점은 무엇이었나? – 전체적으로 환자간호를 어떻게 수행했다고 평가하는지? – 이와 비슷한 임상상황을 경험해 본 적이 있는지?	
분석단계	– 이 환자의 우선적인 문제가 무엇이라고 판단했는가? – 이 문제를 해결하기 위해 우선적으로 수행할 간호활동은 무엇이라고 판단했는가? – 실제로 이 간호활동을 수행했는가? – 수행했다면 그 결과를 확인하였는가? 확인의 근거는 무엇이었는가? – 실제로 간호활동을 수행하지 못했다면 그 이유는 무엇인가? – 우선적인 간호문제 이외에 다른 간호 문제는 없었는가?	
적용단계	– 오늘 배운 것을 기반으로 실제 상황에 어떻게 적용할 수 있겠는가? – 오늘 배운 것 중에서 가장 중요한 것 한 가지를 꼽으라면 무엇인가? – 실제 활용할 수 있다고 생각되는 가장 기억에 남는 것은?	

VI-1. 평가도구

1. 간호수행능력

<table>
<tr><th colspan="2" rowspan="2">영역</th><th rowspan="2">항목</th><th>충분</th><th>부족</th><th>안함</th><th rowspan="2">소계</th></tr>
<tr><th>(2점)</th><th>(1점)</th><th>(0점)</th></tr>
<tr><td colspan="2" rowspan="2">사전 준비</td><td>손 씻기를 한다.</td><td></td><td></td><td></td><td></td></tr>
<tr><td>활력징후를 위한 혈압계, 체온계, 혈당기가 든 가방을 준비한다.</td><td></td><td></td><td></td><td></td></tr>
<tr><td colspan="2">대상자 확인</td><td>대상자를 확인한다.</td><td></td><td></td><td></td><td></td></tr>
<tr><td colspan="2" rowspan="3">대상자 사정</td><td>대상자의 과거력을 확인한다.</td><td></td><td></td><td></td><td></td></tr>
<tr><td>호흡곤란과 기침, 객담 정도에 대한 문진을 실시한다.</td><td></td><td></td><td></td><td></td></tr>
<tr><td>전반적인 신체검진과 흉곽의 움직임, 호흡음 청진을 실시한다.</td><td></td><td></td><td></td><td></td></tr>
<tr><td colspan="2" rowspan="6">간호중재</td><td>올바른 기관지확장 흡입제 사용방법에 대해 교육한다.</td><td></td><td></td><td></td><td></td></tr>
<tr><td>호흡운동의 중요성을 설명하고 시범을 보인다.</td><td></td><td></td><td></td><td></td></tr>
<tr><td>COPD 질환의 관리 방법(환경, 식이 등)을 교육한다.</td><td></td><td></td><td></td><td></td></tr>
<tr><td>금연의 중요성을 설명하고 실천을 유도한다.</td><td></td><td></td><td></td><td></td></tr>
<tr><td>운동요법의 중요성과 실천을 교육한다.</td><td></td><td></td><td></td><td></td></tr>
<tr><td>대상자의 상태를 상담/교육 기록지에 기록한다.</td><td></td><td></td><td></td><td></td></tr>
<tr><td rowspan="3">평가</td><td rowspan="2">학습</td><td>대상자의 간호문제가 해결된 것을 평가할 수 있는 구체적인 기준을 제시하였는가?</td><td></td><td></td><td></td><td></td></tr>
<tr><td>주어진 시간 안에 문제를 확인하고 해결하였는가?</td><td></td><td></td><td></td><td></td></tr>
<tr><td>태도</td><td>체계적으로 능숙하게 수행하였는가?</td><td></td><td></td><td></td><td></td></tr>
<tr><td colspan="3">합 계</td><td colspan="4"></td></tr>
</table>

2. 의사소통능력

※ 다음의 언어적, 비언어적 행위에 대한 평가를 하시오.

[5 = 아주 그렇다 4 = 그렇다 3 = 잘 모르겠다 2 = 그렇지 않다 1 = 전혀 그렇지 않다]

간호사(학생)는			5	4	3	2	1
도 입	1	자신을 환자나 환자 가족에게 소개했다					
	2	병실을 방문한 이유를 환자나 가족에게 쉽고 적절한 용어로 설명했다.					
관계형성	3	원활한 소통을 위해 미소를 곁들여 긍정적인 태도로 대화를 했다.					
	4	환자나 가족에게 설명을 이해했는지 확인하는 질문을 했다.					
	5	환자 혹은 환자가족과 대화를 할 때 눈을 맞추었다.					
	6	상황에서 일어나는 갈등을 인지하고 왜 그런 갈등이 일어났는지 알아보고 중재하려고 노력했다.					
	7	환자나 가족과 대화 시 의료관련 전문용어를 사용하지 않았다.					
교육/격려	8	간호행위를 하기 전 먼저 그 목적을 환자에게 설명했다.					
	9	환자나 가족에게 시술, 질병 또는 치료에 대해 이해할 수 있는 말로 설명하고 교육했다.					
	10	상황에 맞게 적절한 목소리의 어조나 크기로 대화를 했다.					
대상자 존중	11	환자의 말을 중단시키지 않고 경청했다.					
	12	상황에 대해 환자나 가족 구성원이 어떻게 느끼는지 물었다.					
만약 전문의학용어를 사용했다면 나열하시오.			총 점 :				

3. 학습태도 자가평가

※ 다음의 질문들을 읽고 귀하의 생각과 일치하는 해당란에 V표 하시기 바랍니다.

번호	내 용	매우 동의	동의	보통	반대	매우 반대
		5	4	3	2	1
1	표준화 환자와의 만남이 매우 현실적이었다.					
2	표준화 환자와의 만남은 학생의 지식을 측정하기 위한 좋은 방법이다.					
3	표준화 환자와의 만남은 학생의 기술을 측정하기 위해 좋은 방법이다.					
4	표준화 환자와의 만남은 유용한 학습경험이었다.					
5	표준화 환자의 피드백은 건설적이었다.					
6	실제 현장의 환자와 같이 느껴졌다.					
7	표준화 환자와의 만남을 통해 내 능력에 대한 자신감이 생겼다.					
8	표준화 환자와의 만남을 통해 간호수행에 안정감이 생겼다.					
9	표준화 환자와의 만남은 환자와의 관계 형성 능력을 측정하기 위한 좋은 방법이다.					
10	표준화 환자와의 만남은 매우 가치 있는 일이다.					
합 계						
기타 의견						

4. 수행에 대한 자신감

※ 시뮬레이션 학습방법을 통해 환자 간호에 대하여 스스로 느끼는 자신감을 아래 0~10 중에서 골라 표시해 주세요.

(0 = 매우 자신 없음) (10 = 매우 자신 있음)

0	1	2	3	4	5	6	7	8	9	10

Ⅵ-2. 평가도구(SP용)

※ 간호수행태도

번호	채점항목	평가	
1	간호수행 전에 손소독제를 이용하여 손을 씻었다.	예	아니오
2	간호수행 시 대상자와 치료적 의사소통을 하였다.	예	아니오
3	간호수행을 하기 전 왜 교육이 필요하고 어떻게 교육할 것인지에 대해 설명을 해 주었다.	예	아니오

※ 환자/간호사간 관계형성

번호	채점항목	평가	
4	친근감을 유도하였다.	예	아니오
5	개방형 질문과 폐쇄형 질문을 적절히 사용하여 질문하였다.	예	아니오
6	한 번에 한 가지씩 질문하였다.	예	아니오
7	내가 설명을 할 수 있도록 도와주었다(내 말을 가로채지 않았다).	예	아니오
8	내 질문이나 대답에 대해 학생이 이해한 것이 맞는지 확인하였다. (예: ~라는 말씀이신가요?)	예	아니오
9	눈맞춤을 비롯하여 내 말을 경청하는 태도가 좋았다.	예	아니오
10	쉬운 용어를 사용하여 설명하였다.	예	아니오
11	나의 걱정과 감정에 대해 공감을 표현해 주었다.	예	아니오
12	설명을 구체적으로 또는 체계적으로 하여 알아듣기 쉬웠다.	예	아니오
13	내가 설명을 이해하였는지 물어보았다.	예	아니오
14	궁금증을 해결할 수 있도록 내게 질문할 기회를 주었다.	예	아니오
15	간호사에게서 신뢰감을 느꼈다.	예	아니오

※ SP로부터 받은 피드백

잘한 점	개선해야 할 점

■ 표준화 환자(Standardized patient)를 이용한 모듈 3

4-3 알코올 의존 대상자 상담간호

Ⅰ. 시뮬레이션 모듈 개요

1. 제목	알코올 의존 대상자 상담간호
2. 모듈 운영	Instructor:
	Operator:
	시뮬레이션 유형: 표준화 환자(SP) or 역할극(Role Play) 활용
	교육명: 정신건강복지센터 내방 알코올 의존 대상자 상담간호
	교육자: 보건소 간호사
	교육 대상자: 알코올 의존 중년 남성
	시나리오 수준(단순, 복합): 복합
	시뮬레이션 운영 시간: 15분
	소그룹학습 시간: 30분
	디브리핑 시간: 20분
	실습장소: 시뮬레이션 룸
	디브리핑 장소: 디브리핑 룸
	비디오 녹화 여부: 녹화
	평가기준: 교수 수업계획서 참조
3. 사례 요약	45세의 서남석씨가 부인의 손에 이끌려 지역 보건소 정신건강복지센터를 내방하였다. "술 말고는 문제가 없는데, 내가 왜 여기를 와야 하는지..."라며 짜증스런 모습을 보이며 몹시 불쾌한 표정을 보였다. 고교 졸업 이후부터 친구들과 어울려 음주량이 많아졌고 매일 술 마시고 귀가하였고, 수 년 전부터 집에서도 잠이 잘 오지 않는다며 거의 매일 혼자 술 마시고 고함치는 일이 잦아져 가족의 설득하에 개인병원에서 3개월간 치료받은 적이 있다. 약 6개월 정도 단주하는 모습 보였으나, 그 후에도 다시 heavy drinking 지속되고, 술 먹다가 3일 정도 연락 없이 들어오지 않는 모습 보이거나 상가 대로변에 누워 있는 모습으로 발견되기도 하였다.

4. 대상자 추가정보	성별: 남성 연령: 45세 키: 173cm 몸무게: 70kg 종교: 무교 직업: 무직(3년 전 퇴사) 주 돌봄 가족: 부인 가족력: 없음 흡연력: 1갑/1일 25년, 음주: 5~6회/주. 소주 3~4병/회 아버지가 알코올 의존 성향이 있으셨고 간암으로 50세에 사망 의학적 진단명: 알코올 의존 및 남용
5. 사전학습 내용	사전간호 지식: 알코올 의존 및 남용(Alcohol dependence and abuse) 환자의 증상과 병리기전 사전간호 수기: 면담을 통한 알코올 의존 및 남용 환자의 단주 교육
6. 학습목표	1. 환자의 알코올 섬망 증상을 관리할 수 있다. 2. 환자의 증상으로 인한 자해나 타해가 일어나지 않도록 관리할 수 있다 3. 환자의 알코올로 인한 신체적 문제들을 관리할 수 있다. 4. 환자의 단주 의지를 체크하고 단주 프로그램의 참여를 권유할 수 있다.
7. 관련 학습성과	PO1: 다양한 교양지식과 전공지식에 근거한 간호기술을 지역사회간호학 실무에 적용한다. PO2: 대상자의 간호 상황에 따른 핵심기본간호기술을 선택하여 실행한다. PO3: 언어적, 비언어적 상호작용을 통한 치료적 의사소통술을 적용한다.
8. 관련 핵심기본간호술	활력징후 측정 ▪ 환자의 알코올 섬망과 금단증상에 대해 관찰하고 적절히 대처한다. ▪ 환자의 음주로 인한 신체적, 정신적, 사회적 문제들을 상담을 통해 관찰한다. ▪ 환자가 가족 및 사회적 관계형성을 할 수 있도록 단주 치료 프로그램에 적극 참여하도록 격려한다.
9. 관련 임상실습교과목	지역사회간호학 실습
10. 시뮬레이션 환경	□ 지역사회 정신건강복지센터 알코올 주간프로그램 교실 □ 표준화 환자(Standardized Patient) or 학생간 Role Play
11. 준비기구 및 물품	□ 대상자 간호기록지
12. 역할배정	그룹별 학생 수: ( )명 상담자 역할 (학생): 보건소 정신건강복지센터 정신건강전문요원(간호사) 대상자 역할 (교수자/SP/학생): 알코올 중독 지역사회 주민
13. 학생수행업무	1. 소그룹학습 활동 – 대상자의 우선순위별 문제 목록 작성 – 수행을 위한 사전지식 학습 2. SP 시뮬레이션 수행 – 대상자의 건강문제 및 인식 정도 사정 – 대상자에게 적절한 교육방법을 통한 일대일 교육 (단주를 통해 사회적 소외를 극복하고 일상생활을 할 수 있도록 단주프로그램 참여를 격려) – 수행 후 디브리핑 및 성찰

Ⅱ. 간호수행 전 소그룹학습

※ 다음의 사례를 바탕으로 간호과정을 적용하고 시뮬레이션 수행 전 학습을 하시오.

<table>
<tr><td rowspan="6">상황 소개</td><td>사례요약</td><td colspan="3">45세의 가장인 서남석님은 부인의 손에 이끌려 지역 보건소 정신건강복지센터를 내방하였다. "술 말고는 문제가 없는데, 내가 왜 여기를 와야 하는지..."라며 짜증스런 모습을 보이며 몹시 불쾌한 표정을 보였다. 노동일을 하시다 허리통증으로 퇴사 후부터 음주가 잦아졌으며 집에서도 잠이 안 온다며 하루에 소주 4~5병을 마시며 부인에게 폭언과 화를 내는 일이 잦아져 가족 간의 관계도 소원해진 상태이다. 특히 음주 후 정신을 잃어 길에서 누워 자고 있는 것이 발견되기도 하는 등 일상생활관리가 전혀 안되고 알코올 의존 증상이 심해져 부인의 설득으로 단주프로그램에 상담을 하기 위해 오셨다.</td></tr>
<tr><td rowspan="2">대상자 정보</td><td rowspan="2">서남석</td><td>성별</td><td>남성</td></tr>
<tr><td>연령</td><td>45세</td></tr>
<tr><td>주 호소</td><td>과도한 음주행동 장애</td><td>진단명</td><td>알코올 의존증/알코올 중독</td></tr>
<tr><td>활력징후</td><td colspan="3">BT: 36.3℃ P: 76회/분 R: 20회/분 BP: 140/90mmHg</td></tr>
<tr><td>추가 정보</td><td colspan="3">과거 과도한 음주 문제로 정신건강의학과 입원 경험이 2회 있음.
마지막 입원 후 6개월 정도 단주하였으나 금단 증상이 심해졌다가 다시 과음이 시작되었음.
거의 매일 최소 일주에 5~6회 정도, 소주 4~5병의 술을 마시고 있음.</td></tr>
<tr><td rowspan="8">소그룹 학습</td><td rowspan="6">우선순위별 간호문제와 근거</td><td rowspan="2"></td><td>객관적</td><td></td></tr>
<tr><td>주관적</td><td></td></tr>
<tr><td rowspan="2"></td><td>객관적</td><td></td></tr>
<tr><td>주관적</td><td></td></tr>
<tr><td rowspan="2"></td><td>객관적</td><td></td></tr>
<tr><td>주관적</td><td></td></tr>
<tr><td>우선순위별 간호진단</td><td colspan="3"></td></tr>
<tr><td>수행할 간호중재</td><td colspan="3"></td></tr>
</table>

<table>
<tr><td>소그룹 학습</td><td>수행을 위한 배경학습</td><td>1. 알코올 의존의 원인과 증상은?

2. 알코올 의존/중독을 치료하기 위한 비약물적 방법의 종류에는?

3. 대상자의 단주를 위해 어떠한 상담교육전략이 필요한가?</td></tr>
<tr><td>개인별 학습</td><td>QR code를 활용한 자율학습</td><td>알코올중독 상담센터 114
알코올중독 동영상
논문자료 – 알코올중독 중재효과</td></tr>
</table>

Ⅲ. SP or Role Play 훈련대본

1. 상황요약	45세의 가장인 서남석님은 부인의 손에 이끌려 지역 보건소 정신건강복지센터를 내방하였다. "술 말고는 문제가 없는데, 내가 왜 여기를 와야 하는지..."라며 짜증스런 모습을 보이며 몹시 불쾌한 표정을 보였다. 노동일을 하시다 허리통증으로 퇴사 후부터 음주가 잦아졌으며 집에서도 잠이 안 온다며 하루에 소주 4~5병을 마시며 폭언과 화를 내는 일이 많아지셨다. 또한 음주 후 정신 잃어 길에서 누워 자고 있는 것이 발견되기도 하는 등 일상생활관리가 전혀 안되고 알코올 의존의 증상을 보여 부인의 설득으로 단주 프로그램에 상담하기 위해 오셨다.		
2. 대상자(SP) 역할	대낮부터 약주를 한 잔 하신 상태로 목소리가 크고 짜증을 잘 내신다. 단주를 해야 하는 것은 수긍하시나 음주로 인한 행동문제에 대해서는 이해도가 낮고 왜 문제인지를 잘 모르고 계신다.		
3. 주 증상	알코올 의존 증상	진단명	알코올 의존 및 중독
4. SP 이름	서남석		
5. SP 특성	연령: 45세	성별: 남	
	키: 170cm	몸무게: 70kg	
	① **정신상태 검사 결과** * 위생상태: 입원 첫날을 제외하고는 개인 위생상태 양호함 * 태도: 음주 후 행동에 대해 잘 기억 못하시고 강하게 부정하는 모습을 보임 * 사고: 흐름이나 내용 특별한 모습 보이지 않음 * 지각: 현재는 섬망 증상 없음 * 감정반응: aggressive state * 인지기능: 기억력/추상적 사고/판단력 정상 상태 보임 * 병식: 본인이 술 문제가 있다고는 느끼고는 있으나 큰 문제라고는 전혀 생각하지 않고 있으며 본인 의지로 음주 조절이 가능하다고 믿고 있는 상태임 * 정신상태 요약: 현재 대상자는 인지기능이나 사고의 장애는 없는 상태이며, 보건소 내방 전날까지 소주 5병 이상 마신 상태이나 현재까지는 섬망 증상을 보이지 않으나 손 떨림 있고, 몹시 불안해하는 모습 보임 ② **신체적 검사** 지속된 음주로 인하여 복부 초음파 결과 al-fatty liver 진단받았고, 혈액검사 소견으로 AST: 367.2 IU/L, ALT: 162IU/L로 간 수치가 올라가 있는 상태임		
6. 중재절차	■ **시작:** 분노감이 높은 모습으로 상담시간에도 말수가 적고 잘 수긍하지 않으심 ■ **중간:** 상담에 응하는 모습을 보이며 단주하겠으니 각서 쓰면 되냐며 믿어달라며 하소연하는 모습을 보임 ■ **종료:** 환자 금단증상 사라져 안정된 모습 보이며, 단주 프로그램 참여하고 이전에도 해봐서 안다며 본인 의지가 가장 중요하니 다시 한 번 노력해 보겠다며 단주모임 가입에 대해 설명하자 관심 보이는 모습을 보이심		

7. 간호력	■ **환자가 말하는 주호소:** "상담할 필요도 없어요, 내가 끊으려 마음만 먹으면 이놈의 술 끊을 수 있는데 가족들이 안 믿어줘요." " 나는 술 말고는 문제가 없는데..." ■ **질병의 경과:** 현재 단주 프로그램에 참여하고, 매 상담 시간에 조금씩 본인 의지대로 되는 일이 없고 형하고 비교되어 술에 의지하게 되었다며, 자존감 저하된 모습보이기도 함. 다시 한 번 해보겠다며 치료에 긍정적인 모습은 보임 ■ **과거병력:** 알코올 의존으로 2차례 입원하였고, 입원 후 6개월 정도 단주한 경험 있었음 ■ **사회력:** 노동일을 하시다가 허리통증으로 그만둔 후 술 문제로 현재 직업없이 지냄 ■ **사회·경제적 기능 사정:** 21년 전 아버지 간암으로 돌아가심. 현재 주로 부인이 식당일을 하며 월 200만원 정도의 월급으로 생활하고 있음 ■ **가족력:** 아버지가 알코올 의존 성향 있으셨음
8. 현재 투여되는 약물	비타민 및 간장보호 약: 싸이아민(비타민 B제 3-3-3T), 우루사(1-1-1C) 정신과 약물: Lorazepam(1-1-4mg), Remeron 15mg 저녁
9. 교육 요구	단주 프로그램 과정에 교육과 참여가 필요하나 환자는 머리로는 다 이해가 된다며 참여는 하나 흥미는 느끼지 못함
10. SP가 재현해야 하는 증상	■ **태도:** 다소 손을 떨거나 불안해 하는 모습이 보이며 부인에 대한 분노감을 표현함 "나도 다 알아요, 술만 끊으면 되는데..., 내가 마음 먹으면 끊을 수 있다니까요. 지금은 잠도 안오고, 좀 괴로워서 먹는데 자꾸 이런데 가라고 하니까... 막 화가 나내요." ■ **단주 프로그램 참여시:** 프로그램 내용 다 알고 있다며, 들어봤자 소용없다는 얘기 진행 추후 경과 진행 시 "어머니가 형만 이뻐해서 미웠어요, 제가 사고를 쳐야 봐 주니.... 그리고 아버지도 형 밖에 몰라요, 나도 형이 자랑스럽긴 하지만 이 세상이 내 맘대로 되지 않으니 술을 먹으면 잠시나마 그런 문제를 잊을 수 있어요. 그리고 내가 좀 멋진 놈이라는 생각도 들고, 술 친구들은 배신 안하거든요..." → 어느 정도 경과 진행되면 자신이 불안해하는 아버지, 엄마, 형에 대한 문제 때문에 힘들었다며 앞으로는 다른 방향으로 불안감을 해소해보겠다고 이야기를 진행
11. SP가 학생(간호사)에게 해야 하는 질문	"상담을 꾸준히 받으면 입원 안해도 되지요?" "술은 내가 끊을 수 있다고 마음먹으면 되는데 ..." "그런데 마음 먹은대로 되지 않을 땐 어떻게 해요?" 그 외 시나리오에서 제시되지 않은 질문을 하면 모르겠다고 대답한다.

Ⅳ. 시나리오 흐름도(SP 훈련대본)

※ 동료 학습자와 사례에 기반하여 적절한 상담교육 시나리오를 작성해 보시오.

	예상되는 교육 간호사 질문이나 설명	환자 답변
1		
2		
3		
4		
5		
6		
7		
8		
9		
10		
11		
12		
13		
14		
15		

※ 다음의 표준 시나리오와 비교해 보고 다시 연습해 보시오..

	예상되는 교육 간호사 질문이나 설명	환자 답변
1	서남석님, 안녕하세요? 저희 알코올 주간프로그램에 찾아 주셔서 감사합니다. 지금 기분이 좀 안 좋아 보이시네요...	"이 여편네 때문에 할 수 없이 왔어요...지금은 잠도 안 오고, 좀 괴로워서 먹는데 자꾸 이런 데 가라고 하니까... 막 화가 나네요."
2	네.. 서남석님은 오고 싶지 않았는데 부인께서 억지로 모시고 와서 화가 나셨군요?	"그럼 화 안 나게 생겼어요? 하도 가자고 해서... 나도 다 알아요. 술만 끊으면 되는데.... 내가 마음만 먹으면 끊을 수 있다니까요."
3	그럼 잠깐 서남석님이 마음만 먹으면 끊을 수 있다고 하신 술에 대한 얘기 좀 잠시 나눠보면 어떨까요? 왜 못 끊으시는 것 같으세요? 제가 도움이 되어드리고 싶어서 그래요.	"저는 술주정뱅이가 아니에요. 속상하고 외롭고... 또 요즘은 통 머릿속에 생각이 많아 잠이 안와서 마시는 거예요. 마시다 보면 제가 워낙 주량이 세서 3~4병은 마셔야 마신 것 같이 느껴지고... 끊어보려고 몇 번 했지만 마누라가 1~2병 마시는 걸 가지고 잔소리하면 또 화가 나서 더 먹게 되는 것 같아요."
4	그럼 술 마시고 주무시면 푹 주무시긴 하시나요?	"그렇진 않아요. 자고 일어나서 피곤한 경우가 많아요. 하지만 생각이 적어지는 건 맞아요. 그래서 마시는 게 습관이 돼버렸어요."
5	잠도 오지 않을 만큼 무슨 생각이 요즈음 그렇게 많으세요? 저는 OO님이 좋은 치료를 통해 다시 좋은 모습으로 사회로 돌아가실거라고 생각해요. 여기서 아무도 OO님을 그렇게 생각하지 않아요. 그리고 일단 힘드실텐데 상담에 응해 주셔서 감사해요.	(다소 의기소침한 양상 보임) "저는 어려서부터 원래 남보다 잘 하는 것도 없고, 아버지 살아계실 때도 항상 야단만 많이 맞고 컸어요. 모자란 놈이라고.... 특히 술 드시면.."
6	아! 아버님이 많이 엄하셨나 봐요. 언제 어떻게 돌아가셨는데요?"	"제가 초등학교 다닐 때 간암으로 돌아가셨거든요. 회사를 운영하셔 워낙 술 드시고 오시는 날도 많고 집에서도 많이 드셨는데 그것 때문인지 간암으로 돌아가셨어요"
7	많이 슬프셨겠네요. 그래도 사랑하는 아들 잘 되라고 그러셨을 것 같은데, 어릴 때라 많이 상처가 되셨겠어요...	"저를 사랑하기보다는 형이 한 명이 있는데 공부를 잘 했거든요. 그러니까 더 비교해서 화가 나신 것 같기도 하고. 그래서 술 드시면 아버지가 정말 무섭다고 생각했어요."
8	그렇군요. 그럼 아버님이 술 드시고 들어오시면 상처받을 일이 많으셨겠네요. 많이 아팠을 것 같은데...	"네, 그래서 저는 크면서 술은 먹지 말아야지 했는데, 제 맘대로 안되면 자꾸 술을 먹고 잊고 싶은 생각이 들어서 먹곤 했는데... 그게 먹다보니 점점 늘어나더라구요. 그리고 술을 먹으면 뭔가 할 수 있을 것 같은 대담성도 생기는 것 같고..."
9	그럼, 늘어나는 음주량에 대해 줄여야 된다고 느끼신 적은 없으셔요?	"음.. 처음엔 겁도 나고 죄책감도 들고 술 먹고 다음날이 엉망이 되니까. 하지만 술을 마시다 보니 다음날 깨어나서 해장술을 먹고 나면 땀이 나고 안정도 되고 풀리니까 일상이 되어버리더라구요. 저도 몇 번은 끊어야지 생각은 해 봤고 단주도 해 봤어요"
10	그렇군요. 본인 스스로도 불편감을 느끼시면서 단주도 해보셨군요. 어려운 일이었을텐데... 그런데 왜 또 다시 드시게 되셨나요?	"예전에 병원에 입원 후 퇴원해서 좀 안 먹고 참아봤는데.. 좀 불안해지고, 걱정이 많아지면서 잠도 안오고, 손도 떨리고 그래서 다시 먹게 되었어요."

11	그럼, 단주하시려고 입원까지도 해보셨다고 하셨으니까. 운동을 해 본다던지 다른 취미활동을 생각해 보지 않으셨나요?	"아니요. 단주할 때 해 봤지요. 하지만 예전에 술 마셨던 기억들이 있어서, 다시 이번 한 번만, 한 번만 하다보니 다시 먹게 되었어요."
12	그런 본인의 모습에 대해서도 스스로에게도 실망하시기도 하셨군요.	"제가 원래 의지가 좀 약한 편이에요. 안식구와 자식들 보기도 창피하고 또 미안한 거 잘 알아요. 아직 살아갈 날이 많아 끊어야 한다는 것도..."
13	부인께 미안하다고 하셨는데 왜 화를 내시고 폭언을 하셨나요?"	"꼭 술을 혼자 먹고 있으면 저를 무시하는 말을 해요. 그럴 때는 못 참겠어요. 그래도 제가 때리지는 않아요."
14	그래도 서남석님을 가장 사랑하고 위해주는 분이 부인이라 이렇게 이런 프로그램에도 모시고 나온 거잖아요. 고맙지 않으세요?	"네... 그건... 고맙죠..."
15	고마운 가족들을 위해서라도 이번에 다시 단주에 대해 스스로 계획 세우시고 단주 프로그램에 참여해 보시면 어떨까요? 제가 도와드릴게요.	"오늘 이렇게 조근조근 얘기해 주시니, 조금 안정이 되네요. 하지만 또 며칠 안 갈텐데요..."
16	왜 벌써부터 그런 생각을 하세요. 꾸준히 프로그램에 참여하면 분명 놀라운 변화가 있을 거예요.	"근데 일단 생각 좀 해보고요. 금방 마음먹기가 어려워서... 근데 아버지도 간암으로 돌아가셔서 그것도 걱정되고.... 알았어요. 단주 프로그램에 나오도록 하겠습니다."
17	여기 책자에 프로그램이 잘 소개되어 있으니 읽어보시구요. 잘 따라오시면 술도 끊으실 수 있을 거예요.	"네. 해보지요."
18	네, 처음 시작이 힘들텐데 다시 용기내어 주셔서 감사합니다.	"오늘 좋은 얘기 감사해요."

V. 간호기록 및 디브리핑

1. 간호기록지

Date	Time	Nursing & Treatment	Sign

2. 디브리핑

방법	방법: □ 개인 □ 조별 □ 전체 □ with video □ without video	수행성찰
자료	□ 학생용 시뮬레이션 work sheet □ article □ handout □ 기타(조별 간호수행기록지, 개별 성찰일지)	
서술단계	– 대상자는 어떤 상황이었는가? – 가장 잘한 점은 무엇이었나? – 가장 어려웠던 점은 무엇이었나? – 전체적으로 환자간호를 어떻게 수행했다고 평가하는지? – 이와 비슷한 임상상황을 경험해 본 적이 있는지?	
분석단계	– 이 환자의 우선적인 문제가 무엇이라고 판단했는가? – 이 문제를 해결하기 위해 우선적으로 수행할 간호활동은 무엇이라고 판단했는가? – 실제로 이 간호활동을 수행했는가? – 수행했다면 그 결과를 확인하였는가? 확인의 근거는 무엇이었는가? – 실제로 간호활동을 수행하지 못했다면 그 이유는 무엇인가? – 우선적인 간호문제 이외에 다른 간호 문제는 없었는가?	
적용단계	– 오늘 배운 것을 기반으로 실제 상황에 어떻게 적용할 수 있겠는가? – 오늘 배운 것 중에서 가장 중요한 것 한 가지를 꼽으라면 무엇인가? – 실제 활용할 수 있다고 생각되는 가장 기억에 남는 것은?	

Ⅵ-1. 평가도구

1. 간호수행능력

<table>
<tr><th rowspan="2" colspan="2">영역</th><th rowspan="2">항목</th><th>충분</th><th>부족</th><th>안함</th><th rowspan="2">소계</th></tr>
<tr><th>(2점)</th><th>(1점)</th><th>(0점)</th></tr>
<tr><td rowspan="2" colspan="2">사전 준비</td><td>손 씻기를 한다.</td><td></td><td></td><td></td><td></td></tr>
<tr><td>활력징후를 위한 혈압계, 체온계, 혈당기가 든 가방을 준비한다.</td><td></td><td></td><td></td><td></td></tr>
<tr><td rowspan="2" colspan="2">기초사정</td><td>대상자의 과거력과 가족관계 및 역동을 확인한다.</td><td></td><td></td><td></td><td></td></tr>
<tr><td>대상자를 존중하는 태도로 의사소통을 한다.</td><td></td><td></td><td></td><td></td></tr>
<tr><td rowspan="5" colspan="2">간호중재</td><td>대상자의 감정을 말로 표현하도록 격려한다.</td><td></td><td></td><td></td><td></td></tr>
<tr><td>단주를 위해 다른 취미활동을 하도록 격려한다.</td><td></td><td></td><td></td><td></td></tr>
<tr><td>상담을 통해 자신의 문제를 스스로 인식하도록 도와준다.</td><td></td><td></td><td></td><td></td></tr>
<tr><td>지속적인 단주 프로그램 참여의 중요성을 설명한다.</td><td></td><td></td><td></td><td></td></tr>
<tr><td>대상자의 상태를 상담/교육 기록지에 기록한다.</td><td></td><td></td><td></td><td></td></tr>
<tr><td rowspan="3">평가</td><td rowspan="2">학습</td><td>대상자의 간호문제가 해결된 것을 평가할 수 있는 구체적인 기준을 제시하였는가?</td><td></td><td></td><td></td><td></td></tr>
<tr><td>주어진 시간 안에 문제를 확인하고 해결하였는가?</td><td></td><td></td><td></td><td></td></tr>
<tr><td>태도</td><td>체계적으로 능숙하게 수행하였는가?</td><td></td><td></td><td></td><td></td></tr>
<tr><td colspan="3">합 계</td><td colspan="4"></td></tr>
</table>

2. 의사소통능력

※ 다음의 언어적, 비언어적 행위에 대한 평가를 하시오.

[5 = 아주 그렇다 4 = 그렇다 3 = 잘 모르겠다 2 = 그렇지 않다 1 = 전혀 그렇지 않다]

간호사(학생)는			5	4	3	2	1
도 입	1	자신을 환자나 환자 가족에게 소개했다.					
	2	병실을 방문한 이유를 환자나 가족에게 쉽고 적절한 용어로 설명했다.					
관계형성	3	원활한 소통을 위해 미소를 곁들여 긍정적인 태도로 대화를 했다.					
	4	환자나 가족에게 설명을 이해했는지 확인하는 질문을 했다.					
	5	환자 혹은 환자 가족과 대화를 할 때 눈을 맞추었다.					
	6	상황에서 일어나는 갈등을 인지하고 왜 그런 갈등이 일어났는지 알아보고 중재하려고 노력했다.					
	7	환자나 가족과 대화 시 의료관련 전문용어를 사용하지 않았다.					
교육/격려	8	간호행위를 하기 전 먼저 그 목적을 환자에게 설명했다.					
	9	환자나 가족에게 시술, 질병 또는 치료에 대해 이해할 수 있는 말로 설명하고 교육했다.					
	10	상황에 맞게 적절한 목소리의 어조나 크기로 대화를 했다.					
대상자 존중	11	환자의 말을 중단시키지 않고 경청했다.					
	12	상황에 대해 환자나 가족 구성원이 어떻게 느끼는지 물었다.					
만약 전문의학용어를 사용했다면 나열하시오.			총 점 :				

3. 학습태도 자가평가

※ 다음의 질문들을 읽고 귀하의 생각과 일치하는 해당란에 V표 하시기 바랍니다.

번호	내 용	매우 동의	동의	보통	반대	매우 반대
		5	4	3	2	1
1	표준화 환자와의 만남이 매우 현실적이었다.					
2	표준화 환자와의 만남은 학생의 지식을 측정하기 위한 좋은 방법이다.					
3	표준화 환자와의 만남은 학생의 기술을 측정하기 위해 좋은 방법이다.					
4	표준화 환자와의 만남은 유용한 학습경험이었다.					
5	표준화 환자의 피드백은 건설적이었다.					
6	실제 현장의 환자와 같이 느껴졌다.					
7	표준화 환자와의 만남을 통해 내 능력에 대한 자신감이 생겼다.					
8	표준화 환자와의 만남을 통해 간호수행에 안정감이 생겼다.					
9	표준화 환자와의 만남은 환자와의 관계 형성 능력을 측정하기 위한 좋은 방법이다.					
10	표준화 환자와의 만남은 매우 가치 있는 일이다.					
	합 계					
기타 의견						

4. 수행에 대한 자신감

※ 시뮬레이션 학습방법을 통해 환자 간호에 대하여 스스로 느끼는 자신감을 아래 0~10 중에서 골라 표시해 주세요.

(0 = 매우 자신 없음) (10 = 매우 자신 있음)

0	1	2	3	4	5	6	7	8	9	10

Ⅵ-2. 평가도구(SP용)

※ 간호수행태도

번호	채점항목	평가	
1	간호수행 전에 손소독제를 이용하여 손을 씻었다.	예	아니오
2	간호수행 시 대상자와 치료적 의사소통을 하였다.	예	아니오
3	간호수행을 하기 전 왜 교육이 필요하고 어떻게 교육할 것인지에 대해 설명을 해 주었다.	예	아니오

※ 환자/간호사간 관계형성

번호	채점항목	평가	
4	친근감을 유도하였다.	예	아니오
5	개방형 질문과 폐쇄형 질문을 적절히 사용하여 질문하였다.	예	아니오
6	한 번에 한 가지씩 질문하였다.	예	아니오
7	내가 설명을 할 수 있도록 도와주었다(내 말을 가로채지 않았다).	예	아니오
8	내 질문이나 대답에 대해 학생이 이해한 것이 맞는지 확인하였다. (예: ~라는 말씀이신가요?)	예	아니오
9	눈맞춤을 비롯하여 내 말을 경청하는 태도가 좋았다.	예	아니오
10	쉬운 용어를 사용하여 설명하였다.	예	아니오
11	나의 걱정과 감정에 대해 공감을 표현해 주었다.	예	아니오
12	설명을 구체적으로 또는 체계적으로 하여 알아듣기 쉬웠다.	예	아니오
13	내가 설명을 이해하였는지 물어보았다.	예	아니오
14	궁금증을 해결할 수 있도록 내게 질문할 기회를 주었다.	예	아니오
15	간호사에게서 신뢰감을 느꼈다.	예	아니오

※ SP로부터 받은 피드백

잘한 점	개선해야 할 점

5
PART

정신건강간호

5 PART 정신건강간호

■ 표준화 환자(Standardized patient)를 이용한 모듈 1

5-1 난폭행위를 하는 조현병 환자 관리

I. 시뮬레이션 모듈 개요

1. 제목	난폭행위를 하는 조현병 환자 관리
2. 모듈 운영	Instructor:
	Operator:
	시뮬레이션 유형: 표준화 환자(SP) or 역할극(Role Play) 활용
	교육명: 조현병 환자의 난폭행위 대처 간호
	교육자: 정신과 병동간호사
	교육대상자: 정신과 병동 환자
	시나리오 수준(단순, 복합): 복합 수준
	사전 브리핑 시간: 20분
	시뮬레이션 운영 시간: 20분
	소그룹학습 시간: 30분
	디브리핑 시간: 30분
	실습장소: 시뮬레이션 룸
	디브리핑 장소: 디브리핑 룸
	평가기준: 교수 수업계획서 참조
3. 사례 요약	김태수님은 조현병으로 진단받고 현재 정신과 병동에 입원하고 있다. 본원 입원 전 타 병원 입원 중 동료 환자에게 폭력을 휘둘러 강제퇴원을 당한 경력이 있으며 전두엽에 뇌전증을 보여 경구투약 중이다. 본원 입원 중에서도 자신의 요구가 받아들여지지 않으면 주변 환자들을 때리며 위협하는 모습이 종종 발견되어 교육을 하였고, 주치의의 처방을 받아 주사처치 및 격리/강박 및 행동수정 등을 시행하였지만 행동의 개선이나 변화가 보이지 않고 있다.
4. 대상자 추가정보	성별: 남성 연령: 28세 결혼유무: 미혼 키: 177cm 몸무게: 103kg

4. 대상자 추가정보	종교: 없음 직업: 무직 과거력: 타 병원 입원 시 타 환자에게 폭력을 휘둘러 강제퇴원 경력 여러 차례 있으며, 전두엽 뇌전증으로 경구약 복용중임. 본인의 요구가 받아들여지지 않을 때 주변 환자를 때리고 위협하는 모습 반복되어 환자교육 및 행동수정, 격리/강박과 주사치료를 받아왔음 흡연: 7년간 2갑/일　　음주: 하지 않음 진단명: 조현병(Schizophrenia) 투약정보: 항정신병약물(Seroquel: 600mg–100mg–100mg) 항전간제(Depakine 1000mg 저녁 1회) 수면 조절: Peridol(haloperidol) 5mg IM
5. 사전학습 내용	사전간호지식: 1. 조현병의 병태생리, 측두엽 뇌전증의 기전 2. 정신관질환자의 행동수정 관리 (약물)
	사전간호수기: 1. 난폭행동 환자의 간호사정 2. 정신과 환자의 난폭행동 관리(의사소통)
6. 학습목표	1. 난폭행위의 위험 예측인자를 알 수 있다. 2. 환자안전을 위해 자/타해의 위험이 있는 환자를 진정시킬 수 있다. 3. 간호활동 후 대상자 평가를 수행한다. 4. 수행한 간호활동에 대한 간호기록을 수행한다.
7. 관련 학습성과	PO1: 다양한 교양 및 전공지식에 근거한 간호술을 통합적으로 실무에 적용한다. PO3: 언어적, 비언어적 상호작용을 통한 치료적 의사소통술을 적용한다.
8. 관련 간호술	▪ 환자와 치료적 관계를 유지한다. ▪ 있을지도 모를 폭력에 대한 경각심을 갖고 대비한다. ▪ 주위 환경을 안전하게 한다.
9. 연계 임상실습교과목	정신간호학 실습
10. 시뮬레이션 환경	□ 정신건강의학과 병동 □ 병실에서 난폭행동으로 소란한 상황 □ 표준화 환자(Standardized Patient)
11. 준비기구 및 물품	□ 간호기록지
12. 역할배정	그룹별 학생 수: (　)명 역할 1 (교육자): 정신과병동 간호사(학생) 역할 2 (환자): 난폭행위 조현병 환자 역할(교수/SP/학생–role play)
13. 학생수행업무	1. 소그룹학습 활동 – 대상자의 우선순위별 문제 목록 작성 – 수행을 위한 사전지식 학습 2. SP 시뮬레이션 수행 – 대상자를 확인한 후 증상과 관련된 간호사정(문진 및 관찰) – 대상자의 흥분을 낮추는 의사소통방법 적용 – 적절한 교육방법을 통한 일대일 교육 – 간호수행에 대해 재평가를 실시 – 수행 후 디브리핑 및 성찰 – 모든 수행내용을 간호기록지에 기록(소요시간에 포함되지 않음)

Ⅱ. 간호수행 전 소그룹학습

※ 다음의 사례를 바탕으로 간호과정을 적용하고 시뮬레이션 수행 전 학습을 하시오.

<table>
<tr><td rowspan="6">상황 소개</td><td>사례요약</td><td colspan="3">김태수님은 조현병으로 현재 정신과 병동에 입원 중인 환자로 타 병원 입원 시 타 환자에게 폭력 휘둘러 강제퇴원 경력이 여러 차례 있으며, 전두엽 뇌전증으로 경구약을 복용 중이다. 평소에는 병동 생활에 협조적이지만 본인 요구가 수용되지 않을 때 주변 환우들을 위협하고 폭행하는 모습 보인다. 주변 환자 폭행이 좋지 않을 행동이라는 것은 알고는 있지만 감정 조절이 되지 않는다고 표현하며 주변 환자에게 언어와 신체적 폭행이 관찰되어 행동수정을 위한 상담교육을 시행하려고 한다.</td></tr>
<tr><td rowspan="2">대상자 정보</td><td rowspan="2">김태수</td><td>성별</td><td>남성</td></tr>
<tr><td>연령</td><td>28세</td></tr>
<tr><td>주 호소</td><td>조절되지 않는 난폭행위</td><td>진단명</td><td>조현병</td></tr>
<tr><td>활력징후</td><td colspan="3">T: 36.7℃ P: 76회/분 R: 18회/분 BP: 120/80mmHg</td></tr>
<tr><td>추가 정보</td><td colspan="3">병색/표정/기분/목소리/자세/몸짓/외모/복장: 환자는 비만한 모습으로 항상 반찬 국물 묻은 지저분한 티셔츠에 환의 바지 입고 다니고 있으며 항상 구부정한 자세로 보행하는 모습을 보이고 있음. 입원 전 담배를 하루에 2갑 정도 피웠다고 하며 현재는 보호자(어머니) 요청 및 병동 규칙으로 담배 하루 1갑으로 제한 중임.
담배 냄새가 많이 남.
약물: Seroquel 600mg–100mg–100mg,
Depakine 1000mg 저녁 1회, Peridol 5mg IM</td></tr>
<tr><td rowspan="8">소그룹 학습</td><td rowspan="6">우선순위별 간호문제와 근거</td><td rowspan="2"></td><td>객관적</td><td></td></tr>
<tr><td>주관적</td><td></td></tr>
<tr><td rowspan="2"></td><td>객관적</td><td></td></tr>
<tr><td>주관적</td><td></td></tr>
<tr><td rowspan="2"></td><td>객관적</td><td></td></tr>
<tr><td>주관적</td><td></td></tr>
<tr><td>우선순위별 간호진단</td><td colspan="3"></td></tr>
<tr><td>수행할 간호중재</td><td colspan="3"></td></tr>
</table>

<table>
<tr>
<td>소그룹 학습</td>
<td>수행을 위한 배경학습</td>
<td>1. 조현병의 정의와 특성, 증상 및 치료에 대해 논하시오.

2. 조현병의 치료방법과 치료 목표는?

3. 정신질환자가 보이는 난폭행위의 종류와 대처를 위한 의사소통 원칙은?</td>
</tr>
<tr>
<td>개인별 학습</td>
<td>QR code를 활용한 자율학습</td>
<td>조현병 간호계획
난폭행위 환자 대처법
논문자료 – 조현병 환자 간호중재 효과
항정신병 약물</td>
</tr>
</table>

Ⅲ. SP or Role Play 훈련대본

<table>
<tr><td>1. 상황요약</td><td colspan="3">김태수(28세/남)씨는 조현병으로 현재 정신건강의학과 병동에 입원 중인 환자로 타 병원 입원 시 타환자에게 폭력 휘둘러 강제퇴원 경력 여러 차례 있으며, 전두엽 뇌전증으로 경구약 복용 중이다. 평소에는 병동 생활에 협조적이지만 본인 요구가 수용되지 않을 때 주변 환우들을 위협하고 폭행하는 모습을 보인다. 주변 환자 폭행이 좋지 않을 행동이라는 것은 알고는 있지만 감정 조절이 되지 않는다고 표현하며 주변 환자 폭행하는 모습이 여전하다.</td></tr>
<tr><td>2. 대상자(SP) 역할</td><td colspan="3">평소에는 병동 생활에 협조적인 편이나 본인 요구가 수용되지 않을 경우 감정을 조절하지 못하고 불안정하고 언어 및 행동적으로 난폭한 행동을 보이고 있다.</td></tr>
<tr><td>3. 주 증상</td><td>난폭행동</td><td>진단명</td><td>조현병</td></tr>
<tr><td>4. 대상자 이름</td><td colspan="3">김태수</td></tr>
<tr><td rowspan="3">5. SP 특성</td><td>연령: 28세</td><td colspan="2">성별: 남성</td></tr>
<tr><td>키: 177cm</td><td colspan="2">몸무게: 103kg</td></tr>
<tr><td colspan="3">병색/표정/기분/목소리/자세/몸짓/외모/복장: 환자는 비만한 모습으로 반찬 국물이 묻은 지저분한 T셔츠에 환의 바지를 입고 다니며 항상 구부정한 자세로 보행함. 입원 전 담배를 하루에 2갑 정도 피웠다고 하며 현재는 보호자(어머니) 요청 및 병동 규칙으로 담배 하루 1갑으로 제한 중임. 담배 냄새가 많이 남.</td></tr>
<tr><td>6. 중재절차</td><td colspan="3">■ 시작: 주변에 있는 타 환우에게 시비 걸고 위협하는 모습 지속됨
(병동 규칙은 담배 1일 1갑이나 평소에 1일 2갑 흡연, 간호사실 찾아와 지속적으로 요구하며 규칙 설명함)
■ 중간: 위협적 행동이 다른 환자들에게 피해를 줌을 설명 후 자제 설명하나 위협적 행동에 대해서는 미안함 표현하나 어쩔 수 없다는 반응임
■ 종료: 추가 면담으로 병동 규칙 및 행동의 위험성 다시 설명함
담배에 관한 갈망을 해소할 수 있도록 외부 활동을 격려함
행동 자제 다짐받고 집중 관찰함</td></tr>
<tr><td>7. 간호력</td><td colspan="3">■ 환자의 주호소: "사람들한테 그러면 안 되는 것 저도 알죠. 그럼 그냥 담배 주면 되잖아요. 그냥 화가 나는 걸 어떻게 해요?"
■ 과거력: 조현병으로 타 병원 수차례 입원하였었음. 1개월 전 동료환자에게 언어 및 신체적 폭력 행위로 강제 퇴원, 본원에 입원함
■ 사회력: 직업을 가진 적이 없음, 특별한 사회적 교류 활동 없음
■ 가족 상황: 부모님 이혼으로 암 진단받은 어머니와 같이 생활 중임</td></tr>
<tr><td>8. 현재 투여되는 약물</td><td colspan="3">항정신병약물, 항전간제</td></tr>
<tr><td>9. 교육 요구</td><td colspan="3">정신질환자의 언어적, 신체적 난폭행동의 이해와 대처</td></tr>
<tr><td>10. SP가 재현해야 하는 증상</td><td colspan="3">계속하여 담배 요구하며 화내고 짜증을 낸다.
주변을 향해 욕설하며 위협적인 행동을 지속적으로 보인다.</td></tr>
<tr><td>11. SP가 학생(간호사)에게 해야 하는 질문</td><td colspan="3">"저 사람들이 기분 나쁘게 째려보잖아요. 그럼 안 때리고 위협만 해도 안되나요?"
그 외 시나리오에서 제시되지 않은 질문을 하면 아니오 혹은 모르겠다고 대답한다.</td></tr>
</table>

Ⅳ. 시나리오 흐름도(SP 훈련대본)

※ 동료 학습자와 사례에 기반하여 적절한 상담교육 시나리오를 작성해 보시오.

	예상되는 교육 간호사 질문이나 설명	환자 답변
1		
2		
3		
4		
5		
6		
7		
8		
9		
10		
11		
12		
13		
14		
15		

※ 다음의 표준 시나리오와 비교해 보고 다시 연습해 보시오.

	예상되는 교육 간호사 질문이나 설명	환자 답변
1	김철수님.. 무슨 일 있으세요? 많이 힘들어 보이시는데...	(간호사실 찾아와 말없이 쳐다보기만 함. 한참 뜸들이다 이야기함) "간호사님... 저 담배가 모자라서 그러는데 한 갑만 더 주시면 안되요?"
2	김철수님... 담배를 더 피우고 싶은데 피울 수가 없어서 많이 힘드신 거군요. 그런데...이미 그 전에 저희가 설명드렸듯이 병동 규칙은 하루에 한 갑이고 어머니도 그렇게 알고 계세요.	"저도 그건 알지만 담배가 없어서 정말 죽겠는데 어떻게 해요. 저 이러다가 폭발할 것 같아요." (조르듯이 계속 이야기함)
3	김철수님은 뇌전증도 있어서 지금 피우는 하루 담배 1갑도 너무 많아요. 건강을 위해서는 더 줄이고 앞으로는 금연을 해야 해요.	"금연이요? 담배 없이 사느니 차라리 죽어 버리는 게 낫겠어요. 아~ 몰라요. 몰라.. 담배 안 주실 거예요?" (짜증난 말투로 이야기함)
4	네 병동 규칙이 있기 때문에 드릴 수 없어요. 저 혼자 결정할 문제도 아니고요.	"아니, 어려운 것도 아닌데 왜 그래요?" (빈정거리면서 이야기 보임)
5	김철수님을 드리게 되면 다른 분들도 요구하시게 되고, 그럼 그 분들까지 다 드려야 하는데 그럴 수는 없잖아요. 이해해주세요.	"우선 알겠어요. 간호사님. 안 준다니 참아 봐야죠."
6	(타 환자 향해 공격적 행동을 할 위험성이 있어 유의관찰함)	"야! 뭘 봐? 뭘 구경해? XX 재밌어? 재밌냐고?" (주변 환자들 향해 소리치며 욕설)
7	김철수님, 주변 분들에게 그렇게 욕하시고 위협하시면 다른 분들이 불편해 하세요.	"그러면 안 되는 것 알지만 저도 화를 풀 곳이 있어야 하잖아요? 그럼 저보고 도대체 어떻게 하라구요?" (다소 목소리 커진 모습임)
8	그럼 김철수님... 담배는 드릴 수 없지만 저희 교육프로그램에 참여해 보시는 것은 어떠세요? (담배에 관한 갈망을 다른 방향으로 환기시킴)	"음.. 프로그램이요? 저 여기저기 병원 많이 다녔어요. 앉아서 하는 프로그램은 좀이 쑤셔서 못해요."
9	아니예요. '동물매개치료'나 '산책'처럼 야외에서 하는 프로그램도 있는 걸요. 병동에만 있지 말고 야외 활동을 하면 기분이 좋아질 거예요.	"그럼 진짜 마음도 편해지고 기분도 좋아질까요? 갔는데 사람들이 저를 싫어하면 어떻게 하죠?"
10	프로그램 진행하시는 선생님이랑 사회복지사 선생님 계시니까 도움을 주실 거예요. 제가 부탁을 드려 볼게요. 또 간호학생도 같이 가는걸요.	"그래요. 그럼 저 한 번 가 볼래요. 저도 솔직히 담배 때문에 싸우는 거 힘들기는 했어요. 맨날 미움받는 느낌이라 싫었거든요."
11	그럼 오늘부터 프로그램이 있으니 제가 복지사 선생님한테 부탁드릴게요. 그 전에 저랑 약속해 주세요.	"알 것 같아요. 가서 맘에 안 든다고 다른 사람들 때리고 위협하는 행동하면 안 된다는 거죠? 그건 저도 노력해 볼게요."
12	고마워요. 저 다른 부탁 한 가지 더 해도 될까요? 지금 옷도 그렇고 위생관리가 전혀 되지 않았어요. 목욕하고 환의를 갈아입었으면 좋겠는데요.	"네. 그럼 저도 처음 나가는 프로그램이니까 이제 씻고 옷 갈아입고 올게요."

V. 간호기록 및 디브리핑

1. 간호기록지

Date	Time	Nursing & Treatment	Sign

2. 디브리핑

방법	방법: ☐ 개인 ☐ 조별 ☐ 전체 ☐ with video ☐ without video	수행성찰
자료	☐ 학생용 시뮬레이션 work sheet ☐ article ☐ handout ☐ 기타(조별 간호수행기록지, 개별 성찰일지)	
서술단계	– 대상자는 어떤 상황이었는가? – 가장 잘한 점은 무엇이었나? – 가장 어려웠던 점은 무엇이었나? – 전체적으로 환자간호를 어떻게 수행했다고 평가하는지? – 이와 비슷한 임상상황을 경험해 본 적이 있는지?	
분석단계	– 이 환자의 우선적인 문제가 무엇이라고 판단했는가? – 이 문제를 해결하기 위해 우선적으로 수행할 간호활동은 무엇이라고 판단했는가? – 실제로 이 간호활동을 수행했는가? – 수행했다면 그 결과를 확인하였는가? 확인의 근거는 무엇이었는가? – 실제로 간호활동을 수행하지 못했다면 그 이유는 무엇인가? – 우선적인 간호문제 이외에 다른 간호 문제는 없었는가?	
적용단계	– 오늘 배운 것을 기반으로 실제 상황에 어떻게 적용할 수 있겠는가? – 오늘 배운 것 중에서 가장 중요한 것 한 가지를 꼽으라면 무엇인가? – 실제 활용할 수 있다고 생각되는 가장 기억에 남는 것은?	

VI-1. 평가도구

1. 간호수행능력

영역		항목	충분 (2점)	부족 (1점)	안함 (0점)	소계
사전 준비		손 씻기를 한다.				
		대상자의 난폭행위관련 억제/강박 일지를 확인한다.				
기초사정		대상자의 주호소와 관련된 문진을 실시한다.				
		주호소와 관련된 신체검진을 실시 및 확인한다.				
간호중재		대상자를 존중하고 주호소를 경청하면서 흥분을 진정시킨다.				
		타인에 대한 위해 행동 가능성을 주의 깊게 관찰한다.				
		담배에 관한 갈망을 다른 방향으로 환기시키는 질문을 한다.				
		부드럽고 존중하는 어투로 긍정적인 방향을 제시한다.				
		대상자의 상태를 상담/교육 기록지에 기록한다.				
평가	학습	대상자의 간호문제가 해결된 것을 평가할 수 있는 구체적인 기준을 제시하였는가?				
		주어진 시간 안에 문제를 확인하고 해결하였는가?				
	태도	체계적으로 능숙하게 수행하였는가?				
합 계						

2. 의사소통능력

※ 다음의 언어적, 비언어적 행위에 대한 평가를 하시오.

[5 = 아주 그렇다 4 = 그렇다 3 = 잘 모르겠다 2 = 그렇지 않다 1 = 전혀 그렇지 않다]

간호사(학생)는			5	4	3	2	1
도 입	1	자신을 환자나 환자 가족에게 소개했다.					
	2	병실을 방문한 이유를 환자나 가족에게 쉽고 적절한 용어로 설명했다.					
관계형성	3	원활한 소통을 위해 미소를 곁들여 긍정적인 태도로 대화를 했다.					
	4	환자나 가족에게 설명을 이해했는지 확인하는 질문을 했다.					
	5	환자 혹은 환자 가족과 대화를 할 때 눈을 맞추었다.					
	6	상황에서 일어나는 갈등을 인지하고 왜 그런 갈등이 일어났는지 알아보고 중재하려고 노력했다.					
	7	환자나 가족과 대화 시 의료관련 전문용어를 사용하지 않았다.					
교육/격려	8	간호행위를 하기 전 먼저 그 목적을 환자에게 설명했다.					
	9	환자나 가족에게 시술, 질병 또는 치료에 대해 이해할 수 있는 말로 설명하고 교육했다.					
	10	상황에 맞게 적절한 목소리의 어조나 크기로 대화를 했다.					
대상자 존중	11	환자의 말을 중단시키지 않고 경청했다.					
	12	상황에 대해 환자나 가족 구성원이 어떻게 느끼는지 물었다.					
만약 전문의학용어를 사용했다면 나열하시오.			총 점 :				

3. 학습태도 자가평가

※ 다음의 질문들을 읽고 귀하의 생각과 일치하는 해당란에 V표 하시기 바랍니다.

번호	내 용	매우 동의	동의	보통	반대	매우 반대
		5	4	3	2	1
1	표준화 환자와의 만남이 매우 현실적이었다.					
2	표준화 환자와의 만남은 학생의 지식을 측정하기 위한 좋은 방법이다.					
3	표준화 환자와의 만남은 학생의 기술을 측정하기 위해 좋은 방법이다.					
4	표준화 환자와의 만남은 유용한 학습경험이었다.					
5	표준화 환자의 피드백은 건설적이었다.					
6	실제 현장의 환자와 같이 느껴졌다.					
7	표준화 환자와의 만남을 통해 내 능력에 대한 자신감이 생겼다.					
8	표준화 환자와의 만남을 통해 간호수행에 안정감이 생겼다.					
9	표준화 환자와의 만남은 환자와의 관계 형성 능력을 측정하기 위한 좋은 방법이다.					
10	표준화 환자와의 만남은 매우 가치 있는 일이다.					
합 계						
기타 의견						

4. 수행에 대한 자신감

※ 시뮬레이션 학습방법을 통해 환자 간호에 대하여 스스로 느끼는 자신감을 아래 0~10 중에서 골라 표시해 주세요.

(0 = 매우 자신 없음) (10 = 매우 자신 있음)

0	1	2	3	4	5	6	7	8	9	10

Ⅵ-2. 평가도구(SP용)

※ 간호수행태도

번호	채점항목	평가	
1	간호수행 전에 손소독제를 이용하여 손을 씻었다.	예	아니오
2	간호수행 시 대상자와 치료적 의사소통을 하였다.	예	아니오
3	간호수행을 하기 전 왜 교육이 필요하고 어떻게 교육할 것인지에 대해 설명을 해 주었다.	예	아니오

※ 환자/간호사간 관계형성

번호	채점항목	평가	
4	친근감을 유도하였다.	예	아니오
5	개방형 질문과 폐쇄형 질문을 적절히 사용하여 질문하였다.	예	아니오
6	한 번에 한 가지씩 질문하였다.	예	아니오
7	내가 설명을 할 수 있도록 도와주었다(내 말을 가로채지 않았다).	예	아니오
8	내 질문이나 대답에 대해 학생이 이해한 것이 맞는지 확인하였다. (예: ~라는 말씀이신가요?)	예	아니오
9	눈맞춤을 비롯하여 내 말을 경청하는 태도가 좋았다.	예	아니오
10	쉬운 용어를 사용하여 설명하였다.	예	아니오
11	나의 걱정과 감정에 대해 공감을 표현해 주었다.	예	아니오
12	설명을 구체적으로 또는 체계적으로 하여 알아듣기 쉬웠다.	예	아니오
13	내가 설명을 이해하였는지 물어보았다.	예	아니오
14	궁금증을 해결할 수 있도록 내게 질문할 기회를 주었다.	예	아니오
15	간호사에게서 신뢰감을 느꼈다.	예	아니오

※ SP로부터 받은 피드백

잘한 점	개선해야 할 점

■ 표준화 환자(Standardized patient)를 이용한 모듈 2

5-2 잔류하는 환청으로 음성증상을 보이는 조현증 환자 관리

I. 시뮬레이션 모듈 개요

1. 제목	잔류하는 환청으로 음성증상을 보이는 조현증 환자 관리
2. 모듈 운영	Instructor:
	Operator:
	시뮬레이션 유형: 표준화 환자(SP) or 역할극(Role Play) 활용
	교육명: 조현병 음성증상 관리
	교육자: 정신과 병동간호사
	교육대상자: 정신과병동 입원 환자
	실습환경: 정신건강의학과 개방병동
	시나리오 수준(단순, 복합): 복합 수준
	사전 브리핑 시간: 20분
	시뮬레이션 운영 시간: 20분
	소그룹학습 시간: 30분
	디브리핑 시간: 30분
	실습장소: 시뮬레이션 룸
	디브리핑 장소: 디브리핑 룸
	비디오 녹화 여부: 녹화
	평가기준: 개별 교수자 수업계획서 참조
3. 사례 요약	가정주부인 김말순 씨(50세/여)는 여러 달 전부터 아이들 옷을 안 빨고 본인도 안 씻는 등의 증상이 있었고 한 달에 한두 번 꼴로 멍하니 누워 4~5시간 정도 전혀 움직이지 않는 모습이 자주 관찰되었다. 밤에 거의 자지 못하고 자꾸 음식을 먹고 낮에 자는 생활이 반복되어 왔다. 최근 "뱀이 지나다닌다." "방망이 두드리는 소리 들린다."는 등의 환청이 있고 일상생활 관리가 전혀 안 되어 정신과 외래를 통해 입원하였다. 입원 이틀째에 병동 간호사가 면담실에서 환자와 면담을 진행하고 있다.
4. 대상자 추가정보	성별: 여성 연령: 50세 키: 162cm 몸무게: 75kg

4. 대상자 추가정보	직업: 가정주부 가족: 남편과 딸 2명 의욕이 없고 무기력한 생활이 지속되면서 간식 횟수가 늘어 20kg 가까이 체중이 증가되었고 1년 전에 당뇨 진단도 받았다. 가족이 증상 호전을 위해 굿을 2회 하였다고 한다.
5. 사전학습 내용	사전간호지식: 조현병 정의 및 조현병 환자의 환청과 망상
	사전간호수기: 조현병 환자의 잔류 증상과 음성증상 관리
6. 학습목표	1. 환자의 망상과 환청을 사정할 수 있다. 2. 자/타해의 위험이 있을 경우 안전을 위해 환자를 진정시킬 수 있다. 3. 환자의 양성증상 이후 남아 있는 잔류증상에 대해 관리할 수 있다. 4. 환자의 투약 순응도를 체크하고 보호자에게 투약의 중요성을 교육할 수 있다. 6. 수행한 간호활동에 대한 간호기록을 수행한다.
7. 관련 학습성과	PO1: 다양한 교양지식과 전공지식에 근거한 간호기술을 통합적으로 실무에 적용한다. PO3: 언어적, 비언어적 상호작용을 통한 치료적 의사소통술을 적용한다.
8. 관련 간호술	■ 치료에 따른 환자의 망상과 환청의 변화를 관찰한다. ■ 환자가 음성증상으로 인한 식사 등 일상생활이 잘 관리되도록 상담하고 교육한다. ■ 환자가 타인과 관계형성을 할 수 있도록 치료 프로그램에 적극 참여하도록 격려한다.
9. 연계 임상실습 교과목	정신간호학 실습
10. 시뮬레이션 환경	□ 정신건강의학과 병동내 병실 □ 표준화 환자(Standardized Patient)
11. 준비기구 및 물품	□ 간호기록지
12. 역할배정	그룹별 학생 수: ( )명 역할 1 (교육자): 정신과병동 간호사(학생) 역할 2 (환자): 음성증상 조현병 환자(교수/SP/학생-role play)
13. 유의사항	■ 침대에 누워서 음성증상을 가진 환자의 무기력한 모습을 연출하시오. ■ 음성증상을 가진 환자가 무기력함을 극복하고 기본적인 일상생활을 할 수 있도록 수시로 신체활동을 격려하시오. ■ 환자의 행동을 격려하고 음성증상을 효과적으로 대처하는 의사소통 태도를 취하시오.
14. 학생수행업무	1. 소그룹학습 활동 - 대상자의 우선순위별 문제 목록 작성 - 수행을 위한 사전지식 학습 2. SP 시뮬레이션 수행 - 대상자를 확인한 후 증상과 관련된 간호사정(문진 및 관찰) - 대상자의 무기력함을 낮추고 활동을 격려하는 의사소통방법 적용 - 적절한 교육방법을 통한 일대일 교육 - 간호수행에 대해 재평가를 실시 - 수행 후 디브리핑 및 성찰 - 모든 수행내용을 간호기록지에 기록(소요시간에 포함되지 않음)

Ⅱ. 간호수행 전 소그룹학습

※ 다음의 사례를 바탕으로 간호과정을 적용하고 시뮬레이션 수행 전 학습을 하시오.

<table>
<tr><td rowspan="6">상황
소개</td><td>사례요약</td><td colspan="3">김말순씨는 10년 전 조현병으로 진단받아 입원 중인 환자로 무기력한 모습 지속되고 매사 자신 없어하며 기본적인 일상생활도 가족들이 다 수발을 들어야 할 정도로 의욕이 없고, 밤에 거의 자지 못하고 자꾸 음식을 먹고 낮에 자는 생활이 반복되었음. 그런 생활이 지속되면서 20kg 가까이 체중이 증가되고 당뇨도 발병됨. 일상생활 관리가 전혀 안 되고 환청이 들려 정신과 병동으로 입원하였다.</td></tr>
<tr><td rowspan="2">대상자
정보</td><td rowspan="2">김말순</td><td>성별</td><td>여</td></tr>
<tr><td>연령</td><td>50세</td></tr>
<tr><td>주 호소</td><td>무기력함, 환청 음성증상</td><td>진단명</td><td>잔류형 조현병</td></tr>
<tr><td>활력징후</td><td colspan="3">T: 36.1℃ P: 70회/분 R: 18회/분 BP: 140/80mmHg</td></tr>
<tr><td>추가 정보</td><td colspan="3">평소에 가정주부로서 거의 집안 생활이 어렵고 남아 있는 망상과 환청으로 거의 타인과의 관계가 없으며 정상적인 일상생활이 안 되고 있는 상태임
환의를 입고 침대에 걸터앉아 있다가 면담 요청을 하자 비교적 협조적으로 응함
면담에는 협조적이나 자신의 증상에 대해서는 모호하게 말하고 자세하게 얘기하지 않으려고 함
대화는 수동적이고 다소 느린 말투와 작은 목소리로 얘기함</td></tr>
<tr><td rowspan="8">소그룹
학습</td><td rowspan="6">우선순위별
간호문제와
근거</td><td rowspan="2"></td><td>객관적</td><td></td></tr>
<tr><td>주관적</td><td></td></tr>
<tr><td rowspan="2"></td><td>객관적</td><td></td></tr>
<tr><td>주관적</td><td></td></tr>
<tr><td rowspan="2"></td><td>객관적</td><td></td></tr>
<tr><td>주관적</td><td></td></tr>
<tr><td>우선순위별
간호진단</td><td colspan="3"></td></tr>
<tr><td>수행할
간호중재</td><td colspan="3"></td></tr>
</table>

<table>
<tr><td rowspan="3">소그룹 학습</td><td rowspan="3">수행을 위한 배경학습</td><td>1. 조현병의 정의와 특성 및 증상에 대해 논하시오.</td></tr>
<tr><td>2. 조현병의 음성증상 관리에 대한 치료와 치료 목표는?</td></tr>
<tr><td>3. 음성증상을 보이는 정신질환자의 행동 유도를 위해서 취해야 할 의사소통 원칙은?</td></tr>
<tr><td>개인별 학습</td><td>QR code를 활용한 자율학습</td><td>음성증상 조현병 증례
조현병의 원인 및 치료
논문자료 –
조현병 환자의 음악 치료</td></tr>
</table>

Ⅲ. SP or Role Play 훈련대본

<table>
<tr><td>1. 상황요약</td><td colspan="3">김말순씨(50/F)는 10년 전 조현병으로 진단받아 입원 중인 환자로 무기력한 모습이 지속되고 매사 자신 없어 하며 기본적인 일상생활도 가족들이 다 수발을 들어야 할 정도로 의욕이 없고, 밤에 거의 자지 못하고 자꾸 음식을 먹고 낮에 자는 생활이 반복되었음. 이러한 생활이 지속되면서 20kg 가까이 체중이 증가되고 당뇨도 발병됨. 일상생활 관리가 전혀 안 되고 환청이 들려 정신과 병동으로 입원하였다. 입원 이틀째 담당 간호사가 면담을 하려고 하고 있다.</td></tr>
<tr><td>2. 대상자(SP) 역할</td><td colspan="3">평소에 주부로서 거의 집안 생활이 어렵고 남아 있는 망상과 환청으로 거의 타인과의 관계가 없으며 말수가 적고 무기력하고 낮은 목소리를 보임</td></tr>
<tr><td>3. 주 증상</td><td>음성 증상</td><td>진단명</td><td>잔류형 조현병</td></tr>
<tr><td>4. 대상자 이름</td><td colspan="3">김말순</td></tr>
<tr><td rowspan="3">5. SP 특성</td><td>연령: 50세</td><td colspan="2">성별: 여성</td></tr>
<tr><td>키: 162cm</td><td colspan="2">몸무게: 75kg</td></tr>
<tr><td colspan="3">병색/표정/기분/목소리/자세/몸짓/외모/복장: 무기력하고 주위 모든 일에 별 흥미와 관심이 없음. 자신감 없는 말투와 목소리가 아주 작음. 입원 이후 환청이 들리지는 않았다고 함
조현병으로 입원 중이며 음성증상으로 샤워나 환의 갈아입는 것, 머리 감는 것 등 기본적인 생활이 어려웠으나 지속적인 관심과 도움으로 조금씩 치료 프로그램에 참여하는 모습을 보임</td></tr>
<tr><td>6. 중재절차</td><td colspan="3">■ 시작: 주변에 관심이 없고 기본적인 일상생활도 어렵고 무감동적인 모습임
– 병동에서도 거의 누워 있고 밤에는 잘 자지 못해 수면양상이 바뀐 모습임
■ 중간: 병동에서 하는 치료 프로그램에 거의 참여 안하고 스스로 하고자 하는 것이 없이 4~5시간 누워만 지냄
■ 종료: 환자와 면담 중 남아 있는 환청과 망상 여부를 관찰하고 환자가 병동의 치료 프로그램에 참여하도록 하고 일상적인 주부로써 해야 할 일을 할 수 있도록 요리시간 등에 참여시킴</td></tr>
<tr><td>7. 간호력</td><td colspan="3">■ 환자의 주호소: "모든 것이 귀찮아요.", "하고 싶은 것도 없으니 그냥 누워있고 싶어요."
■ 과거력: 조현병으로 수차례 입원하였고 증상이 좋아지면 가끔씩 일했으나 그 이외에는 거의 집에서 누워 지내고 배에 이상한 느낌이 드는 망상이 있었음. 무조건 아무것도 하지 않고 누워있어야 한다며 거의 생활이 어려운 상태였으며 심한 경우 입원하였음
■ 사회력: 직업 없음, 기독교인으로 병원의 기도회 모임에 꾸준히 참여함
■ 사회·경제적 기능 사정: 남편은 중소기업 임원, 아들도 회사원으로 경제적으로 큰 어려움은 없으나 대상자 본인의 입원 및 장기 치료에 따른 의료비에 대한 부담감을 갖고 있음
■ 가족 상황: 남편과 자식 2명이 함께 생활 중임
■ 조현병 가족력: 없음</td></tr>
<tr><td>8. 현재 투여되는 약물</td><td colspan="3">항정신병약물(Chlorpromazine, Aripiprazo, Amisulpridum), 수면제(Valium, Rivotril)</td></tr>
<tr><td>9. 교육 요구</td><td colspan="3">치료 후에도 지속적으로 망상과 환청이 있고 음성증상이 심한 환자로 종교적 모임이나 일상생활을 하도록 지속적인 교육과 훈련이 필요함</td></tr>
</table>

10. SP가 재현해야 하는 증상	Auditory hallucination: 남편, 동네사람, 무당, 친척 등의 목소리가 들림 "음식을 먹을 때 오늘은 그걸 먹는 날이 아니라고 들리면 속이 불편해져요." "음식을 만들 때도 소리가 가르쳐줘요. 틀린 적이 없어요.", "달콤한 이야기가 들려요. 아들, 딸이 하버드 나왔다, 예일대 나왔다. 국회의원 아무개 집으로 이사간다 하는 소리 들리면 기분이 좋아요. 나를 좋아하는 사람이 너무 많아서 그들이 고백하면서 안 사귀어준다며 괴롭히는 이야기를 해요." Delusion: "배에 이상한 느낌이 들 때는 무조건 아무것도 하지 않고 누워서 가만있어야 해요.", "가을에 아들, 딸이 합동결혼식을 하는데 며느리, 사위될 아이들은 내가 낳아서 입양 보낸 자식들이예요. 쌍둥이로 태어났다가 나 몰래 집에서 입양 보내졌어요. 형제라도 쌍둥이끼리는 결혼해도 괜찮아요." 망상과 환청에 대해 면담 시 표현하거나 환청에 귀 기울이듯 계속 시선을 고정하는 모습을 보임
11. SP가 학생(간호사)에게 해야 하는 질문	"지금 누가 얘기하는 것 같지 않아요?", "제가 움직이면 안돼요. 그대로 누워 있어야 하니까 그냥 두세요." 그 외 시나리오에서 제시되지 않은 질문을 하면 모르겠다고 대답한다.

Ⅳ. 시나리오 흐름도(SP 훈련대본)

※ 동료 학습자와 사례에 기반하여 적절한 상담교육 시나리오를 작성해 보시오.

	예상되는 교육 간호사 질문이나 설명	환자 답변
1		
2		
3		
4		
5		
6		
7		
8		
9		
10		
11		
12		
13		
14		
15		

※ 다음의 표준 시나리오와 비교해 보고 다시 연습해 보시오.

	예상되는 교육 간호사 질문이나 설명	환자 답변
1	김말순님 안녕하세요? 일어나 같이 프로그램 참석 안하실래요?	(말없이 쳐다보다가 돌아누워 버리며) "하기 싫어요. 귀찮아요." "다리가 아파서 운동을 못하겠어요."
2	아.. 귀찮으시군요. 하지만 그렇게 누워계시면 당 수치도 올라가고 앞으로도 집안일 하실 때 더 힘이 드실 수도 있어요. 지금부터 운동해 보시는 게 어때요?	"그래서 병원밥도 많이 먹으면 혈당이 올라갈까봐 많이 안 먹고 있어요. 그리고 소화가 잘 안돼서 배에 이상한 느낌이 들어요. 이럴 땐 가만히 있어야 할 것 같아요."
3	소화가 안되는 증상이 언제부터 있었어요? 혹시 계속 누워 계셔서 그럴 수도 있을 것 같은데요?. 혼자 계시면 심심하지 않으세요?	"음식을 먹을 때 오늘은 그걸 먹는 날이 아니라고 들리면 속이 불편해져요. 그래서 누워 있는 거예요" "혼자 있어도 달콤한 이야기가 들려요. 아들, 딸이 하버드 나왔다, 예일대 나왔다. 국회의원 아무개 집으로 이사간다 하는 소리 들리면 기분이 좋아요" (혼자 silly smile 지음)
4	누군가 좋은 얘기를 해주나 봐요. 얼마나 자주 소리가 들리나요?	"가끔이요?" "나를 좋아하는 사람이 너무 많아서 그들이 고백하면서 안 사귀어준다며 괴롭히는 이야기를 해요." (비교적 밝은 표정 지음)
5	입원 초와 비교하면 들리는 소리가 바뀐 게 있나요?	"네, 입원하고 나서는 조금씩 줄어 들어 이제는 가끔씩 들리긴 해요." "어쩔 땐 안 들리기도 하고요"
6	지금 들리는 소리가 진짜 사람이라고 생각하시는지 본인은 어떻게 생각하세요?	"아니요, 쌍둥이 얘기랑 처음에 헷갈렸던 얘기는 점점 아니라는 생각이 들어요. 예전에 들었는데 환청인 것 같기도 하고...? "어쨌든 약을 먹고 나서 잠을 잘 자서 그러는지 소리는 좀 덜한 것 같기도 해요..."
7	그렇군요. 그런데 약을 먹어도 증상이 남아 있을 수 있는데 지금 얘기하신대로 본인이 환청인 것을 알고 무시할 수 있어야 하는데...., 혹시 그럴 때 음악을 들어보시는 건 어떨까요?	"그래요? 음악을 듣는다고 나아질 수 있으면 한번 해볼게요. 하지만 아직 뭘 하고 싶은 게 없어서요. 집에 가서도 혼자만 있을 거라 걱정이에요. 식구들은 다 나가고 저는 민폐만 주는 것 같고.."
8	그렇게 생각하시면 지금부터 요리시간에도 참석하시고 어울릴 수 있는 방법을 찾아보시는 건 어떠세요?	"음.. 요리 프로그램이요?. 요리를 좋아하기는 하는데 겁나서... 그래도 해볼려고 노력은 할게요."
9	그리고 혹시 종교나 모임 있으신가요? 기도회 시간에 잘 참석하시던데.... 집에 가시면 낮 시간에 혼자 계시니까 뭔가 어울려 지내거나 모임을 나가는 것도 좋을 것 같은데 어떠세요?	"교회는 나가려고요. 그런데 사람들과 어울리는 것이 좀 힘들어서, 그리고 주말만 가니까요."
10	그랬군요. 좋을 것 같아요. 그리고 주중에는 정신보건센터가 있는데 한번 생각해 보세요. 병원처럼 요리요법이랑 치료프로그램 할 수 있거든요.	"그래요. 그럼 저 한 번 가 볼래요. 저도 솔직히 혼자 집에 있는 게 힘들어요. 식구들은 저녁에만 오고..."
11	그럼, 병원에서 치료프로그램 참여 잘 하시고 퇴원계획 세울 때 상세하게 안내드릴게요. 오늘 힘드실텐데 이렇게 얘기해 주셔서 감사해요. 앞으로도 같이 의논해 보도록 해요.	"네, 도움 주시니까 감사해요. 혼자서 아무것도 못 하겠더라구요. 그리고 환청이 심할 땐 그것 때문에... 앞으로 노력해 볼게요."

V. 간호기록 및 디브리핑

1. 간호기록지

Date	Time	Nursing & Treatment	Sign

2. 디브리핑

방법	방법: □ 개인 □ 조별 □ 전체 □ with video □ without video	수행성찰
자료	□ 학생용 시뮬레이션 work sheet □ article □ handout □ 기타(조별 간호수행기록지, 개별 성찰일지)	
서술단계	– 대상자는 어떤 상황이었는가? – 가장 잘한 점은 무엇이었나? – 가장 어려웠던 점은 무엇이었나? – 전체적으로 환자간호를 어떻게 수행했다고 평가하는지? – 이와 비슷한 임상상황을 경험해 본 적이 있는지?	
분석단계	– 이 환자의 우선적인 문제가 무엇이라고 판단했는가? – 이 문제를 해결하기 위해 우선적으로 수행할 간호활동은 무엇이라고 판단했는가? – 실제로 이 간호활동을 수행했는가? – 수행했다면 그 결과를 확인하였는가? 확인의 근거는 무엇이었는가? – 실제로 간호활동을 수행하지 못했다면 그 이유는 무엇인가? – 우선적인 간호문제 이외에 다른 간호 문제는 없었는가?	
적용단계	– 오늘 배운 것을 기반으로 실제 상황에 어떻게 적용할 수 있겠는가? – 오늘 배운 것 중에서 가장 중요한 것 한 가지를 꼽으라면 무엇인가? – 실제 활용할 수 있다고 생각되는 가장 기억에 남는 것은?	

VI-1. 평가도구

1. 간호수행능력

영역		항목	충분 (2점)	부족 (1점)	안함 (0점)	소계
사전 준비		손 씻기를 한다.				
		대상자의 환청 및 음성증상 일지를 확인한다.				
대상자 확인		대상자를 확인한다.				
기초사정		대상자의 주호소와 관련된 문진을 실시한다.				
		주호소와 관련된 신체검진을 실시한다.				
간호중재		대상자를 존중하고 주호소를 경청하면서 관심을 가져준다.				
		대상자의 환청 증상을 들어주고 인정해준다.				
		환청임을 알게 하고 치료를 위한 전환 프로그램을 제시한다.				
		치료 프로그램에의 참여를 격려하고 지지한다.				
		대상자의 상태를 상담/교육 기록지에 기록한다.				
평가	학습	대상자의 간호문제가 해결된 것을 평가할 수 있는 구체적인 기준을 제시하였는가?				
		주어진 시간 안에 문제를 확인하고 해결하였는가?				
	태도	체계적으로 능숙하게 수행하였는가?				
합 계						

2. 의사소통능력

※ 다음의 언어적, 비언어적 행위에 대한 평가를 하시오.

[5 = 아주 그렇다 4 = 그렇다 3 = 잘 모르겠다 2 = 그렇지 않다 1 = 전혀 그렇지 않다]

간호사(학생)는			5	4	3	2	1
도 입	1	자신을 환자나 환자 가족에게 소개했다.					
	2	병실을 방문한 이유를 환자나 가족에게 쉽고 적절한 용어로 설명했다.					
관계형성	3	원활한 소통을 위해 미소를 곁들여 긍정적인 태도로 대화를 했다.					
	4	환자나 가족에게 설명을 이해했는지 확인하는 질문을 했다.					
	5	환자 혹은 환자가족과 대화를 할 때 눈을 맞추었다.					
	6	상황에서 일어나는 갈등을 인지하고 왜 그런 갈등이 일어났는지 알아보고 중재하려고 노력했다.					
	7	환자나 가족과 대화 시 의료관련 전문용어를 사용하지 않았다.					
교육/격려	8	간호행위를 하기 전 먼저 그 목적을 환자에게 설명했다.					
	9	환자나 가족에게 시술, 질병 또는 치료에 대해 이해할 수 있는 말로 설명하고 교육했다.					
	10	상황에 맞게 적절한 목소리의 어조나 크기로 대화를 했다.					
대상자 존중	11	환자의 말을 중단시키지 않고 경청했다.					
	12	상황에 대해 환자나 가족 구성원이 어떻게 느끼는지 물었다.					
만약 전문의학용어를 사용했다면 나열하시오.			총 점 :				

3. 학습태도 자가평가

※ 다음의 질문들을 읽고 귀하의 생각과 일치하는 해당란에 V표 하시기 바랍니다.

번호	내 용	매우 동의	동의	보통	반대	매우 반대
		5	4	3	2	1
1	표준화 환자와의 만남이 매우 현실적이었다.					
2	표준화 환자와의 만남은 학생의 지식을 측정하기 위한 좋은 방법이다.					
3	표준화 환자와의 만남은 학생의 기술을 측정하기 위해 좋은 방법이다.					
4	표준화 환자와의 만남은 유용한 학습경험이었다.					
5	표준화 환자의 피드백은 건설적이었다.					
6	실제 현장의 환자와 같이 느껴졌다.					
7	표준화 환자와의 만남을 통해 내 능력에 대한 자신감이 생겼다.					
8	표준화 환자와의 만남을 통해 간호수행에 안정감이 생겼다.					
9	표준화 환자와의 만남은 환자와의 관계 형성 능력을 측정하기 위한 좋은 방법이다.					
10	표준화 환자와의 만남은 매우 가치 있는 일이다.					
합 계						
기타 의견						

4. 수행에 대한 자신감

※ 시뮬레이션 학습방법을 통해 환자 간호에 대하여 스스로 느끼는 자신감을 아래 0~10 중에서 골라 표시해 주세요.

(0 = 매우 자신 없음) (10 = 매우 자신 있음)

0	1	2	3	4	5	6	7	8	9	10

Ⅵ-2. 평가도구(SP용)

※ 간호수행태도

번호	채점항목	평가	
1	간호수행 전에 손소독제를 이용하여 손을 씻었다.	예	아니오
2	간호수행 시 대상자와 치료적 의사소통을 하였다.	예	아니오
3	간호수행을 하기 전 왜 교육이 필요하고 어떻게 교육할 것인지에 대해 설명을 해 주었다.	예	아니오

※ 환자/간호사간 관계형성

번호	채점항목	평가	
4	친근감을 유도하였다.	예	아니오
5	개방형 질문과 폐쇄형 질문을 적절히 사용하여 질문하였다.	예	아니오
6	한 번에 한 가지씩 질문하였다.	예	아니오
7	내가 설명을 할 수 있도록 도와주었다(내 말을 가로채지 않았다).	예	아니오
8	내 질문이나 대답에 대해 학생이 이해한 것이 맞는지 확인하였다. (예: ~라는 말씀이신가요?)	예	아니오
9	눈맞춤을 비롯하여 내 말을 경청하는 태도가 좋았다.	예	아니오
10	쉬운 용어를 사용하여 설명하였다.	예	아니오
11	나의 걱정과 감정에 대해 공감을 표현해 주었다.	예	아니오
12	설명을 구체적으로 또는 체계적으로 하여 알아듣기 쉬웠다.	예	아니오
13	내가 설명을 이해하였는지 물어보았다.	예	아니오
14	궁금증을 해결할 수 있도록 내게 질문할 기회를 주었다.	예	아니오
15	간호사에게서 신뢰감을 느꼈다.	예	아니오

※ SP로부터 받은 피드백

잘한 점	개선해야 할 점

■ 표준화 환자(Standardized patient)를 이용한 모듈 3

5-3 정신증을 가지고 있는 우울증 대상자 간호

I. 시뮬레이션 모듈 개요

1. 제목	정신증을 가지고 있는 우울증 대상자 간호
2. 모듈 운영	Instructor:
	Operator:
	시뮬레이션 유형: 표준화 환자(SP) or 역할극(Role Play) 활용
	교육명: 우울증 환자와의 의사소통
	교육자: 정신과병동 간호사
	교육대상자: 정신과 병동 입원환자
	시나리오 수준(단순, 복합): 단순 수준
	사전 브리핑 시간: 20분
	시뮬레이션 운영 시간: 20분
	소그룹학습 시간: 30분
	디브리핑 시간: 30분
	실습장소: 시뮬레이션 룸
	디브리핑 장소: 디브리핑 룸
	비디오 녹화 여부: 녹화
	평가기준: 개별 교수자 수업계획서 참조
3. 사례 요약	문학남님은 평소 소심하고 사소한 일에 걱정이 많은 성격이었으나 매주 성당에 참석하는 등 활동적으로 지내왔다고 함. 내원 1개월 전 지속되는 어지러움과 피곤함을 이유로 본원에서 정기검진을 받았으며 결과상 큰 이상이 없음에도 자신이 매우 위독한 상태이며 곧 죽을 것이라고 지나친 근심걱정을 하였다고 한다. 몇 주 전부터 환자는 자식들이 퇴직금도 없이 해고 되었고 온 집안이 망할 것이기 때문에 식량과 물을 아껴야 한다는 등 근거 없는 걱정을 하며 안절부절 못하는 모습을 보였다고 한다. 또한 환자는 복부에 대변이 가득하여 배가 터질 것이지만 변을 보면 변기가 막힐 것이라며 용변을 참거나 가스가 폭발하여 온 가족이 죽을 것이라는 등 만사에 지나친 걱정과 괴이한 행동을 하기 시작했다고 함. 내원일 환자는 식량을 아껴야 한다며 밥을 먹는 손주를 때리며 화를 내 병의 악화를 걱정한 보호자와 함께 외래 방문하여 입원 권유 받고 입원함
4. 대상자 추가정보	성별: 여성 연령: 66세 결혼유무: 기혼 키: 155cm 몸무게: 53kg 종교: 없음 직업: 무직

4. 대상자 추가정보	과거력: 내원 1 주일 전 환자는 본원 응급실에 방문하여 입원 권유를 받았으나 임의로 퇴원하고 처방받은 약을 복용하고 수면을 취하였으나 손주들이 유괴당했다거나 집이 완전히 망했고 마실 물도 오늘이면 다 바닥나고 모두 굶어죽을 거야 라는 등 괴이한 이야기를 늘어놓았다고 함. 평소 소심하고 사소한 일에 걱정이 많은 성격이었으나 큰아들이 빚을 지게 되자 이후 불안감 심해졌다고 함. 딸이 우울증으로 28세경 자살함. 남동생과 어머니 우울증 과거력 있음. 흡연과 음주: 하지 않음 진단명: 우울증 투약정보: 항정신병약물(Risperdal 4mg), 수면제(Ativan 1.5mg) 항우울증약물(Paxil 25mg → Lexapro 10mg)
5. 사전학습	사전 간호지식: 정신증상을 가지고 있는 우울증, 고혈압, 당뇨
	사전 간호수기: 우울증 환자의 관리
6. 학습목표	1. 우울과 정신이상 증상을 사정할 수 있다. 2. 환자의 정신증상을 사정하고 관리할 수 있다. 3. 환자의 우울증상에 대해 사정하고 관리할 수 있다. 4. 환자의 투약 순응도를 체크하고 보호자에게 투약의 중요성을 교육할 수 있다.
7. 관련 학습성과	PO1: 다양한 교양 및 전공지식에 근거한 간호술을 통합적으로 실무에 적용한다. PO3: 언어적, 비언어적 상호작용을 통한 치료적 의사소통술을 적용한다.
8. 관련 간호술	1. 환자의 망상과 우울증상이 치료에 따른 변화를 관찰한다. 2. 환자가 우울증 증상으로 식사 등 일상생활관리가 이루어지는지 관찰한다. 3. 환자가 불안감으로 자살에 대한 생각이 있는지 여부 관찰한다.
9. 연계 임상실습 교과목	정신간호학 실습
10. 시뮬레이션 환경	□ 정신건강의학과 병동 □ 표준화 환자(Standardized Patient)
11. 준비기구 및 물품	□ 간호기록지
12. 역할배정	그룹별 학생 수: ( )명 역할 1 (교육자): 정신과병동 간호사(학생) 역할 2 (환자): 우울증 환자역할(교수/SP/학생-role play)
13. 유의사항	■ 임상현장에서 정신과적 증상을 가진 우울증 환자가 치료를 통해 증상을 극복하고 기본적인 일상생활을 할 수 있도록 관찰하고 면담을 진행한다. ■ 난폭 행동을 효과적으로 대처하는 의사소통 태도를 취하시오.
14. 학생수행업무	1. 소그룹학습 활동 – 대상자의 우선순위별 문제 목록 작성 – 수행을 위한 사전지식 학습 2. SP 시뮬레이션 수행 – 대상자를 확인한 후 증상과 관련된 간호사정(문진 및 관찰) – 대상자의 흥분을 낮추는 의사소통방법 적용 – 적절한 교육방법을 통한 일대일 교육 – 간호수행에 대해 재평가를 실시 – 수행 후 디브리핑 및 성찰 – 모든 수행내용을 간호기록지에 기록(소요시간에 포함되지 않음)

Ⅱ. 간호수행 전 소그룹학습

※ 다음의 사례를 바탕으로 간호과정을 적용하고 시뮬레이션 수행 전 학습을 하시오.

<table>
<tr><td rowspan="7">상황 소개</td><td>사례요약</td><td colspan="3">문학남님(66/F)은 평소 소심하고 사소한 일에 걱정이 많은 성격이었으나 큰아들이 빚을 지게 되자 이후 불안감이 심해지고, "우리집 완전히 망했어. 마실 물도 오늘이면 다 바닥나고 우리 모두 굶어죽을 거야." 기력 없어 하시더니 아들이 해고된다, 가스가 폭발한다는 등 근거 없는 걱정을 끊임없이 하며 잠을 못자고 식량을 아껴야 한다며 밥을 먹는 손주를 때리며 화를 내 병의 악화를 걱정한 보호자와 함께 외래 방문하여 입원 권유받고 입원함. 환자를 확인한 후 증상과 관련된 간호사정(문진)을 실시하고, 그 결과에 따라 즉각적인 간호를 시행하시오.</td></tr>
<tr><td rowspan="2">대상자 정보</td><td rowspan="2">문학남</td><td>성별</td><td>여성</td></tr>
<tr><td>연령</td><td>66세</td></tr>
<tr><td>주 호소</td><td>불안, 우울, 걱정, 급격한 성격 변화</td><td>진단명</td><td>정신증/우울증(Depression)</td></tr>
<tr><td>활력징후</td><td colspan="3">T: 36.1℃ P: 70회/분 R: 18회/분 BP: 140/80mmHg</td></tr>
<tr><td>추가 정보</td><td colspan="3">병색/표정/기분/목소리/자세/몸짓/외모/복장: 보통 키, 마른 체격, 까무잡잡한 피부, 문신으로 된 눈썹, 화장기 없는 얼굴에 갈색으로 염색한 짧은 파마머리를 한 환자는 무표정하게 면담자를 맞이하였음. 면담자의 질문에 환자는 집안이 망했는데 그걸 답해서 뭘 하겠냐며 집, 아들, 차, 가스 걱정을 늘어놓으며 안절부절 못하는 모습을 보였음. 질문에는 단조로운 톤을 유지하며 느린 속도로 주로 단답식으로 짧게 대답하였음. 면담 시 eye contact은 유지하였으며 위생 상태는 양호하였음</td></tr>
<tr></tr>
<tr><td rowspan="8">소그룹 학습</td><td rowspan="6">우선순위별 간호문제와 근거</td><td rowspan="2"></td><td>객관적</td><td></td></tr>
<tr><td>주관적</td><td></td></tr>
<tr><td rowspan="2"></td><td>객관적</td><td></td></tr>
<tr><td>주관적</td><td></td></tr>
<tr><td rowspan="2"></td><td>객관적</td><td></td></tr>
<tr><td>주관적</td><td></td></tr>
<tr><td>우선순위별 간호진단</td><td colspan="3"></td></tr>
<tr><td>수행할 간호중재</td><td colspan="3"></td></tr>
</table>

소그룹 학습	수행을 위한 배경학습	1. 우울증의 정의와 증상 및 치료에 대해 논하시오. 2. 우울증 치료목표와 약물적, 비약물적 방법을 말해보시오. 3. 우울증 대처를 위한 의사소통 및 지지간호 원칙은?
개인별 학습	QR code를 활용한 자율학습	우울증의 약물치료 우울증의 간호계획

Ⅲ. SP or Role Play 훈련대본

<table>
<tr><td>1. 상황요약</td><td colspan="4">문학남님은 평소 소심하고 사소한 일에 걱정이 많은 성격이었으나 큰아들이 빚을 지게 되자 이후 불안감이 심해지고, "우리집 완전히 망했어. 마실 물도 오늘이면 다 바닥나고 우리 모두 굶어죽을 거야." 기력 없어 하시더니 아들이 해고된다, 가스가 폭발한다는 등 근거 없는 걱정을 끊임없이 하며 잠을 못자고 식량을 아껴야 한다며 밥을 먹는 손주를 때리며 화를 내 병의 악화를 걱정한 보호자와 함께 외래 방문하여 입원 권유를 받고 입원함</td></tr>
<tr><td>2. 대상자(SP) 역할</td><td colspan="4">평소 걱정 많은 상태로 모든 일에 불안해하거나 우울한 증상 보임</td></tr>
<tr><td>3. 주 증상</td><td>불안, 우울, 걱정, 급격한 성격 변화</td><td>진단명</td><td colspan="2">정신증/우울증</td></tr>
<tr><td>4. 대상자 이름</td><td colspan="4">문학남</td></tr>
<tr><td rowspan="3">5. SP 특성</td><td colspan="2">연령: 66세</td><td colspan="2">성별: 여성</td></tr>
<tr><td colspan="2">신장: 155cm</td><td colspan="2">체중: 53kg</td></tr>
<tr><td colspan="4">병색/표정/기분/목소리/자세/몸짓/외모/복장: 보통 키, 마른 체격, 까무잡잡한 피부, 문신으로 된 눈썹, 화장기 없는 얼굴에 갈색으로 염색한 짧은 파마머리를 한 환자는 무표정하게 면담자를 맞이하였음. 면담자의 질문에 환자는 집안이 망했는데 그걸 답해서 뭘 하겠냐며 집, 아들, 차, 가스 걱정을 늘어놓으며 안절부절 못하는 모습을 보였음. 질문에는 단조로운 톤을 유지하며 느린 속도로 주로 단답식으로 짧게 대답하였음. 면담 시 eye contact은 유지하였으며 위생 상태는 양호하였음</td></tr>
<tr><td>6. 중재절차</td><td colspan="4">▪ 시작: 집안이 다 파산하고 본인 또한 곧 죽을 것이라고 하며 self care를 챙기지 않거나 식사, 투약, 검사 등에 대해 모든 것이 소용없는 일이라며 불안해 함
▪ 중간: 환자 처음에 가지고 온 빈곤망상은 현실에 초점을 맞추어 대화를 하면서 그것이 아니라는 것을 점차 알게 되었고 빈곤망상에 대한 이야기보다는 현실의 신체적 증상에 대해 언급하는 일이 많아짐
▪ 종료: 상호작용 증진을 위해서 병동에서 실시하는 요법에 참여하도록 권유하며 옆에서 함께 요법을 실시하였지만 요법에 집중을 하지 못하고 힘이 든다며 동료환우들을 앉아서 구경하는 정도였고 그 외 시간에는 스스로 휴게실로 나와서 환자들의 행동을 지켜보는 등 입원 당시보다 능동적인 모습을 보여줌</td></tr>
<tr><td>7. 간호력</td><td colspan="4">▪ 환자가 말하는 주호소: "내일이면 죽을 텐데... 밥 안먹을거야. 이제 나는 망했어." "가스가 폭발했어. 큰일났어."라는 불안감과 우울한 정서
▪ 질병의 경과: 망상에 대해 논쟁이나 도전을 하지 않고 솔직하고 정직하게 대하며 곁에서 조용히 지지해주어 주의력, 신체적 기술이나 행위를 필요로 하는 재활활동을 증진시킴으로써 에너지가 활동으로 전환되어 병적 사고가 현실적으로 다소 바뀜
▪ 과거병력: 내원 1주일 전 환자는 본원 응급실에 방문하여 입원 권유받았으나 임의로 퇴원하고 처방받은 약을 복용하고 수면을 취하였으나 손주들이 유괴당했다거나 문이 닫혀 영원히 밖에 나갈 수 없다는 등 괴이한 이야기를 늘어놓았다고 함
▪ 사회력: 환자는 병전에 조개 줍는 일을 하면서 가사의 경제적인 보탬이 되었음. 현재 치료에 있어서 검사나 능동적인 활동 권장에서는 귀찮다며 거절을 한 상태이지만 추후 증상이 좋아지면 기존의 일은 가능할 것으로 보임
▪ 가족력: 딸 우울증으로 28세경 자살, 남동생과 어머니 우울증</td></tr>
<tr><td>8. 현재 투여되는 약물</td><td colspan="4">항정신병약물(Risperidone 4mg), 수면제(Ativan 1.5mg), 항우울제(Rexapro 10mg)</td></tr>
</table>

9. 교육 요구	정신질환자의 언어적, 신체적 난폭행동의 이해와 대처가족들에게는 환자의 기본적인 욕구충족을 도와주고 환자에게서 나타나는 증상들을 정서적으로 지지하고 이해할 수 있도록 도와주며 지속적인 약물치료가 중요한 부분임을 가족들이 이해할 수 있도록 설명해 주어야 하며 우울증에 뇌경색이 복합되어 뇌경색에 대한 보존적인 치료의 중요성과 우울증 재발 위험을 교육해야 함 또한 망상에 대한 대처법, 질병의 경과, 퇴원 후의 추후 관리, 뇌의 치료의 중요성을 교육하여 insight를 가지고 환자에게 지지적인 가족체계로 발전할 수 있게 도와야 함
10. SP가 재현해야 하는 증상	■ **음식거부 양상:** "뱃속에 똥이 가득해서 더 먹으면 배가 터질거야." "우리집 다 굶어 죽어서 못 먹어." ■ **공황수준의 불안과 관련된 사고과정장애:** "내일이면 죽을 텐데.. 밥 안 먹을거야. 이제 나는 망했어.", "가스가 폭발했어 큰일났어", "우리집 다 망했어. 움직여서 뭘해 어차피 난 죽을거야.", "기운 없어. 아무 소용 없어." → 현실에 대한 잘못된 해석으로 어울림 없이 누워만 있고 불안해 함
11. SP가 학생(간호사)에게 해야 하는 질문	"집안이 다 파산했어. 나는 곧 죽을 것 같아. 우리집 망한 것 맞지요?" "다 내 죄예요. 내가 먹지 않으면 가족들에게 피해는 가지 않겠지요?" 그 외 시나리오에서 제시되지 않은 질문을 하면 모르겠다고 대답한다.

Ⅳ. 시나리오 흐름도(SP 훈련대본)

※ 동료 학습자와 사례에 기반하여 적절한 상담교육 시나리오를 작성해 보시오.

	예상되는 교육 간호사 질문이나 설명	환자 답변
1		
2		
3		
4		
5		
6		
7		
8		
9		
10		
11		
12		
13		
14		
15		

※ 다음의 표준 시나리오와 비교해 보고 다시 연습해 보시오.

	예상되는 교육 간호사 질문이나 설명	환자 답변
1	오늘 식사 많이 안 하셨네요. 당뇨식이라서 꼭 식사 제대로 하셔야 하는데...	(말없이 쳐다보다가 돌아누워 버리며) "배속에 똥이 가득해서 더 먹으면 배가 터질거야."
2	변비가 심하시면 말씀하시면 저희가 도와 드릴께요. 그것 때문에 못 드셨구나.	"아니야. 우리집 다 굶어 죽어서 더는 못 먹어"
3	문학남님께서 식사하시면 가족이 굶어 죽는다는 생각이 드시는구나. 언제부터 그런 생각이 드셨어요?	"생각이 아니라 사실이라니까요. 그리고 내일이면 죽일거라서 ... 밥, 안먹을거야. 이제 나는 망했어." (몹시 불안한 표정 지으심)
4	집이 망한 것이 몹시 걱정되셨나 봐요. 손주들도 자녀분들도... 근데 누가 망했다고 얘기해 주셨어요?. 그리고 어떻게 그런 상황을 알게 되셨어요?	"큰 아들이 빚을 져서 문제가 생겼어요. 손주들도 있는데 앞으로 어떻게 할지. 나는 죽을 날이 얼마 남지 않았는데..."
5	가족들에 대한 걱정이 많으시네요. 그럼 00님이 식사 안 하시고 이렇게 계시면 아드님이나 손주들은 마음이 편할까요?	"우리 애들이 얼마나 효자인데 아들놈이 빚만 안 져도... 앞으로 살날이 막막해 밤에 잠도 안와요."
6	그럼 가족들을 생각해서라도 식사하시는 게 가족들을 안심시켜 드리는 것 아닐까요?	"아니요. 가스가 폭발해서 손주들이... 어떡해요. 우리 손주들?" (눈물을 흘림)
7	그렇군요. 근데 손주들은 괜찮아요. 걱정되시면 전화통화나 면회해 보시면 좀 낫지 않을까요?	"그래요? 만날 수 있을까요. 보고 나면 좀 믿을 수 있을 것 같은데..."
8	그러면 식사 잘하시고 약 드시고 잘 주무시면 저희가 면회 가능한지 알아봐 드릴께요.	"그래 주실 수 있어요. 일단 잘 먹고 시키는 대로 할게요. 고마워요"
9	오늘 얘기해 주셔서 왜 oo님이 식사 못 하시는지 알았어요. 앞으로도 불안하거나 힘든 일 있으시면 얘기해 주심 도와드릴 방법을 찾아볼게요.	"저도 얘기하고 나니까 좀 덜 불안한 것 같아요. 근데 아직도 한번 안 좋은 생각이 들면 진짜로 이루어지는 것 같아 밤에 잠 자기가 힘들어요."
10	그랬군요. 밤에 그런 생각 때문에 불안하면 언제든지 얘기해 주세요.	"네. 근데 자꾸 내가 죽는 게 식구들 도와주는 것 같은 생각이 들어요."
11	그런 생각이 자주 드나요? 그리고 구체적으로 말씀해 주시겠어요?	"죽을 것 같은거. 아니 죽어야 애들이 잘될 것 같아요. 불안하면 정말 그만 살고 싶고...밤에 더 심해지는 것 같기도 하고"
12	자꾸 그런 생각이 들어 불안하거나 그런 이유로 잠이 안 오시면 언제든지 얘기해 주세요.	"네. 오늘 얘기하고 나니 좀 편한 것 같아요. 말씀하신대로 새끼들 생각해서 힘들면 얘기드리고 약도 잘 먹어볼께요."

V. 간호기록 및 디브리핑

1. 간호기록지

Date	Time	Nursing & Treatment	Sign

2. 디브리핑

방법	방법: □ 개인 □ 조별 □ 전체 □ with video □ without video	수행성찰
자료	□ 학생용 시뮬레이션 work sheet □ article □ handout □ 기타(조별 간호수행기록지, 개별 성찰일지)	
서술단계	– 대상자는 어떤 상황이었는가? – 가장 잘한 점은 무엇이었나? – 가장 어려웠던 점은 무엇이었나? – 전체적으로 환자간호를 어떻게 수행했다고 평가하는지? – 이와 비슷한 임상상황을 경험해 본 적이 있는지?	
분석단계	– 이 환자의 우선적인 문제가 무엇이라고 판단했는가? – 이 문제를 해결하기 위해 우선적으로 수행할 간호활동은 무엇이라고 판단했는가? – 실제로 이 간호활동을 수행했는가? – 수행했다면 그 결과를 확인하였는가? 확인의 근거는 무엇이었는가? – 실제로 간호활동을 수행하지 못했다면 그 이유는 무엇인가? – 우선적인 간호문제 이외에 다른 간호 문제는 없었는가?	
적용단계	– 오늘 배운 것을 기반으로 실제 상황에 어떻게 적용할 수 있겠는가? – 오늘 배운 것 중에서 가장 중요한 것 한 가지를 꼽으라면 무엇인가? – 실제 활용할 수 있다고 생각되는 가장 기억에 남는 것은?	

VI-1. 평가도구

1. 간호수행능력

<table>
<tr><th colspan="2" rowspan="2">영역</th><th rowspan="2">항목</th><th>충분</th><th>부족</th><th>안함</th><th rowspan="2">소계</th></tr>
<tr><th>(2점)</th><th>(1점)</th><th>(0점)</th></tr>
<tr><td colspan="2" rowspan="2">사전 준비</td><td>손 씻기를 한다.</td><td rowspan="2"></td><td rowspan="2"></td><td rowspan="2"></td><td rowspan="2"></td></tr>
<tr><td>대상자의 정신증/우울증 관련 일지를 확인한다.</td></tr>
<tr><td colspan="2">대상자 확인</td><td>대상자를 확인한다.</td><td></td><td></td><td></td><td></td></tr>
<tr><td colspan="2" rowspan="2">기초사정</td><td>대상자의 주호소와 관련된 문진을 실시한다.</td><td></td><td></td><td></td><td></td></tr>
<tr><td>주호소와 관련된 신체검진 실시 및 확인</td><td></td><td></td><td></td><td></td></tr>
<tr><td colspan="2" rowspan="5">간호중재</td><td>대상자를 존중하고 주호소를 경청한다.</td><td></td><td></td><td></td><td></td></tr>
<tr><td>부드럽고 존중하는 어투로 긍정적인 방향을 제시한다.</td><td></td><td></td><td></td><td></td></tr>
<tr><td>대상자의 상태를 상담/교육 기록지에 기록한다.</td><td></td><td></td><td></td><td></td></tr>
<tr><td>대상자의 감정을 표현할 수 있도록 격려한다.</td><td></td><td></td><td></td><td></td></tr>
<tr><td>목표를 설정하고 의사결정에 참여하도록 격려한다.</td><td></td><td></td><td></td><td></td></tr>
<tr><td rowspan="3">평가</td><td rowspan="2">학습</td><td>대상자의 간호문제가 해결된 것을 평가할 수 있는 구체적인 기준을 제시하였는가?</td><td></td><td></td><td></td><td></td></tr>
<tr><td>주어진 시간 안에 문제를 확인하고 해결하였는가?</td><td></td><td></td><td></td><td></td></tr>
<tr><td>태도</td><td>체계적으로 능숙하게 수행하였는가?</td><td></td><td></td><td></td><td></td></tr>
<tr><td colspan="3">합 계</td><td colspan="4"></td></tr>
</table>

2. 의사소통능력

※ 다음의 언어적, 비언어적 행위에 대한 평가를 하시오.

[5 = 아주 그렇다 4 = 그렇다 3 = 잘 모르겠다 2 = 그렇지 않다 1 = 전혀 그렇지 않다]

간호사(학생)는			5	4	3	2	1
도입	1	자신을 환자나 환자 가족에게 소개했다.					
	2	병실을 방문한 이유를 환자나 가족에게 쉽고 적절한 용어로 설명했다.					
관계형성	3	원활한 소통을 위해 미소를 곁들여 긍정적인 태도로 대화를 했다.					
	4	환자나 가족에게 설명을 이해했는지 확인하는 질문을 했다.					
	5	환자 혹은 환자가족과 대화를 할 때 눈을 맞추었다.					
	6	상황에서 일어나는 갈등을 인지하고 왜 그런 갈등이 일어났는지 알아보고 중재하려고 노력했다.					
	7	환자나 가족과 대화 시 의료관련 전문용어를 사용하지 않았다.					
교육/격려	8	간호행위를 하기 전 먼저 그 목적을 환자에게 설명했다.					
	9	환자나 가족에게 시술, 질병 또는 치료에 대해 이해할 수 있는 말로 설명하고 교육했다.					
	10	상황에 맞게 적절한 목소리의 어조나 크기로 대화를 했다.					
대상자 존중	11	환자의 말을 중단시키지 않고 경청했다.					
	12	상황에 대해 환자나 가족 구성원이 어떻게 느끼는지 물었다.					
만약 전문의학용어를 사용했다면 나열하시오.			총 점 :				

3. 학습태도 자가평가

※ 다음의 질문들을 읽고 귀하의 생각과 일치하는 해당란에 V표 하시기 바랍니다.

번호	내 용	매우 동의	동의	보통	반대	매우 반대
		5	4	3	2	1
1	표준화 환자와의 만남이 매우 현실적이었다.					
2	표준화 환자와의 만남은 학생의 지식을 측정하기 위한 좋은 방법이다.					
3	표준화 환자와의 만남은 학생의 기술을 측정하기 위해 좋은 방법이다.					
4	표준화 환자와의 만남은 유용한 학습경험이었다.					
5	표준화 환자의 피드백은 건설적이었다.					
6	실제 현장의 환자와 같이 느껴졌다.					
7	표준화 환자와의 만남을 통해 내 능력에 대한 자신감이 생겼다.					
8	표준화 환자와의 만남을 통해 간호수행에 안정감이 생겼다.					
9	표준화 환자와의 만남은 환자와의 관계 형성 능력을 측정하기 위한 좋은 방법이다.					
10	표준화 환자와의 만남은 매우 가치 있는 일이다					
합 계						
기타 의견						

4. 수행에 대한 자신감

※ 시뮬레이션 학습방법을 통해 환자 간호에 대하여 스스로 느끼는 자신감을 아래 0~10 중에서 골라 표시해 주세요.

(0 = 매우 자신 없음) (10 = 매우 자신 있음)

0	1	2	3	4	5	6	7	8	9	10

Ⅵ-2. 평가도구(SP용)

※ 간호수행태도

번호	채점항목	평가	
1	간호수행 전에 손소독제를 이용하여 손을 씻었다.	예	아니오
2	간호수행 시 대상자와 치료적 의사소통을 하였다.	예	아니오
3	간호수행을 하기 전 왜 교육이 필요하고 어떻게 교육할 것인지에 대해 설명을 해 주었다.	예	아니오

※ 환자/간호사간 관계형성

번호	채점항목	평가	
4	친근감을 유도하였다.	예	아니오
5	개방형 질문과 폐쇄형 질문을 적절히 사용하여 질문하였다.	예	아니오
6	한 번에 한 가지씩 질문하였다.	예	아니오
7	내가 설명을 할 수 있도록 도와주었다(내 말을 가로채지 않았다).	예	아니오
8	내 질문이나 대답에 대해 학생이 이해한 것이 맞는지 확인하였다. (예: ~라는 말씀이신가요?)	예	아니오
9	눈맞춤을 비롯하여 내 말을 경청하는 태도가 좋았다.	예	아니오
10	쉬운 용어를 사용하여 설명하였다.	예	아니오
11	나의 걱정과 감정에 대해 공감을 표현해 주었다.	예	아니오
12	설명을 구체적으로 또는 체계적으로 하여 알아듣기 쉬웠다.	예	아니오
13	내가 설명을 이해하였는지 물어보았다.	예	아니오
14	궁금증을 해결할 수 있도록 내게 질문할 기회를 주었다.	예	아니오
15	간호사에게서 신뢰감을 느꼈다.	예	아니오

※ SP로부터 받은 피드백

잘한 점	개선해야 할 점